新体系看護学全書

基礎看護学❹
臨床看護総論

メヂカルフレンド社

まえがき

　2012年に出版された第2版から7年が経過し,「令和」に改元された2019年に第3版を発行する運びとなった。この間,医療を取り巻く環境は刻々と変化している。先端医療の進歩もそのひとつであるが,これは人間の尊厳にかかわる問題を孕んでおり,「進める」ことと「立ち止まる」ことのバランスが重要な課題となるであろう。

　また,我が国において急速に進んでいるのが超高齢社会であり,慢性疾患とともに生きる患者や増加する介護を必要とする高齢者への対応を迫られており,医療経済の観点も含めて検討すべき課題は多い。

　こうした中,医療を提供する場も広がり,従来の病院中心から中間施設,在宅,地域へとシフトしつつある。こうした変化は,これまで以上に,患者をひとりの「生活者」として理解し,その人の「生きる力」,「生きようとする力」を引き出し,支援することを求めているとも言えるのではないだろうか。そこで大切にすべきは,一人ひとりのLifeすなわち,生命,生活,人生を見据えて,その人が考える幸福の実現に向けた看護の実践であろう。さらに,2020年のオリンピック,パラリンピックを間近に控え,医療の現場で外国人患者をケアする機会は今後ますます増加するであろう。

　このように,変化の激しい時代を生きる看護師に重要なことは,看護の本質を見失わないことである。「忙しいからできない」のではなく,「考えてないからできない」ことの方が多いのではないだろうか。看護師は,自分が「誰のために」「何のために」存在しているのかを常に意識し続けることが重要である。臨床看護において,最新あるいは専門的技術を修得することも大切なことであるが,その技術を患者に実践する際,「看護とは何か」という問いがなければ,ナイチンゲールがいうところの本当の看護とは言えないであろう。どれだけ技術が進歩したとしても,人が人を気遣い,ケアするということの大切さを忘れてはならない。また,患者を一人の人間として理解する力が弱くなっているという指摘がある。なぜなら,看護師の思考が患者を理解するというより,患者をデータとして捉えようとしているからである。患者は,電子カルテの中にはいない。患者は,いつも目の前のベッドに横たわっている,あるいは椅子に座って看護師が自分に関心を向けてくれるのを待っているのである。

　看護師は,生活者である患者の個別性を踏まえ,その人の人生の質を高めることができる看護を提供する必要がある。そのためには,まずは基本となる看護を実践できる能力を身につけることが不可欠である。

現行カリキュラムにおける基礎看護学は，各看護学及び在宅看護論の基盤となる内容を強化し教授することを意図して専門分野Ⅰとして，各看護学から独立している。教授すべき基礎看護学の内容には，「看護学概論」「看護技術」「臨床看護総論」がある。「看護学概論」では，「看護とは何か」「看護師とは何をする人か」といった看護の概要を，「看護技術」では，「看護を提供するための方法」を教授する。そして，そうした看護の知識と技術を実際に活用する場が臨床であり，「臨床看護総論」には，臨床とはどのような場であるのか，そこでは，どのような医療や看護が提供されているのかを初学者にわかりやすく案内する役割がある。しかしながら，それを教授することは容易ではない。なぜなら，基礎看護学を学ぶ学生は，臨地実習の経験がない，あるいは経験していたとしても短期間のため，臨床の場をイメージしながら学ぶことが難しいからである。

　「臨床看護総論」は，臨床の場がイメージできるよう内容を精選し，記述の方法にも次のような工夫をした。

　具体的には，①臨床看護における場の特徴，臨床看護に臨む上での心得，看護の役割について記述した。②人間とは何かという基本を理解した上で，医療・看護を必要としている患者と家族を理解することの必要性を強調した。③看護実践で活用できる理論に加えて，患者の経過や症状など，内容に合わせたエピソード，役立つコラムを紹介した。

　本書の工夫や配慮には，著者らの意図がある。第一に，学生には「疾患をもつ○○号室の患者」ではなく，生活者として自身の人生を生きている1人の人間として理解することの大切さを実感してほしいということがある。こうした患者の捉え方を実践の基盤にもつことにより，臨床を人間（看護師）と人間（患者）の出会いの場として位置づけ，真に患者と向き合うことができるものと考える。第二に，学生が学ぶべきは，臨床の現場も患者も変化しているということに対する理解であるという点である。

　以上，本書は，変化する患者の身体状態や心の動きというものをできるだけイメージしながら学ぶことができるように配慮した。さらに，具体的な学びを深めたい場合は，『別巻　看護技術の患者への適用』を合わせて活用していただきたい。

　本書が，教室と臨床の距離を縮め，看護の基本を学ぶ上で役立つことができれば幸いである。

2019年11月
宮脇美保子

執筆者一覧

編集

宮脇美保子	慶應義塾大学名誉教授

執筆(執筆順)

宮脇美保子	慶應義塾大学名誉教授
八木　彌生	前佛教大学保健医療技術学部看護学科教授
上野　栄一	福井大学医学部看護学科教授
井原　　緑	西武文理大学看護学部教授
小林　良子	慶應義塾大学看護医療学部助教
福井　里佳	慶應義塾大学看護医療学部准教授
宮林　郁子	京都看護大学大学院教授
谷　多江子	聖マリア学院大学看護学部准教授
桑田　惠子	前横浜創英大学看護学部教授
大塚　眞代	関西福祉大学看護学部教授
髙岡　宏一	関西福祉大学看護学部助教
狩野　太郎	群馬県立県民健康科学大学看護学部教授
大釜　徳政	創価大学看護学部教授

目次

序章 臨床看護とは　宮脇美保子　001

I よい看護を提供するために　002
- **A 職業としての看護**　002
  - 1 看護の発展と課題　002
  - 2 看護実践能力育成にかかわる課題　002
- **B 生活者としての対象者**　003
  - 1 生活者としての理解　003
  - 2 医療者と患者の関係性　004
- **C 臨床看護における看護師の役割と葛藤**　005
  - 1 感情労働と看護　005
  - 2 臨床看護における看護師の役割　006

II 臨床という場の特徴　008
- **A 医療を提供する場の多様化**　008
- **B 医療施設（外来・入院）と在宅**　009
  - 1 医療施設（病棟）における看護の特徴　009
  - 2 入院患者を看護する看護師の役割　010
  - 3 入院患者にとっての療養環境　012
  - 4 医療施設（外来）における看護の特徴　013
  - 5 在宅における看護の特徴　013

III 臨床看護に臨む姿勢　014
- **A だれのために，何のために看護するのか**　014
- **B 「患者の立場から」考える**　014

IV 臨床看護における看護師の役割　015
- **A 苦痛の緩和と死に逝く人への援助**　015
- **B 看護実践に必要な科学と哲学**　016
- **C ケアリング**　016
- **D インフォームドコンセントの重要性**　017

第1章 臨床看護における対象者の理解　八木彌生　019

I 人間を理解するための前提　020
- **A 「ヒト」となった長い歴史**　020
- **B 他の生命体を摂り込んで生きている：食物連鎖**　021
- **C 開放系であること**　021

II 人間を理解するための基礎知識　022
- **A 人間がもつ基本的欲求**　022
- **B 人間の発達段階と発達課題**　024
- **C 生活主体としての人間**　026
  - 1 生活について　026
  - 2 クオリティ・オブ・ライフ（QOL）　027
- **D 人間の共通性（一般性）と個別性**　028

III 患者とは　029
- **A 患者：「忍耐」する場に置かれた人**　029
- **B 患者の役割**　030
  - 1 患者役割とは　030
  - 2 患者の社会的役割　032
- **C 経験としての病：病の語り，病むことの意味**　034
  - 1 病は「経験」であるということ　034
  - 2 病の意味を見いだすこと　034

IV 患者と家族　036
- **A 家族とは**　036
  - 1 家族の構成　036
  - 2 文化を共有する家族　037
- **B 患者と家族，支援のネットワーク**　038

V 患者と医療者　039

第2章 臨床看護の場　上野栄一　043

I 臨床の場とは　044
- **A 療養の場としての病院**　044
- **B 療養の場としての在宅**　045
- **C 療養の場としての地域**　046

II 患者にとっての病院　046
- **A 患者にとっての病院とは**　046
- **B 病院で療養するということ**　047

III 患者にとっての在宅　049
- A 生活の基盤としての自宅　049
- B 在宅療養の利点と問題点　050

IV 患者にとっての地域　051
- A 療養の場としての地域　051
- B 地域で療養するということ　051
- C 地域で療養する患者の看護　053

第3章 健康障害の経過からみた看護　055

I 健康障害のレベルとしての「経過」とは
八木彌生　056

II 急性期を経験している患者の看護　057
- A 急性期とは　057
- B 急性期にある患者の治療の特徴　058
  1. 生命の維持と恒常性の促進　058
  2. 不快症状の緩和　058
  3. 集中治療中に予測される精神症状への対応　059
- C 急性期にある患者のニーズ：不安や恐怖と向き合うことと看護　059
  1. 患者のニーズの充足　059
  2. 患者の家族のニーズへの対応　060
- D 危機理論　061
  1. 危機とは　061
  2. 発達的危機と状況的危機　061
  3. 危機の特徴　062
  4. 危機モデル　062
  5. 危機モデルの活用　066

III 回復期を経験している患者の看護　067
- A 回復期とは　067
- B 病を抱えて生きること　068
- C 再生した自己の自覚　070
- D 再発や悪化のおそれ　071

- E 回復期の患者への援助　073

IV 慢性期を経験している患者の看護
井原緑　074
- A 慢性期とは　074
- B 慢性期の疾患・治療の特徴　076
  1. 慢性期をたどる疾患の特徴　076
  2. 慢性疾患の治療の特徴　077
- C 慢性期を経験している患者・家族の特徴　078
  1. 病みの軌跡　078
  2. 疾病の受容過程　081
  3. 自己概念の揺らぎ　081
  4. 病との共存：コンプライアンスとアドヒアランス　082
  5. 慢性疾患をもつ患者の家族の経験　083
- D 慢性期を経験している患者・家族への援助　085
  1. 疾患の理解と受容過程への援助　086
  2. 選択・判断・決定の支援　086
  3. 病と共存する生活への援助　087

V 人生の最終段階にある患者の看護
宮脇美保子　091
- A 人生の最終段階における医療　091
  1. 人生の最終段階の迎え方　091
  2. 患者の事前指示　093
  3. 医療者と患者・家族のコミュニケーション　095
- B 看護師にとって患者の死とは　097
  1. 二人称の死　097
  2. 人生の最終段階にある人とかかわることの意味　098
- C 死にゆく過程における身体的な変化　098
  1. 適応反応と代償機能　098
  2. 患者の症状と看護　099
- D 人生の最終段階を生きるということ　101
  1. 苦痛の緩和と癒やし　101
  2. 療養する場の選択　101
  3. チームによる支援　101
- E 死へのプロセス　102
  1. 患者への援助　102
  2. 家族への援助　103

VI リハビリテーションと看護　104

A リハビリテーションとは　104
1　現代における「リハビリテーション」の定義　104
2　医療におけるリハビリテーション　105

B 自分らしい生活を取り戻す　105

C 生活者としてのリハビリテーション　106
1　全体的存在としての人間の理解　106
2　国際障害分類と国際生活機能分類　107

D リハビリテーションの種類　108
1　医学的リハビリテーション　108
2　教育的リハビリテーション　109
3　職業的リハビリテーション　109
4　社会的リハビリテーション　109

E リハビリテーションと看護　110
1　チーム医療としてのリハビリテーション　110
2　リハビリテーションにおける看護師の役割　112

VII 健康保持・増進への看護　113

A 健康保持・増進とは　113

B 健康であること　115

C 疾病の予防と早期発見・治療・合併症予防　116

第4章　生命維持／日常生活に影響を及ぼす障害と看護　119

I 生命維持／日常生活が障害されるとはどういうことか　宮脇美保子　120

A 生命維持機能が障害されるということは患者にとってどのような経験か　120

B 日常生活活動が障害されるということは患者にとってどのような経験か　120

C 生命を維持し、日常生活を整えること　121

II 呼吸が障害されるということ　小林良子　122

A 呼吸のしくみ　122

B 呼吸が障害されるということ　123

C 呼吸障害が日常生活に及ぼす影響　124
1　生命の危機　124
2　活動耐性の低下　124
3　恐怖・不安　125
4　自尊感情の低下　125

D 呼吸障害がある患者への看護　125
1　呼吸状態を改善するためのケア　125
2　日常生活行動拡大に向けた援助　129
3　心理・社会的支援　129
4　在宅酸素療法　130

III 循環機能が障害されるということ　130

A 循環のしくみ　131
1　心臓　132
2　血管系　133
3　リンパ系　133

B 循環機能が障害されるということ　134

C 循環障害が日常生活に及ぼす影響　135
1　生命の危機　135
2　活動耐性の低下と活動範囲の縮小　135
3　生活習慣の見直し　136
4　自己概念の変化　136

D 循環障害がある患者への看護　136
1　循環状態のアセスメント　137
2　循環障害による症状に対する看護　138
3　日常生活に関する支援　139
4　心理・社会的支援　141

IV 栄養・排泄が障害されるということ　福井里佳　142

A 人間にとっての栄養・排泄の意義　142

B 消化・吸収・代謝と排泄のしくみ　143
1　消化・吸収・代謝の機序　143
2　排泄の機序　144

C 栄養・排泄が障害されるということ　145
1　摂食行動の障害　145
2　消化・吸収・代謝・排泄プロセスの障害　146

D 栄養・排泄の障害が日常生活に及ぼす影響　146
1　食べることの障害による影響　146
2　排泄機能の障害による影響　148

E 栄養・排泄に障害がある患者への看護　149
1　栄養状態のアセスメント　149
2　摂食行動に障害がある患者への援助　149

  3 消化・吸収プロセスの障害に対する援助 151
  4 排便・排尿の異常に対する援助 153

V 運動機能が障害されるということ
宮林郁子 155

A 運動機能障害とは 155
 1 運動機能障害の特徴 155
 2 身体運動機能の発達の特徴 156
 3 運動機能障害の主な原因 157
 4 運動機能障害のアセスメント 157

B 運動機能障害がある患者の看護 160
 1 運動機能障害がある患者への援助 160
 2 身体運動機能の低下 160
 3 運動機能障害がある患者の看護 162

VI 意識が障害されるということ 166

A 意識障害とは 166
 1 意識を司る脳の組織 166
 2 意識障害の分類 166

B 意識障害の原因と患者に対する対応 169
 1 意識障害の原因 169
 2 意識障害のある患者への援助 170

C 意識障害のある患者の看護 171
 1 全身のアセスメントおよび脳神経系アセスメント 171
 2 遷延性意識障害患者の看護 173

VII 精神が障害されるということ
宮林郁子・谷多江子 176

A 精神医学における正常と異常 177

B 精神障害の理解 178
 1 精神の病気の原因の分析 179

C 精神疾患の治療と患者の看護 181
 1 精神疾患の診断基準 182
 2 主な治療法と看護 182

D 精神看護の特性 184
 1 患者−看護師関係と看護師の役割 185
 2 主な精神症状に対する看護 185
 3 精神障害者をもつ家族への看護 191
 4 患者の人権擁護 192

VIII 痛みを経験するということ
八木彌生 194

A 痛みを感じるしくみ 194
 1 痛みとは 194
 2 痛みを感じるメカニズム 195

B 痛みの経験とその影響 197

C 痛みの治療 198

D 痛みをもつ患者の看護 201
 1 痛みの観察とアセスメント 201
 2 痛みをもつ患者の看護 202

第5章 治療方法とそれを受ける患者の看護 207

I 医療における意思決定とインフォームドコンセント
宮脇美保子 208

A 医療ニーズの多様化 208

B インフォームドコンセント 208
 1 インフォームドコンセント普及までの経緯 208
 2 プロセスとしてのインフォームドコンセント 210
 3 インフォームドコンセントにおける看護の役割 211

II 安静療法と看護
桑田恵子 213

A 安静療法とは 213
 1 安静療法の目的 213
 2 安静の意義 214

B 安静療法を必要とする患者とは 215
 1 安静の程度 215
 2 疾病の状態に応じた安静の必要性 216

C 安静が患者に及ぼす弊害 216
 1 身体に及ぼす影響 217
 2 心理に及ぼす影響 218
 3 社会生活に及ぼす影響 219

D 安静療法を受ける患者の看護 219
 1 日常生活行動の援助 220
 2 心理的・社会的援助 221
 3 安静による弊害の予防に向けた援助 221

III 食事療法と看護
福井里佳 222

A 食事療法とは 222

B 食事療法を必要とする患者 226

C 食事療法が患者に及ぼす影響 228

D 食事療法を受ける患者の看護　230

IV 薬物療法と看護　宮脇美保子　233
A 薬物療法とは　233
1 薬物療法について　233
2 薬物療法の種類　233
3 薬物の使用法　234
B 薬物療法を必要とする患者　234
1 医療施設外でも用いられる治療法　234
2 適用範囲が広い治療法　234
C 薬物の投与方法と薬物療法が患者に及ぼす影響　236
1 薬物の投与方法とその特徴　236
2 薬物が患者に及ぼす影響　237
3 薬効への影響因子　238
D 薬物療法を受ける患者の看護　238
1 薬物の処方目的の理解　238
2 安全かつ正確な与薬　239
3 与薬の確認　240
4 副作用の早期発見と対処　241
5 安心できる環境づくり　241

V 手術療法と看護　大塚眞代　242
A 手術療法とは　242
B 手術療法を必要とする患者とは　243
1 手術適応となる患者　243
2 手術療法に臨むまでの患者の意思決定　244
C 手術療法が患者に及ぼす影響　246
1 手術侵襲に伴う生体反応　246
2 術後の疼痛　246
3 麻酔が及ぼす影響　247
D 周手術期の患者の看護　248
1 手術前の患者の看護　248
2 手術中の患者の看護　249
3 手術後の患者の看護　249

VI 集中治療と看護　250
A 集中治療とは　250
B 集中治療を必要とする患者とは　251
C 集中治療が患者に及ぼす影響　252
D 集中治療を受ける患者の看護　253

1 生命維持の援助　253
2 家族への支援　256

VII 救急治療と看護　髙岡宏一　257
A 救急治療とは　257
B 救急治療を必要とする患者・家族とは　258
1 救急患者の特徴　258
2 家族の反応の特徴　259
C 救急治療を受ける患者・家族の看護　259
1 フィジカルアセスメントと生命維持の援助　259
2 情報収集と整理　262
3 家族への援助　263
4 検査・処置などの介助　264
5 事件性への対応　266
6 患者死亡時の対応　266

VIII 人工臓器装着／臓器移植を必要とする患者の看護　宮脇美保子　266
A 科学技術の進歩がもたらすものとは　267
B 人工臓器／臓器移植とは　268
1 人工臓器とは　268
2 臓器移植とは　269
C 人工臓器／臓器移植を必要とする患者　271
1 生きることへの可能性の追求　271
2 人工臓器装着から生じる患者の課題　272
3 臓器移植から生じる患者の課題　272
D 人工臓器装着／臓器移植を必要とする患者の看護　273
1 意思決定支援と透明性の確保　273
2 患者の観察と機器の管理　274
3 患者のセルフケア支援　274

IX がん薬物療法（化学療法）と看護　狩野太郎　274
A がん薬物療法とは　274
1 がんの治療方法とその特徴　274
2 がん薬物療法のしくみ　276
3 一般的な薬剤と抗がん薬の違い　277
B がん薬物療法を必要とする患者とは　278
1 薬物療法の適応　278
2 治療のための生活制限　279
3 抗がん薬の効果の違い　279

C がん薬物療法が患者に及ぼす影響	280	
1 がん薬物療法の作用	280	
2 がん薬物療法に伴う心理・社会的問題	286	
D がん薬物療法を受ける患者の看護	287	

X 放射線療法と看護　　大釜德政　289

- **A 放射線療法とは**　289
  1. 放射線療法の目的　290
  2. 照射方法の種類　291
- **B 放射線療法に伴う有害事象**　292
  1. 局所的な有害事象　293
  2. 全身的な有害事象　296
- **C 放射線療法を受ける患者の看護**　296
  1. 放射線皮膚炎に対する看護　297
  2. 味覚障害, 口腔内乾燥, 口腔粘膜炎に対する看護　298
  3. 頭蓋内圧亢進症状, 脱毛に対する看護　300
  4. 消化器症状に対する看護　301
  5. 放射線宿酔に対する看護　302

XI 精神療法を受けている患者の看護　　宮林郁子・谷多江子　303

- **A 精神療法とは**　303
  1. 精神療法の考え方　303
  2. 主な精神療法の種類と適応　304
- **B 精神療法を必要とする患者とは**　309
- **C 精神療法が患者に及ぼす影響**　309
- **D 精神療法を受ける患者の看護**　311

第6章 医療機器使用の実際　　小林良子　315

I 医療機器とは　316

- **A 医療機器の種類**　316
- **B 医療機器の進歩**　316
  1. 歴史からみた医療機器技術の進歩　316

II 医療機器を安全に使用するために　317

- **A 医療機器の安全管理**　317
  1. 看護師による医療機器使用の法的根拠　317
  2. 医療機器の安全な使用　318
  3. 医療機器のトラブル防止　319
  4. 看護管理者の役割　319
- **B 医療機器使用に伴う事故とその対策**　320
  1. 電撃事故と防止対策　320
  2. 電磁波障害と防止対策　320

III 医療機器を必要とする患者の看護　321

- **A 安全・安楽の保証**　321
  1. 患者・家族への説明　321
  2. 機器使用中の援助　321
  3. 医療機器の安全管理　322
- **B 日常生活の援助**　322

IV 診断・観察に用いる医療機器　322

- **A 使用目的別の種類**　322
  1. 使用場所による違い　323
  2. 測定項目による違い　323
  3. 情報伝送の違い　323
- **B 診断・観察用の医療機器の種類**　324
  1. 心電図モニター　324
  2. 心電計（十二誘導心電図）　324
  3. 血圧計　324
  4. 電子体温計　327
  5. パルスオキシメーター　328

V 治療に用いる医療機器　329

1. 人工呼吸器　329
2. 酸素療法機器（酸素流量計）　330
3. 吸入療法機器　330
4. 吸引器　332
5. 除細動器　333
6. ペースメーカー　335
7. 輸液ポンプ・シリンジポンプ　336

索引　339

序章

臨床看護とは

I よい看護を提供するために

A 職業としての看護

　社会の移り変わりとともに生まれる職業もあれば，消えていく職業もある。たとえば，コンピュータープログラマーやユーチューバーなどは，技術革新により変化する時代のなかで，人々のニーズから新しく生まれた職業といえよう。一方で，PCや携帯電話の普及によって，タイピスト，電話交換手などの職業はほぼ消えつつある。こうした職業の移り変わりは，5年ごとに行われている「国勢調査」で用いられている「日本職業分類」（総務省）に見ることができる。

1. 看護の発展と課題

　職業としての看護は，19世紀の中頃，ナイチンゲール（Nightingale, F.）によって始まった。それまでは，家庭の中で主として母親が家族の健康を守っていたが，その役割が社会化され，職業としての看護師が誕生した。それから現在まで，看護が発展する過程においては，様々な困難があったものの，看護師養成は，学問的専門職として訓練から教育へと移行し，20世紀後半以降「看護学」は飛躍的に発展し続けている。

　一方で，科学技術が進歩し，人工知能（Artificial Intelligence；AI）やインターネット（Internet of Things；IoT）がより身近になった今日，人々の生活スタイルは大きく様変わりしており，技術革新に伴う失業を危ぶむ声も聞かれるようになったが，看護師という職業はどうであろうか。今こそ，看護の本質に立ち返り，改めて「人が人をケアする」ということの意味について考える時期かもしれない。

2. 看護実践能力育成にかかわる課題

　職業としての看護師の存在意義は，社会のニーズに応えられるか否かにかかわっている。わが国における看護は，保健師助産師看護師法により免許をもつ看護師によって行われている。職業としての看護は，看護師でなければその行為を行うことはできない（業務独占）し，看護師という名称を用いることもできない（名称独占）。したがって，免許を有しない看護学生が臨地実習で看護行為を行うには様々な制約が伴うことになり，それは，職業的社会化や看護実践能力を身につけるうえでの課題となっている。

　新人看護師も，看護師国家試験で知識に関する基準を満たし，免許を取得できたとしても，自身の知識や技術，社会人基礎力（**Column**）については，組織が求めている水準に達していないことを認識し，困惑することも少なくない。今後，速いスピードで移り変わっていく社会においては，看護実践能力の育成に向けて，教育側と臨床側が有機的な連携を

図っていくことが重要となる。

本書は，臨床経験のない学生が，医療現場の特徴を理解し，臨床看護とは何かを考える手助けとなることを目指している。

B 生活者としての対象者

1. 生活者としての理解

人間は，生老病死という現実から逃れることはできない。看護師は，人が生まれること，老いること，病むこと，死ぬことに正面から向き合う仕事である。なかでも，病む（illness）ことは一度だけの経験とはいえず，その意味づけも人によって異なる。それは，同じ生活者であり共通するニードをもちながらも，各ニードの満たし方は，人それぞれであり，個別的であるからである。

▶ **患者役割とその意味づけ**　一般に，病を経験している人は「病人」といわれるが，医療機関で医師の診察を受けると「患者」とよばれるようになる。このように，「患者」という語は，医療者側から見た呼称であり，生活者にとっては，父，母，子，会社員，学生と

Column 「社会人基礎力」

2006（平成18）年に経済産業省が提唱した概念で，「職場や地域社会で多様な人々と仕事をしていくために必要な基礎的な力」をいう。基礎的な力は，下記に示す3つの能力と12の能力要素から構成されている。

「**前に踏み出す力**」：前向きに仕事に取り組む，自分から行動に移す力。
- 主体性・働きかけ力・実行力

「**考え抜く力（シンキング）**」：問題意識をもって課題に取り組む，現状を改善するための解決策を考え出す力。
- 課題発見力・計画力・創造力

「**チームで働く力**」：組織の中で患者や周囲の人に対する感受性を高める，目標を達成するために協同する力。
- 発信力・傾聴力・柔軟性・状況把握力・規律性・ストレスコントロール力

こうした力は，多様な人々を対象とする看護の領域にも導入され，いかにして社会人基礎力を育成するかが課題となっている。従来，基礎的な力は，家庭内，学校の授業や課外活動，アルバイト，ボランティアなどをとおして，ある程度は自然にはぐくまれるとされてきたが，近年の社会状況の変化に伴い，それは難しくなってきている。専門職として，職場や社会で自律して仕事をするうえでは，大学における教育目標の明確化と目標達成に向けた効果的な教育方法の実施が必要となる。

参考／経済産業省「人生100年時代の社会基礎力」と「リカレント教育」について．https://www.meti.go.jp/report/whitepaper/data/pdf/, 20180319001_3.pdf

いったように，その人がすでにもっている複数の役割に加えて，新たに「引き受けざるを得ない」役割といえる。生活者にとって，患者役割がもつ重みや意味づけは一様ではない。生活者は，一人ひとりがその人らしい独自の人生を送っており，患者役割にすべての時間やエネルギーを注ぎたくても，それが叶わない人もいれば，自らの意思でほかの役割を優先する人もいる。何を選択するかを，決定する権利をもっているのは患者自身であって医療者ではない。

▶ **意思決定支援者としての医療者**　医療者（health professional）の役割は，患者が必要としている情報を「理解可能」な言葉で説明し，「納得」して意思決定できるよう，専門職の立場から支援するために最善を尽くすことである。そのためには，各専門職によるそれぞれの専門性に基づくチームアプローチが重要となる。たとえば，医師は，患者を診断し，治療することに第一義的な責任を負うが，看護師は，患者の経験に関心をもち，生活者として理解し，全人的にかかわることに高い価値を置いている。このように，医師，看護師に限らず，それぞれの職種がもつ専門性を尊重し，互いに補完し合うことで，患者中心の医療に近づくことができる。

2. 医療者と患者の関係性

▶ **患者の「様」呼称**　患者という語は，医師の診断や治療を受けるために，医療機関を訪れた人に対して，医療者側が用いる呼称であるが，2000年代に入った頃から「患者様」とよぶようになった。それまで，「患者」あるいは「患者さん」とよんでいたが，国民が医療はサービスであるという認識をもつようになった後も，医療者にそうした意識が低く，接遇改善の必要性が指摘されたことが背景にあったと思われる。そうした折，2001（平成13）年，厚生労働省から「国立病院・療養所における医療サービスの質の向上に関する指針」が公表された。本指針の「医療サービスの質の向上に関する具体的な方策」には，接遇に関する記載があった。すなわち，職員の接遇態度・言葉遣いの改善として「患者には原則として，姓（名）に『さま』を付する」といった内容であり，それ以降，患者の「様」呼称は，一気に全国の医療機関に広まったとされているが，本指針が示していたのは，「様」は患者の姓に付すべきということであったと思われる。

▶ **患者「様」呼称の再考**　患者の患は「心を串刺しする」と書き，英語の「patient」には耐え忍ぶという意味がある。そもそも，患者役割は自ら選択して取得するものではなく，医療者が用いる呼称であり，対等な関係を目指す医療には適しているとはいえない。こうした理由から，先述した指針公表後，一気に広まった患者「様」呼称について見直されるようになった。現在では，「患者さん」という呼称に戻している医療機関も少なくない。

　そもそも，「様」という呼称自体に問題があるわけではない。しかし，患者の中には，医療者に「患者様」とよばれても，その振る舞いが呼称に見合うものでなければ，「慇懃無礼」と感じる人も少なくない。たとえば，診察の際に，医師と患者が座る椅子はそれを象徴しているといえるであろう。

患者は，円い回転椅子に座らされるが，医師は背もたれや肘掛のある椅子に座っているのが一般的であり，「患者様」と振る舞いに一貫性はない。ほかにも，医療者が友人や子どもに話すような言葉遣いやコンピューターを見ながら目線を合わせない説明についても同様のことがいえる。こうした光景は，ほかのサービス業では考えられない対応であろう。

C 臨床看護における看護師の役割と葛藤

　看護の対象者は，看護を必要としているすべての人々であり，年齢も胎児から高齢者まで幅広い。さらに，対象者一人ひとりが生活主体者であり，それぞれの価値観，信念，嗜好に合った生活スタイルをもっている。

　そうした人々が医療，看護に期待するものとは何か。それは，生活者としての理解ではないだろうか。医療を必要とする人にとっての関心は，疾患そのものというよりも，それが自分の人生や生活に及ぼす影響の度合いである。もし，疾患が自分の生活に何ら影響を及ぼさないのであれば，患者は不安を抱いたり苦悩したりすることはないであろう。

　しかしながら，看護師にとって，自分が経験したことのない世界をもつ他者を理解することは容易なことではない。患者や家族，あるいは同僚に対して，共感できず，怒りや苛立ちを覚えるといったように感情が揺さぶられることも少なくない。

1. 感情労働と看護

▶ **感情労働とは**　数多い医療職の中で，24時間患者と共に病棟にいるのは看護師だけであり，患者の最も身近にいる存在といわれるゆえんでもある。一方で，看護師は，価値観の異なる他職種との調整役的存在としても期待されている。こうした役割を担う看護師の仕事は，しばしば感情労働（emotional labor）として理解されている。

　感情労働という用語は，感情社会学の分野で提唱された概念であり，自分が抱いた感情が，その場の状況にふさわしいとされる感情と異なる場合，自らの感情を管理（emotion management）することを職務の一部として課せられる仕事をいう[1]。1980年代，ホックシールド（Hochschild, A.）によって用いられた感情労働は，看護の分野においても関心が高まっており，感情管理という視点からの研究も行われている。

▶ **患者の感情と向き合う看護師**　医師が専門分化された高い知識と技術をもって患者の診断と治療をするのに対して，看護師は，患者が自立に向けて，安全かつ安心して療養できるよう環境を整えることに責任をもつ。看護師は，患者の感情に関心をもち，その場にふさわしいとされる感情を表現するために笑顔をつくり，共感能力をもって寄り添っている。

　看護は，人間対人間の関係に基づくプロセスであり，対象がモノではなく感情をもつ人間であることに最大の関心を払っている。たとえば，手術を受ける患者が大きな不安を表出している場合の医師と看護師の対応を比べてみよう。医師は，手術の成功率と科学的データをもとに「難しい手術ではないので，心配する必要はありません」と説明する傾向があ

る。一方，看護師は，「お気持ちはよくわかります。手術は難しくないと言われても不安ですよね。」と患者の思いを受け取め，不安の軽減に努める。

さらに，看護師は患者とその家族以外にも，同僚である看護師，医師などの他職種が抱く感情とも向き合わなければならない。

▶ **看護師に求められる感情管理**　感情労働を提起したホックシールドは，飛行機の客室乗務員を対象に研究した。客室乗務員は，乗客を安全かつ安心して目的地まで移送できるよう居心地のよい環境を提供するために最善を尽くす。たとえば，乗客に微笑むこと，荷物を収納棚に入れるのを助けること，温度調節のためのブランケットを与えること，高所恐怖症の人には優しく声をかけること，などなどである。こうした気遣いは，看護師の職務と共通する点もあるが，相違点もある。それは，対象者の特性である。飛行機の乗客は移動のニーズを満たすことが目的であり，基本的にセルフケアができ，かかわる時間は搭乗中に限定される。一方，看護の対象者は，主として病を経験している人であり，身も心も脆弱な状態に置かれていることが多く，感情の揺れも大きい。また，看護師は患者とかかわる時間も長く，人生そのものに関与することもまれではない。

▶ **感情規則と自身の感情への対応**　医療現場は，生命に直結していることに加えて，生活者としての様々な人間ドラマが繰り広げられる場所であり，看護師が自身の感情を適切に管理することは容易なことではない。たとえば，看護師には，患者の前で怒ったり，苛立ったりしてはいけない，泣いてはいけない，大笑いしてはいけないといった感情規則があり，従うことを求められる。看護師は，そうした感情規則が患者の利益になると納得できれば，従うことにストレスを感じることは少ないであろう。

しかし，患者の中には，理不尽な要求をしてきたり，暴言・暴力を繰り返したりする，いわゆるモンスターペイシェントとよばれる人たちもいる。こうした患者に対しては，凛とした態度で対応すべきであるが，真のモンスターペイシェントは，ごくわずかであり，患者と医療者のミスコミュニケーションが重なって感情を爆発する場合も少なくない。故に，その見きわめは慎重でなければならないが，看護学生やキャリア初期の看護師にとって，その判断は難しく，時に自分自身の感情が揺さぶられることになる。そのような状況に直面した場合，まずは，人の行動には意味があることを踏まえて，患者は「なぜ，怒っているのか」「なぜ，暴言をはくのだろうか」と考えてみる必要がある（**Column**）。

学生であれば，教員や臨床指導者あるいは看護師に自分が抱いた感情とその理由を聞いてもらおう。自分の感情を語ることで，客観視することができたり，新たな視点を見つけられることもある。また，カンファレンスを活用することで，自分が知らない多角的な情報をもとに対処法を検討することも可能となる。

2. 臨床看護における看護師の役割

▶ **人生 80 年時代の健康モデル**　かつて，人生 50 年といわれた時代があったが，現在，人生 80 年時代となり，人生 100 年時代も遠い先のことではないかもしれない。こうした長

寿社会においては，人々の価値観やライフスタイルの多様化は進み，健康を単に疾病がない状態とする「生物医学モデル」の説明では限界があることをだれもが認識するようになった。これからの時代は，これまで以上に，一人ひとりが自分らしい人生を生き，幸福を感じられることを健康ととらえる「幸福モデル」が受け入れやすくなるであろう。

　社会は，高度化・専門分化する医療に対応しつつ，一人ひとりの健康ニーズに応えることのできる優れた看護師を求めている。故に，看護師には，対象者の生活や人生の質（quality of life；QOL）を考慮し，その人が望む「幸福」の実現に向けて支援していく役割がある。

▶ **他者を理解する想像力**　看護師は，見知らぬ人々に対して教育と経験によって獲得した専門的知識と技術を自身のからだをとおして提供する。それまでかかわりのなかった人に専心し，誠実に看護するためには，その人がどのような生活を送り，何を大切にしてきたのか，そして，今後はどのような生活を送りたいと考えているのかを理解し，想像力を働かせる必要がある。看護師について，ナイチンゲールは「自分自身は決して感じたことのない他人の感情のただ中へ自己を投入する能力をこれほど必要とする仕事はほかに存在しない」[2]と述べ，ヘンダーソン（Henderson, V. A.）も「生命を保持し，健康を取り戻すために何を必要としているを知るために彼の"皮膚の内側"に入り込まねばならない」[3]ことの重要性を説いているが，こうした他者理解は看護の基本となるものである。

医療者が仕事を続けていくために：ユーモアを取り入れよう

　「病院という場」には，患者－医療者関係，医師－看護師関係，看護師－看護師関係など，様々な人間模様があり，だれもが多かれ少なかれストレスを感じながら仕事をしている。

　医療の専門分化が進み，合理性，効率性を求められる職場ではますます働きにくい状況になっていくようである。そうしたなかで，ユーモアは，ストレスをため込まないという意味で効果的であろう。

　笑うことの力は大きい。ドイツには「人間は〝にもかかわらず〟笑う動物である」ということわざがあるが，まさに，つらい，苦しい状況であるにもかかわらず，共に笑えることはすばらしい。大切なことは，相手を笑うのではなく，愛と思いやりをもって共に笑うことである。

　人は笑うことで，「あなたの敵ではない」というメッセージを届けることができ，緊張した空気を和らげることができる。チーム医療が推進されるなかで，わかり合えないと対立するよりも，ユーモアによる笑いで相互に理解を深めることができるであろう。人の心を温かくする，「クスッ」と笑えるユーモアを意識して取り入れてみよう。

I　よい看護を提供するために

II 臨床という場の特徴

臨床という言葉は，医療を必要としている人に対して，実際に医療行為を行う現場という意味で用いられている。看護状況には，まったく同じ状況というものはなく，一回性のものであり，その時（時間），その場（場所）で，看護師と患者の相互作用によって展開されていくものである。

医療を提供する場の多様化

医療を取り巻く環境は，疾病構造，人口構造，科学技術，経済状況，医療保険制度，文化などなどの様々な変化の影響を受けている。特に，現代では慢性疾患が主流となり，少子高齢化が加速するなか，医療提供の場は，「病院完結型」から，人々が生活している地域全体で支援する「地域完結型」へと大きく転換することとなった。人々のニーズも「治す医療」から，病気とつき合いながら自分らしい「生活の質」を維持することを重視するようになった。

こうした社会の変化のなかで，2014（平成26）年「地域における医療及び介護の総合的な確保を推進するための関係法律の整備等に関する法律」が制定された。社会保障制度を持続可能なものとして確立するための改革推進に関する法律である。本法律に基づく措置として，効率的かつ質の高い医療提供体制および地域包括ケアシステムを構築することを通じ，地域における医療および介護の総合的な確保を推進するため，医療法，介護保険法

「患者の話を最後まで聴く」

ある実習で，看護学生は「すごい看護師さん」と出会った。学生は看護師の何がすごいと思ったのか。理由は次のとおりである。実習が始まってから，ナースコールが多く，クレームばかり言う患者さんがいて，看護師は皆その患者さんとかかわることを避けていた。ところが，看護師Aさんが，日勤でその患者さんのところに行ってからは，クレームはなくなり，ナースコールも用があるときだけになった。

学生は，患者の変化を不思議に思い，Aさんに尋ねたところ，次のような答えが返ってきた。まず，医療者に対する患者の怒りや苛立ちを黙って最後まで聴いた。すると患者は落ち着きを取り戻したように見えたので，それまでの医療者がとった失礼な対応については謝罪した。次に，患者の行動にも理不尽だと思える点があったため率直にそのことを伝えたところわかってもらえたという。最後にAさんは，「患者さんが怒るときは，必ず何か理由があるので，まずはそれを全部最後まで聴くことがとても大切」だと話してくれた。学生はAさんに「すばらしい看護師に出会えたことに感謝します」と述べ，実習する意味を深く理解した。

などについて整備などを行うものであった。

B 医療施設（外来・入院）と在宅

　医療法は，医療をサービスする組織の維持を図り，国民の健康の維持に貢献することを目的とする法律であるが，2015（平成27）年には，医療機関相互間の機能分担および業務の連携推進を意図した医療法が一部改正された。

1. 医療施設（病棟）における看護の特徴

▶ **医療法に基づく施設区分**　医療法では，「病院」「診療所」「助産所」「特定機能病院」「地域医療支援病院」「臨床研究中核病院」について規定している（表1）。
　わが国では，病気で受診する際，大病院志向があることが問題となっていたが，病院機

表1　医療法に基づく医療施設

	施設	要件
病院	特定機能病院 （1992［平成4］年医療法第2次改正）	400床以上 厚生労働大臣による承認 内科・外科，歯科などの基本的診療科全科を有する
	臨床研究中核病院 （2014［平成26］年医療法第6次改正）	400床以上 厚生労働大臣による承認
	地域医療支援病院 （1997［平成9］年医療法第3次改正）	200床以上 各都道府県知事による承認
	一般病院	20床以上の入院施設
	助産所	10床以上の入院施設を有しない
診療所		収容施設を持たないか，19床以下の収容施設

Column 「『ある』幸せと『ない』幸せ」

　新聞記者であった稲垣さんは，東日本大震災を機に人はどれだけ電気を使わずに生活できるかといった経験をとおして，お金で手に入る「ある」幸せだけでなく，「ない」幸せがあることに気づいた。その後，50歳で会社を辞め，自ら選択し，「江戸時代の人々のような暮らし」を目指して清貧生活を送っている。稲垣さんが自らの経験をとおしてわかったことは次のようなものであった。

- 「私はそれまでずっと，何かを得ることが幸せだと思ってきた。しかし，何かを捨てることこそが本当の幸せへの道なのかもしれない…」(p.59)
- 「何かをなくすと，そこには何もなくなるんじゃなくて，別の世界が立ち現れる。それは，もともとそこにあったんだけれども，何かがあることによって見えなかった，あるいは見ようとしてこなかった世界です。」(pp.104-105)

　手に入れたいものを手に入れる「ある」幸せがあるなら，手放したり，なくしたりすることによる「ない」幸せもあるのではないか。

引用／稲垣えみ子：『魂の退社―会社を辞めるということ』，東洋経済新報社，2016．
参考／稲垣えみ子：『情熱大陸』，2016年4月3日放送．

能の体系化が進められ，役割によって個別の名称が付され，医療法に創設されるに至った。

▶ **医療施設の役割**　特定機能病院として承認された病院は，高度の医療提供，高度の医療技術の開発・評価，高度医療に関する研修力をもつ。病床数は，2004（平成16）年の医療法の一部改正に伴い，500床以上から400床以上に緩和された。患者が特定機能病院を受診するには，原則として診療所や一般病院からの紹介状が必要である。

臨床研究中核病院は，国内で革新的な医薬品・医療機器などを開発することを推進するにあたり，国際水準の臨床研究などを行うために創設された。

地域医療支援病院は，地域の中心となって，地域医療の充実を支援する病院であり，1997（平成9）年の「医療法」改正により創設された。

▶ **病床区分の変遷**　入院病床に関しては，1992（平成4）年の「医療法」改正により，一般病床と区別して「療養型病床群」という制度が誕生した。その後，2001（平成13）年の第4次「医療法」改正で，入院病床は，結核病床，精神病床，感染症病床，一般病床，療養病床（名称変更）に分類された。療養病床には，「医療療養病床」（医療保険適用）と「介護療養病床」（介護保険適用）の2種類があったが，介護療養病床は，2017（平成29）年度末で廃止（2024年3月末までの移行期間が設けられている）された。その背景には，療養型病床群のなかに，医療必要度が高い患者と低い患者が同じ割合で混在していたことがある。そこで，医療措置の必要性が低い患者は介護施設へ，高い患者は医療療養病床に移すことで，ケアの効率性を高め，医療費を削減したいというねらいがあるといわれている。なお，「介護療養病床」廃止後の受け皿としては，介護老人保健施設や，新しく設置される「介護医療院」が予定されている。

「介護医療院」は，2018（平成30）年の第7期介護保険事業計画に則り，新たに法定化された施設であり，長期的な医療と介護の両方を必要とする高齢者を対象とする，医療機能と生活施設としての機能を併せ持つ施設である。

2. 入院患者を看護する看護師の役割

▶ **看護師の勤務の特殊性**　病棟は，入院患者にとって治療を受ける場であるとともに，生活の場である。看護師は，病を経験している生活者としての視点をもち，交替制という勤務形態で患者を24時間看護している。

▶ **3交替制勤務**　3交替制は，1日24時間を日勤・準夜勤・深夜勤の3つのシフトに分けた勤務形態である。勤務帯の例としては，日勤8：00〜16：30，準夜勤16：30〜00：00，深夜勤00：00〜8：30があるが，病院によって異なることもある。

かつて，わが国では3交替制が一般的であった。その背景として，労働者の就労時間を「1日8時間，週48時間まで」（現在は1日8時間，週40時間まで）と規定した「労働基準法」（1947［昭和22］年）がある。しかし，この勤務形態は，労働時間は8時間であるが，3つのシフトローテーションに適応することは容易ではなく，生活リズムを整えることが困難で，体調を崩しやすいというデメリットがあった。

▶ **2交替制勤務** 厚生省（当時）は，1992（平成4）年に2交替制を容認した。夜勤体制に対して，病棟の実情に応じて，3交替あるいは2交替の体制を選択できるようになったことから，国立病院（当時）が1996（平成8）年から導入の試行を実施したのをきっかけとして，全国の病院に広まった。

2交替制は，1日24時間を日勤と夜勤の2つのシフトに分けるものである。日勤8時間と夜勤16時間（休憩を含む）といった組み方となるが，実際は16時間以上となる傾向にあり，長時間労働が問題となっている。日本看護協会が実施した2017（平成29）年「病院看護実態調査」[4]では，病院71%が2交替制を採用しており，そのうち，56.5%が夜勤1回当たり16時間以上，16時間未満の14.5%を大きく上回っている。

▶ **夜勤・交替制勤務の課題** 3交替制，2交替制にかかわらず，交替制勤務は患者を24時間365日看護するうえにおいて必要ではある。しかし，夜勤は，人間に本来備わっている体内時計，すなわち，昼間は覚醒し，夜は睡眠をとるという24時間周期のメカニズムであるサーカディアンリズム（circadian rhythm）に反する働き方である。故に，夜勤回数の多さや長時間労働は，看護師にストレスや緊張をもたらし，医療安全や健康上の問題を引き起こし，結果として離職につながるだけでなく，過労死の危険性もある。

看護師が健康でなければ，患者に良い看護を提供することはできないことは自明の理である。日本看護協会は，2013（平成25）年に，現場の実態と労働科学の最新の知見を踏まえて，交替制勤務の負担軽減とリスクマネジメントを目的とした，「看護職の夜勤・交替制勤務に関するガイドライン」[5]を公表している。本ガイドラインの基本理念は，「看護者の倫理綱領」12条で謳っている「看護者は，より質の高い看護を行うために，看護者自身の心身の健康の保持増進に努める」に基づいて作成されている。この問題は，法的規制の検討を含め対策が急がれる。

▶ **看護方式** 看護師が患者に提供する看護方式の主なものには，プライマリーナーシング，チームナーシングや機能別看護などがある（表2）。こうした，看護サービスを提供するためのしくみである看護方式には，それぞれにメリットとデメリットがあり，実際には複数

表2　主な看護提供の方式

プライマリーナーシング	一人の看護師が，患者の入院から退院まで受け持ち，24時間責任をもって看護計画，ケアの実施，評価を行う。担当看護師による継続した看護ができることが特徴である。担当看護師が不在の場合は，立案された看護計画に沿って勤務している看護師が看護にあたる。この方式は，責任の所在が明確であり，仕事の満足度が高くなる可能性はあるが，看護師の能力差が看護の質に大きく影響するという問題がある。
チームナーシング	チームリーダーが中心となって看護師，看護助手などでチームを組み，患者の看護をメンバーに割り当てる。チームリーダーは，チーム内でカンファレンスを行い，看護計画の立案，実施その看護評価も行う。チームで看護するため，看護師の能力差を調整し平均的な看護を提供することができる。チームのリーダーとメンバーを一定期間固定し，チームの目標をもって看護にあたる固定チームナーシングという方式もある。
機能別看護	検温，与薬，処置，注射などの作業ごとに担当を決め，その日の業務を行う。機能的ではあるが，患者は複数の看護師の看護を受けるため，誰が責任を負うかが明確ではなく（患者ー看護師関係が深まることを期待することは難しい）。
混合型看護	機能別看護と受け持ち制看護など，複数の看護方式を組み合わせて看護を行う。

の方法を組み合わせていることが多い。

近年は，新人看護師の看護実践力不足を補うとともに，看護師間のコミュニケーションを改善することを意図した新しい方式として2009（平成21）年に開発された「パートナーシップナーシング・システム」[6]への関心が高まっている。

3. 入院患者にとっての療養環境

病棟は，入院患者にとって療養の場であるとともに生活の場でもある。看護師は，患者が安心して療養できるように「環境調整者」としての役割を重視する必要がある。

▶ **病室環境**　病室には，多床室と個室があるが，部屋の構造やベッド，家具などは，慣れ親しんだ自宅とは異なる。

❶**多床室**：多床室のベッド数は病院・病棟によって様々であるが，4床室や6床室が一般的である。多床室で1部屋6床の場合，中央のベッドは患者から敬遠される傾向が強い。その理由として，両隣のベッドにはさまれているという心理的圧迫感や気遣いが考えられる。4床室の場合には，ベッドが窓側か廊下側かによって環境は大きく異なるため窓側のベッドを希望する患者が多い。特に近年は，プライバシーを守るために日中でもカーテンを閉めている患者が多く，多床室では窓側のベッドでなければ外の景色を見ることも難しく，陽光も入りにくい。

また，多床室の場合，同室者のいびきや咳（せき）などから睡眠パターンに変調をきたし，不眠や不満を訴える患者も少なくない。その反面，病を経験している者どうし，互いの気持ちを理解し一体感をもつ人も多い。

さらに，室料は発生しないか，発生しても個室と比較すると経済的負担は少ない。

❷**個室**：個室は静かでプライバシーを守ることができ，人間関係のわずらわしさはなく，自分のリズムで生活しやすいという利点がある。一方で，話し相手がいないため「寂しい」と感じる患者もいる。また，個室は，基本的に室料がかかるため経済的な余裕がない場合は大きな負担となる。

このように，病室環境には個室と多床室それぞれにメリットとデメリットがある。

▶ **生活環境の変化**　患者にとって入院するということは，入院前の生活パターンを病院・病棟の規則や治療上の規制に合わせることを余儀なくされるということでもある。入浴・食事・消灯時間，騒音，ベッドや枕の材質，食事のメニューなど，24時間にわたり様々な環境の変化を経験する。こうした変化に適応できずストレスを感じる患者の中には，不眠，食欲低下，便秘，悲嘆といった環境の変化に伴う反応が現れることがある。看護師には，注意深い観察とコミュニケーションをとおして，適切に対応することが求められる。

▶ **医療者とのコミュニケーションの問題**　病院は，医療者にとっては職場であり，慣れ親しんだ日常の場であるが，患者にとっては異文化のように感じられる非日常の場である。特に，医療者が用いる専門用語や略語は，患者には馴染みのないものであり，戸惑いや不安を感じることがある。

近年，インフォームドコンセントの概念が定着しつつあるが，医療の場で使われている言葉は，いまだに患者やその家族にとっては難解なものとして受け止められている。患者やその家族は，わからない言葉で説明を受け，「わかりましたか」と聞かれると「わかりません」という言葉を飲み込んで「はい」と答えてしまうことがほとんどである。その背景には，医療者への遠慮がある。しかし，患者が医療に関する意思決定を自ら行うためには，説明された言葉の意味を正確に理解することが不可欠である。看護師は，患者や家族に対する説明責任があることを自覚する必要がある。

4. 医療施設（外来）における看護の特徴

▶ **生活の一部としての外来通院**　病院における玄関ともいえるのが外来であり，医療者が患者と出会う大切な場である。したがって，苦痛や不安をもって外来を訪れた患者が，効率性を優先し，コミュニケーションを軽視する医療者に出会った場合，苦痛や不安はさらに増大することになるであろう。患者にとって，待ち時間は長いが，診療時間は極めて短い。そうした限られた時間のなかで，看護師が患者のニーズや希望を理解し，信頼関係を築いていくことは容易ではない。しかし，看護師は，外来に通院している生活者としての「その人」に関心を向けることで，生活の一部にかかわっていくことの重要性を認識できるであろう。

また，看護師は，患者が納得して生活ができるよう，わかりやすい説明や生活指導，意思決定支援などで支えている。

5. 在宅における看護の特徴

人口の高齢化，慢性疾患の増加，医療技術の進歩，人々の価値観の多様化，医療費削減など，様々な背景から，在宅医療は，入院医療，外来医療と共に，第3の医療としてその重要性が高まっている。

▶ **在宅医療の特徴**　在宅医療では，医療者が計画に基づき，患者の自宅などを定期的に訪問して医療行為を行う。したがって，患者にとっては，住み慣れた環境で療養生活を送ることができ，自分に合った生活の質（quality of life；QOL）を維持しやすく，精神的にも安定し，経済的負担も少ないという利点がある。

一方で，患者が家族と同居している場合，看護師が病院で行っていた入浴，服薬，食事などを家族が引き受けることとなり負担が増えるため配慮が必要となる。

また，介護保険の導入や在院期間の短縮化によって，従来であれば入院治療の対象であった患者が在宅で療養する方向へとシフトしている。そのため，在宅において在宅自己注射，在宅酸素療法，在宅人工呼吸療法など，高度な医療処置や看護技術を必要とする患者が増加している（表3）。

▶ **在宅医療における多職種連携**　訪問看護師は，患者が自宅などでその人らしく生活ができるよう支援するが，その実現には多職種連携が不可欠である。たとえば，患者が発熱すれ

表3 在宅医療の内容

呼吸補助療法	在宅酸素療法・在宅人工呼吸療法，在宅陽圧呼吸療法
栄養補助療法	在宅中心静脈栄養法，成分栄養経管栄養法
排泄補助療法	在宅自己導尿療法や持続導尿や人工肛門などの処置
在宅注射療法	インスリンやモルヒネなどの麻薬など各種注射薬
補助腎臓療法	在宅腹膜灌流療法や在宅人工透析療法

ば，主治医の指示を受け対処し，日常生活動作に支障があれば，ケアマネジャーに連絡する。また，患者が入院中であれば，在宅療養に向けた退院調整が必要となる。看護師は，患者の病状，年齢，家族構成など介護力を考慮しつつ，多職種が連携して自宅などで安心して療養生活が送れるよう支援する。

III 臨床看護に臨む姿勢

　看護は実践の学問であるといわれるように，理論的知識をどれだけ深めたとしても，個別性のある質の高い看護を実践できるようにはならない。臨床看護を学ぶことができるのは，現場においてのみである。看護状況は，その時，その場における一回性のものであり，一つ一つの経験を積み重ねていくことにより看護実践力ははぐくまれていく。

A だれのために，何のために看護するのか

▶ **あるべき看護をイメージする**　看護師は，自分がどのような看護をしたいのかということについて，考え続けることが大切である。たとえば，「最後まであきらめない看護をしたい」と考える看護師が，片麻痺で機能訓練を受けている患者を担当した場合，まず，その患者の強みを見いだすことに関心を注ぐであろう。その結果，独立心が強く，目標に向かってがんばりぬくという患者の強みを知った看護師は，「以前のように，ご自身でできることが一つでも増えるように，リハビリテーションの目標を一緒に考えませんか」と提案し，「その目標に向かって一緒にがんばっていきましょう」と働きかけるかもしれない。こうしたかかわりは，他人事のように「リハビリテーションがんばってください」という看護師よりも，患者の心を動かすであろう。

　このように，看護師が「あるべき看護」をイメージすることで，実践に反映させることができる。

B 「患者の立場から」考える

▶ **患者の人生は患者のもの**　看護を提供するうえで重要なことは，一人の人間として患者

と対等に向き合うことである。患者の人生はその人のものであり，それは医療を必要としているときも変わることはない。時として，看護師は患者を弱い，受け身の存在としてとらえ，「〜をしてあげる」自分に自己満足することがあるが，そうした看護師の思いは患者の自尊心を傷つける。看護師に重要なことは，患者を外から眺めて判断するのではなく，「患者の立場から」すなわち，内側から理解する共感力と想像力を身につけることである。

IV 臨床看護における看護師の役割

　健康をどのようにとらえるかは人によって異なるが，長寿社会を生きる現在，「無病息災」のまま，人生を終えることは限りなく難しい。病を避けることができないのであれば，健康に対する自分なりの上手なつきあい方を見つけ，幸せを感じられる生活を送ることとしてとらえるほうが現実的であろう。その人が考える健康，幸せとは何かを理解したうえで支援することが重要である。

A 苦痛の緩和と死に逝く人への援助

▶ **苦痛の緩和**　社会的役割を引き受けながら生活している人々は，治療困難な病気になることや入院が長期化した場合，自分が日常から切り離されたように感じ，苦痛や疎外感を経験することがある。看護師は，そうした思いを理解し，入院生活のなかに患者の日常を少しでも取り入れる工夫をするなど，環境を整えることが重要である。

　病の悪化などにより，苦痛を和らげることが困難な場合もあるが，看護師は，患者が苦痛のなかに意味を見いだすことができるよう支援する。苦痛には，身体的なものだけでなく，精神的，社会的，霊的なものがある。病は全体的存在としての人間が経験していることを忘れてはならない。

▶ **死に逝く患者の援助**　人は，生まれた瞬間から死に向かって生きているが，時間が限ら

「患者の独り言」

　看護師さんはいつも忙しそうにしているから，声をかけることをためらってしまう。だからよけい，看護師さんが私の小さな変化に気づいて「大丈夫ですか」と手をにぎってくれるだけでホッとする。私は，独りじゃない，私を気遣ってくれる人がここにいると思えることは何とありがたいことだろう。ある看護師さんが笑顔で言ってくれた。「あなたの荷物を私にも分けてください。一緒に背負いましょう。つらいときはお互いさまですよ」と。私は，それまで感じていた人に世話になることへの負い目が少し軽くなった気がした。

れていることを意識するまで，現実のこととして受け止めることは難しい。しかし，死に逝くことを受け入れるのは患者自身であり，看護師や医療者が受容させるものではない。「がんを受容させる」「死を受容させる」といった看護目標をあげる看護師がいるが，それは他者にできることではない。

残された時間をどう生きるか，患者が納得できる選択ができるよう，家族や医療者は，患者の意思を尊重し，支援することである。だれもがベッドの上で，安らかに死ぬことを望んでいるとは限らない。死ぬ瞬間まで生きているのであれば，その生き方は人それぞれであってもよいのではないだろうか。

B 看護実践に必要な科学と哲学

看護学は英語で nursing science と記されることが多い。nursing がその歴史の長さを伝えているとすれば，science は近代看護を特徴づけるものであるといえよう。看護が学問として徐々に認知されるうえで必要とされたのは科学性である。看護師にとって，看護行為の根拠は何なのかを患者に説明し納得を得ることは，看護の専門性や医療の透明性を確保するうえで重要である。専門職の実践は，科学的根拠に基づく（evidence based nursing）必要がある。これは，従来の経験則や慣習などに基づいて行われていた看護に代わって，研究成果をもとに最善のケアを患者に提供しようとするものである。

しかし，人間科学としての看護学は，看護科学だけでは十分とはいえない。看護師と患者の相互作用を基盤として展開される看護には，看護哲学が必要である。良い看護実践を提供するためには，実証可能な看護現象を探求する看護科学と看護が拠りどころとなる看護哲学のどちらも欠くことはできない。

C ケアリング

人は人をケアし，ケアされることによって生きている。それを職業としているのが看護師である。ケアリング（caring）には，世話する（caring for），配慮する・気遣う（caring about）といった意味があるが，看護にはその両方が必要である。看護師には，専門的知識と技術を提供するための知的・技術的関心とともに，癒しをもたらすための人間的関心が求められる。

患者は，専門的知識や技術をもたない優しいだけの看護師や冷たく人間性はないが高い技術力をもつ看護師のいずれかを求めているのではない。真に求めているのは，他者をケアしたいということに動機づけられ，専門的な知識と技術を身につけた看護師である。

看護は患者に向けた一方向のケアではない。看護師は患者をケアすることをとおして，結果的に患者からケアされている自分に気づいている。人と人のかかわりは，相互に影響を及ぼし合うものである。看護師は，他者である患者が病の経験をとおして成長できるよ

う支援する。

D インフォームドコンセントの重要性

　医療・看護に対する患者の信頼と納得を得るためには，十分な説明責任を果たす必要がある。そのための鍵となる概念が，**インフォームドコンセント**（Informed Consent）である。患者は長い間，自分のからだでありながら，何が行われているのか，これからどうなるのかということについての正確な情報を知らされることがなかった。そのため，自分の人生における選択を自分で行うことができなかったのである。その意味で，医療現場におけるインフォームドコンセントが定着しつつあることの意味は大きい。

　看護師は，医師が患者に説明する場に同席し，互いのコミュニケーションが図れるよう

Column　窓

京都府　関森　小都歌

　「集中治療室」。それはテレビがなく，周りは大半が壁で景色も見えず，今日の天気は晴れなのか曇りなのか分からない場所。しかし，この場所こそが私の生活の場であった。

　私は今から6年前，病に倒れた。集中治療室での入院生活が長期にわたり，私は景色が見えない，何もない集中治療室での生活にストレスを感じていた。しかし，自分で立つことも歩くこともできなかった私にとって「外の景色を見る，外に出て散歩をする」など不可能なことだった。

　集中治療室には一つだけ窓があった。その窓は，スタッフステーションから私の様子を見ることができるように作られた窓であり，私がその窓から見えるのはいつも医師や看護師などが忙しく働いている景色だった。「空が見たい」と思う私にとってこの窓は窓ではなかった。

　ある日，1人の看護師が私の所へ来て「空はどんな色が好き？」と言った。私は「青くて雲一つない空が好き」と答えた。次の日，私がいつも通り起床すると，窓からは医師や看護師の忙しい姿が見えず，空があった。「青くて雲一つない空」が見えた。

　あの看護師は青くて雲一つない空の写真を窓に貼ってくれたのである。たくさんの空の写真をあの窓に貼って私に景色を見せてくれた。感動で涙が止まらなかった。

　私は今，病気を克服し看護師を目指している。そして，今もあの看護師を忘れることはない。外見はとても身長が低く小柄だったが，いつもワックスできっちりと固めたお団子ヘアが特徴的で，小柄でありながらも背中は誰よりも大きく見えた。

　あの看護師は私の命を救ってくれたわけでもない。しかし，私の心に手を差し伸べてくれたのである。私もあの看護師のように真っすぐに患者に手を差し伸べられる看護師になりたい。「青くて雲一つない空」のように真っすぐな看護師に…。

資料／日本看護協会HP：第4回「忘れられない看護エピソード」一般部門　優秀賞（2014），https://www.nurse.or.jp/home/event/simin/episode/4th/

に調整する役割を担う。患者が発言しやすい環境づくりに努め，発言が難しい場合は，患者の代弁者として，患者が納得して医療が受けられるように支援する。

文献
1) Hochschild, Arlie, The Managed Heart: Commercialization of Human Feeling, University of California Press. 1983. A. Hochschild著，石川准，室伏亜希訳：管理される心；感情が商品になるとき，世界思想社，2000.
2) F・ナイチンゲール著，湯槇ます，他訳：看護覚え書，改訳第7版，現代社，2011，p.227.
3) V.・ヘンダーソン著，湯槇ます，小玉香津子訳：看護の基本となるもの，再新装版，日本看護協会出版会，2016，p.15.
4) 日本看護協会:News Release「2017年病院看護実態調査」報告，2018．https://www.nurse.or.jp/up_pdf/20180502103904_f.pdf
5) 日本看護協会：看護職の夜勤・交代制勤務に関するガイドライン．https://www.nurse.or.jp/home/publication/pdf/guideline/yakin_guideline.pdf
6) 橘幸子：福井大学医学部付属病院の新看護方式，看護展望，37（7）：37-51，2012.

第1章 臨床看護における対象者の理解

この章では

- 人間のもつ基本的欲求やライフサイクルという考え方を理解する。
- 患者を生活主体者として理解する。
- 患者の役割,病むことの意味を理解する。
- 患者と家族の関係,患者と医療者の関係を理解する。

I 人間を理解するための前提

多くの人々がこれまで、何かの機会に「自分とはどんな人間なのか」と考えたことがあるだろう。さらに、「人とはどういう存在なのだろう」「人間とは何なのだろう」などと様々に考えたことがあるのではないだろうか。それに対する明確な答えは出せないまでも、年齢を重ね、ほかの人々との交流をとおして、自分との差異に気づき、そこから「自分」について、あるいは「一般的な人間」についての考えを形づくってきたのではないだろうか。

人が成長・発達・成熟し、そして老化していくことは普遍的であり、その過程で何らかの健康障害を抱えることは、自分あるいは家族や他者の例からもわかるように日常的なことである。しかし、一口に日常的なことと言っても、人はそれぞれ育ってきた環境・文化によって、物事に対する考え方や価値観が基本的に異なっていて、それが健康障害に関する考え方や対処のしかたに反映される。

看護は、あらゆる年代、あらゆる健康障害とその段階にある人々について、援助を考え、実践していく科学である。このことから、自分とは異なる年代の人々の身体的・心理的・社会的状況を総合的にとらえ、自分が経験したことのない健康障害を抱えた人々の状況について理解していくことが重要である。それぞれの個別的な状況への有効な援助を考えるためには、人間についての基本的な知識が必要となる。まず、その前提として、以下に述べる3つの事柄を踏まえておきたい。

A 「ヒト」となった長い歴史

私たちは日常的に「人間」という言葉を用いているが、生物学上の分類では、「ヒト」は霊長類ヒト科ヒトで、新人—ホモ・サピエンス・サピエンス*（Homo sapiens sapiens）—と総称される。猿人、原人を経て旧人から新人へと、遠い祖先からヒトに進化するには、計り知れないほど長い歴史を経てきた。

看護についての学習にあたり、「ヒト」となった長い歴史を振り返ることなど、直接の関係はないように思われるかもしれない。しかし、数多い哺乳類のなかで、数百万年という計り知れない長い歴史を経て、現代に生まれた私たちが、同じ時代を生きる人々と出会い交流していくこと、看護という職業を目指して健康について考え、健康障害への多様な援助を学ぶために、受け継がれてきた「いのち」に思いをはせることから始めることには、深い意義があるのではないだろうか。

---

* **ホモ・サピエンス**：「知恵のある人」の意味。

B 他の生命体を摂り込んで生きている：食物連鎖

　私たちは毎日，食事を（外から）摂ることによって体力を維持し，諸活動へのエネルギーを生み出している。胎児期には臍帯を経て母親から栄養を受け取り，出生後も通常は1年近く，母乳あるいはミルクといった他者から与えられる栄養物で育つ。その後は徐々にその種類と量を増やし，与えられたり自ら選んだりしながら，水と無機質，さらに有機化合物からなる動物や植物などほかの生命体を摂り込むことで，自らの生命を維持し，諸活動に生かしている。

　人間は食物連鎖ピラミッドにおいて，動物と植物のほぼ頂点に存在しており，生きていくためにはこの図の下位にある多くの生命体である動物や植物を役立てている（図1-1）。このことは，ほかの動物と同じように，ほかの生命体を摂り込むことによってしか，自分の生命を維持することができない存在であることを示している。

C 開放系であること

　人間は生理的なしくみからも外界に開かれた存在である。酸素の多く含まれた空気を吸気として鼻や口から取り込み，肺胞内のガス交換によって生じた二酸化炭素の多く含まれた空気を呼気として排出している。

　前項で述べたように，人間はほかの生命体を摂り込んで生きていて，消化器を経由して，摂取した水や食物をエネルギーに変換し，残渣物を便・尿・汗として排泄している。これらのことからも，人間は外界と絶え間なく交流している開放系であることが，象徴的に理

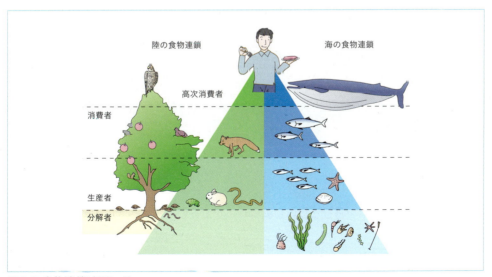

図1-1 食物連鎖ピラミッド

I　人間を理解するための前提

解できる。

　また，心理・社会的には，ほかの人々との情報の受け渡し，学習したことの伝授（そこでの再学習）というように，外部から取り込んだ物事を処理し，形を変えて再び外部に出している。水や空気，太陽光線などの物理的環境，人や制度，経済などの社会環境，さらに他者との心理的交流など，あらゆる環境と相互作用しながら生きているという意味でも開放系であるといえる。

　ヒトとなるために，気の遠くなるような年月をかけて発達してきた祖先からの命を引き継いで，私たち人間は地球上に生まれた。私たち個人が，生まれたことを偶然ととらえるか必然ととらえるかは，それぞれの考えによるであろう。しかし，同じ時代に地球上でヒトと同じように進化を遂げたであろうほかの動物や植物を糧にすることで，私たちが生存していくことができることは確かな事実である。

　命が受け継がれてきた歴史の線上に，まばたく時間にも満たないほどしか生きていることのない私たちは，ほかの命を摂り込んで生きている，あるいは摂り込まなくては生きていけない存在であること，外界に対して開放系として存在していることを，まず，「人間」を理解する前提に据えておこう。そのことから，自らの命と人々の命の尊さを感受し，命を最も大切に考える看護の学びを深めていこう。

II　人間を理解するための基礎知識

　現在，このテキストの読者の多くは青年期にあると思われる。青年期は，新生児期から幼年期，児童期，少年期を経て，これから成人期，老年期へ向かおうとしている段階である。人間の各発達段階とその特徴について学ぶことは，自らの過去を振り返って学ぶとともに，やがて迎える成人期や老年期について，他者の状況を観察しながら学ぶ機会となるだろう。ここでは，人間理解の基盤となる基本的欲求および発達段階という考え方について理解しよう。

人間がもつ基本的欲求

1　マズローの欲求階層

　欲求*とは人間が生活を営むための動機づけとなるもので，すべての人に共通するものを基本的欲求とよんでいる。

＊**欲求**：「生活体の内部で生理的・心理的に必要なものが不足または欠乏しているときに，それを補うための行動を起こそうとする緊張状態。動物や人間を行動にかりたてる原因となる」（『大辞林』，三省堂）

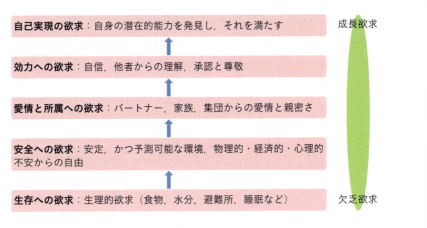

図1-2 マズローの欲求階層

マズロー（Maslow, A. H.）は，下層から順に，①生存への欲求，②安全への欲求，③愛情と所属への欲求，④効力への欲求，⑤自己実現の欲求，という5つの基本的欲求をあげ，それぞれの欲求が生じるには一定の順序があるという欲求階層（hierarchy of needs）説を唱えた（図1-2）。

さらに，下層の欲求（①～④）の不足は，人が生きていくためにその欠乏を充足させなければならないことから欠乏欲求とし，上層の欲求（⑤）は，個人の成長を促進させるものであることから成長欲求とした。

2 欲求説の柔軟な解釈

一般的には，下層の欲求が満たされて，次の上層にある欲求が生まれるとされているが，現実的には，欲求の充足度に程度の差はあるとしても，各階層は同時に存在していると考

> **Column マズローの欲求階層を理解するために**
>
> 震度7クラスの大きな地震が起きた状況を想定してみよう。都市部であれば，多くのビルや住宅が倒壊し，その下敷きになった人々の救済が，まず必要となる。地割れなどによって，水道，電気，ガスなどのいわゆるライフラインの切断があれば，最優先でそれらの修復・復旧が図られ，水や食料の支給支援が行われる。その次には，余震に備え，安全な建物に避難して，家族単位を基本としてまずは休息を得る環境が必要になる。人々がそれまでの暮らしを取り戻すには年単位の時間が必要となる。「雨露をしのげる」状況になれば家族や親戚縁者を気遣い，その安否を問い，不安や恐怖を軽減する対策が講じられる。そして，人々はおおむね長い時間をかけて上層のニードの充足を遂げていくことになる。

えられる。高次の欲求が充足されていても，何らかのアクシデントやストレスが生じれば，より下層の欲求が再び現れ，それを満たす必要が生じるからである。

　欲求説を柔軟に考えていく必要性を示す特徴的な生き方がある。最下層の生理的欲求の一部に障害がある場合でも，ほかのすべての欲求をある程度，あるいはほぼ十全に充足させて生活している人々もいる。生来の疾患あるいはアクシデントによって，通常の身体機能が障害されても，有効なサポートを得ることによって暮らしを組み立て，あるいはその再生を図り，自己実現を果たしている人々の例がそれを証明している。たとえば，『愛，深き淵より─筆をくわえて綴った生命の記録』（立風書房，1981）の著者である星野富弘氏の例は，人生途上に負った障害のために生理的欲求が充足されない状況になっても，それらが有効な代替法によって満たされ，それに次ぐ上層の欲求が充足され，基本的欲求の最上層である自己実現を果たしていることを教えてくれる。

B 人間の発達段階と発達課題

1 ライフサイクルという考え方

　人間は生涯，発達し続ける存在であり，それには順序性と連続性がある。
　個人差はあるものの，誕生し，成長・発達*を続け，やがて老衰し，一生を終えるというパターンは共通している。
　人間は受精後，母の胎内で生命がはぐくまれ，分娩によってこの世に生まれ，乳児期，幼少年期を過ごす。さらに青年期へと発達段階を経過し，多くの場合，成人期になると次の世代を産み育てて，やがて老年期を迎えて死に至る。このように人間の一生は，生まれそして次の命を産み育てるという生命のサイクルを描いている。これがライフサイクル（life cycle）という考え方である（図1-3）。人類は太古の時代からこのサイクルを繰り返してきた。今，私たちが存在するのはこのライフサイクルの繰り返しの結果である。
　変化する人間の生涯をとらえる概念として，最近は，ライフコース（life course）が多用されるようになった。1930年代に確立したライフサイクルは，主として生物学，心理学分野において発展してきたが，1970年以降は，社会学や歴史学の分野では，個人が一生の間にたどる道筋の多様性に注目した，ライフコースという用語が用いられるようになった。

2 エリクソンの成長と発達の段階

　人間が健全な発育と成熟を遂げて，一生を過ごすためには，物理化学的・生物学的・社会的環境の諸条件が良い状態にあることが必要であり，それらの環境との相互作用のなか

---

* **成長・発達**：成長（growth）とは，育って大きくなること，成熟すること。発達（development）とは，生体が発育して完全な形態に近づくこと，個体が時間経過に伴ってその心的・身体的機能を変えていく過程。遺伝と環境とを要因として展開する（『広辞苑』第6版）。

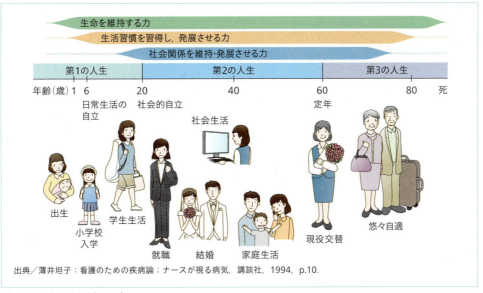

図1-3 ライフサイクルモデル

で成長・発達を遂げていくことができる。こうした成長・発達の段階について、諸説があるが、エリクソン（Erikson, E. H.）は、人間の発達を自我の発達に焦点を置いてとらえ、自我は、その段階の課題を乗り越えなければ、次の課題に取り組むことができないと考えた。それぞれの課題は一つの段階を構成すると考え、人生を8時期に分け、それぞれの発達段階における課題特性、精神の安定と破綻の特徴について、図1-4のように著した。

この図は注意深く読み取る必要がある。この図についてはエリクソン自身の解説＊があるが、それを以下に要約してみる。

希望（乳児期：Ⅰ）と忠誠（青年期：Ⅴ）の間に意志（幼児期初期：Ⅱ）、目的（遊戯期：Ⅲ）、適格（学童期：Ⅳ）の段階があり、忠誠（青年期：Ⅴ）と世話（成人期：Ⅶ）の間には愛（前成人期：Ⅵ）の段階がある。この図を垂直方向に見ると、各段階が（英知でさえも）それ以前のすべての段階に根を下ろしていることがわかる。さらに水平方向に見ると、セットになって示されている発達的成熟および心理社会的危機が、それぞれ、より高次の発達途上にある段階に新たな意味を付与し、より低次の、すでに発達し終わった段階にも新たな意味を付与している。

つまり、各発達段階の課題特性は一つの段階だけのものではなく、下の段階に根を下ろし、上・下の段階に意味を付与するというように、どの段階もほかの段階に関連していることを表している。文字のない升目が、上下に影響を与える重大な意味をもつことを読み取らなければならない。

＊**エリクソン自身の解説**：この解説については、E. H. エリクソン著、村瀬孝雄、近藤邦夫訳『ライフサイクル、その完結』（みすず書房、1993, p.74-75）を根拠にした。エリクソンはこの解説について「何回繰り返しても、言い過ぎることはない」と言明している。

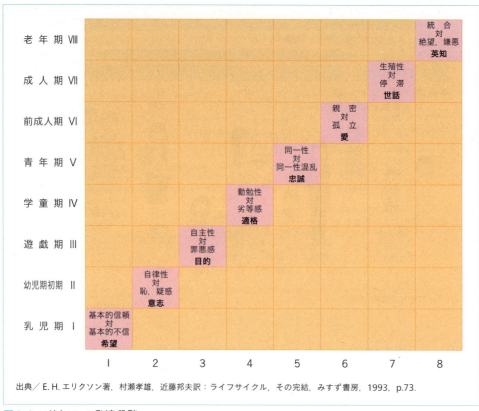

図1-4　エリクソンの発達段階

　人々の発達段階ごとに，その課題達成について評価しようとする場合には，それ以前の段階での「精神の安定と破綻」のありようが現段階に反映されていることを踏まえることが重要である。たとえば，老年期の英知（「統合」対「絶望，嫌悪」）の段階は，それまでのすべての発達段階での課題達成のあり方が反映されているということである。直前の段階のあり方だけが影響しているのではないことに，十分な注意を払う必要がある。

　つまり，ライフサイクルの現段階だけで人をとらえるのではなく，それまでの段階でどのような生き方をしてきたのか，人間としての成長をどのように遂げてきたのか，という重層の評価も併せて理解することが大切である。

C 生活主体としての人間

1. 生活について

　看護師は，看護の対象となる人々の生活について，健康という切り口から援助を考えていく使命をもっている。そのため看護師は，健康障害がある人々は「患者」である前に，一人の生活主体であることを常に念頭に置いておく必要がある。何らかの原因によって健

康障害をきたして患者になったとしても，重篤で死が迫っている場合などを除いて，再び元の生活またはそれに近い生活に戻る，あるいは状況にふさわしい生活を新たにつくり出すことを目指して，有効な援助を考えていく役割があるからである。

したがって，看護における「生活」という概念は，「生存して活動すること」(『広辞苑』)といった単純な意味でとらえるのではなく，社会のなかでその人らしさを発揮して生きている状態をとらえるために，次のような項目を考慮する。

①自らの命を維持し，はぐくんでいくための機能が活性化している。
②人間として生きるための衣・食・住を満たす日常的な営みをしていて，かつ，それらの機能が十分に発揮されている。
③遊ぶこと（乳幼児），学ぶこと（学童，生徒，学生），職業をもち働くこと（成人以降）など，年代に応じた活動をしている。
④家族（配偶者・パートナーを含む），親族との親密な関係を保っている。また他者と交流し，その関係のなかに喜びや意義を見いだしている。
⑤余暇を楽しんでいる。

2. クオリティ・オブ・ライフ (QOL)

▶ **「生活の質」の評価**　前述の生活をとらえるための項目のそれぞれが，どれほど，そしてどのように満たされているか，総合的に評価する場合に用いられる考え方に，クオリティ・オブ・ライフ（quality of life；QOL）がある。QOLは一般的には，そのまま用いられることが多いが「生活の質」と訳されることもある。看護師は，医療を受けている人々の生活の質を評価する。すなわち，日常生活に，心地よさ，満足感，生きがいが感じられるかどうかが，その評価の指標になる。

▶ **自覚的評価**　QOLという視点から人々の生活を評価するには，前記の項目が充足されているかどうかだけでなく，その生活について本人がどのように感じているかも評価することが大切になる。他覚的に見て充足されていると判断できる場合でも，本人が心地よさ，満足感，生きがいを感じているかどうか，自覚的な評価を併せて把握することが重要である。

▶ **QOLが問題となる状況**　QOLが問題にされるのは，たとえば長期療養を要する疾患や進行性の疾患などをもつ人が，今後，積極的な治療法を導入していくかどうか，生命維持装置を装着するかどうかを含む治療方針を検討し，決定する際などである。その人の，将来の自分の生き方についての考え方はどうか，その治療で満足感や生きがいが得られているのかどうかということを，詳細に把握する必要がある。意識がない人であれば，その人が最も望むであろうと考えられる方針について，その人と共に暮らしてきた家族など，身近な人々が検討し，判断することが望ましい。その場合に最優先されるのは，その人の人間としての尊厳*が守られることである。

D 人間の共通性（一般性）と個別性

　これまで述べてきた人間を理解するための基礎知識は，ほぼすべての人々に共通性をもつものである。いわば，看護，特に臨床看護に活用するために，まず，人間をどのようにとらえればよいのかという視点を述べてきた。しかし，これらの視点から自分について振り返ったり，仲間と話し合ったりしてみると，それぞれの考え方や様式が異なっていることに気づくだろう。また，何が充足されれば満足を得られるかについても，それぞれ異なっていることに気づくであろう。

▶ **衣・食・住を満たす日常的営みについて**　前項（27頁）であげた，その人らしさを発揮して生きている状態についての5項目のうち，身近な例として，「②人間として生きるための衣・食・住を満たす日常的な営み」が活性化している状態について，どのように違っているかを考えてみよう。

　まず，衣・食・住のうちの何を重んじるかには個人差があり，そこにその人の価値観が反映されている。衣服や住環境については，経済的な問題も影響して千差万別である。寝衣については型や材質についてこだわりをもつ人もいれば，楽であることを最優先する人もいる。食について，成人期の人々では，たんぱく質を摂るには肉系が良いと思っている人，からだのことを考えると良くないとわかっていても，それが好きだと考える人，豆類などの植物系で摂るのが好ましいと考える人もいる。野菜の摂り方についての考えは，根菜類重視や葉菜類重視に分かれることがあるだろう。調理法では，煮る，炒める，蒸すなど好みは様々である。それらの考えは健康のために良い調理法だという知識に依拠していても，その幅は大きい。

▶ **人々との交流について**　「④家族（配偶者・パートナーを含む），親族との親密な関係を保っている。また他者と交流し，その関係のなかに喜びや意義を見いだしている」については，家族や親族と密接な関係を保っていることは当然で，それが心地よいと感じる人もいれば，親密さを負担に感じ，特に，親族などとの交流は冠婚葬祭だけで良いと感じる人もいるかもしれない。

　他者との交流については，多くの友人と集まってにぎやかに談笑し，しかも身近に関係を保っていたい人もいれば，数少ない友人と頻繁でなくても静かに深い会話を楽しみたいという人もいる。どのような形であっても，他者との交流を保つことは，人と人の間で生きている人間にとっては不可欠である。

▶ **人間関係の縮小について**　老年期にある人々は，青年期や成人期にどのような交流をしてきたかによって，人々との交流に対する満足度が異なる。特に配偶者や親しい友人が亡

＊ **人間としての尊厳**：QOLと並んでサンクティティ・オブ・ライフ（sanctity of life；SOL）という考え方がある。これは，人々がどれだけ人間的尊厳を保った生活を送れているかを測るという考え方であるが，本質的にその人の尊厳が保たれていなければ，「生活の質」が保たれているとはいえないことから，QOLと同等の考え方とする。

くなり，人間関係が次第に縮小していくことを，どのように感じるか個人差が大きい。

これには，マズローの欲求階層による自己実現が達成されているかどうか，エリクソンによる「英知」の段階で，自らの人格統合がかなっているかどうかが，鍵になるといえるであろう。その域に達した人々には，にぎやかな交流は不要だと考える人もいる一方で，これまでの人生における交流が現在の自分をつくり上げてきたと考える人にとっては，長年，その関係のなかに喜びや意義を見いだしてきたことから，絶望に至ることもある。

▶**共通性（一般性）と個別性の両方を踏まえる**　それぞれの満足のしかたや反応が異なるのは，生育する環境が異なり，そこで紡がれてきた個人の歴史が異なっているからである。通常は，年齢が高くなるほど生活の習慣や価値観がその人らしさをつくり上げていくため，若い頃よりも柔軟性に欠けると考えられている。しかしその反面，これまでの自らの豊かな経験を基盤に，人々の多様な立場を読み取ることができて，どんな出来事も受け入れる，心理的な容積が大きい人もいる。

このように，人間を理解するうえで共通性（一般性）を学ぶことは重要であり，意義は大きい。一方で人間は，生育する環境（文化）によってその人らしさすなわち個別性が形成されることから，それぞれ異なる考え方をもち，物事への反応が異なり，行動にも相違がある。看護するうえでは，共通性を踏まえたうえでの個別性を理解することが求められる。

III 患者とは

A 患者：「忍耐」する場に置かれた人

旧来，わが国では，病気になった人を「病人」と称してきた。「病人」はまさしく病む人であり，何らかの心身の病を抱えた人々を指す言葉である。「患者」という言葉は英語のpatient*の訳で，近代になって用いられるようになった。また，patientを形容詞として用いると「忍耐強い」などの意味があり，まさしく「患者」はこれまで，この形容詞の意味での「忍耐」する場に置かれてきたのではないだろうか。

家で療養している病人の世界について，下記のような象徴的な記述がある[1]。

> 「人が家を出ていく音がする。外では毎日の生活がいつものように始まる。家の中の音は同じだけれども，やはり違う。かかわりのない部外者，別に役割もない部外者のような感じだ。ここのベッドに寝ている自分と，あの聞き慣れた音との間に，へだたりがあるようだ。ある者は，家を出る前に部屋に上がって来て，どうだいと尋ねる。彼の短時間の同席は，そのへだたりをさらに大きく深いものにする。今日も，外は人生において新しい意味をもっている。少年の叫んでいる声，車の騒音，突然，

＊**patient**：語根はギリシャ語のpathein（苦しむ）である。この言葉は日本語の「病人（病む人）」とも通じる。

> ブレーキのキキーッという音が聞こえる。しかしまた,通りが部外者のように思え,とても慣れたいろんな物音も,今は,耳新しく,へだたっているようだ。昼間,電話が鳴り,ドアベルが鳴る。しかしもはや,関係はない。人生が部外者の人生になったばかりではなく,別の奇妙なことが自分に起こったのだ。世界が狭くなったのを体験する。世界だけではなく,自分の世界観での時間の限界も狭くなってしまった。昨日立てた計画は重要でなくなってしまったし,未来はその魅力を失ってしまっている。過去も未来も,形をなさなくなっている」

　入院治療を要しない場合でも,日常的な活動が制限され,安静にすることを余儀なくされたとき,人はしばしばこのような心境に陥る。病気になって横たわっていると,特に聴覚が研ぎ澄まされ,それに反応して,外部から隔絶された別の世界にいるような心境になることが理解できる。病気になるということは,その人の人生を導いていた「目的地や海図」を失うこと[2]であり,違う人生を歩まなくてはならない不安に陥る,ということである。

　看護師は,病気になった人の苦悩や生活に生じる実際的な問題に,どのようにかかわっていけばよいのか。まずは,「忍耐」を強いられている人々ととらえ,患者の置かれている孤独で不安な状況を理解し,そこから援助を考える必要がある。

B 患者の役割

1. 患者役割とは

1　自分が「患者である」と認めること

　成人期以降にある人であれば,体調がいつもと違うと感じたときに,家族などまわりの人々の行動を見聞きしてきた経験から,ある程度の知識をもって対処する。そして,「自分は病気になったのだ」とか,医師の診察を受けたことで「患者になったのだ」と自覚する。しかし,なかには自分を「患者である」と認めることや,「患者だ」と言われることを否定する人もいる。

　乳がんを経験した女性にインタビューをすると,乳房にしこりを触知しても,「このしこりはがんではないかと一瞬は思ったけれど,すぐに,私ががんになるなんてあり得ないと思い直した」と,ほとんどの人が語っている。この考え方は,その人が乳がんであるかどうかの検査を受け,診断で明らかにされる過程を進むためにはふさわしくない。しかし,多くの人は最初,そのように思っても,これまでに集めた乳がんに関する情報や知識をもとに,勇気を出して受診という行動を起こす。

　たとえば次のような例がそれを示している。

　ある日,乳腺クリニックを受診したAさんは,そこで乳がんだと診断されると,がんは死ぬ病だという先入観から強い衝撃を受けた。Aさんが姑にそのことを話すと,近所に

40代で乳がんの手術をしたという人がいるが、現在、60歳をすぎても元気に暮らしていると教えてくれた。Aさんは実際その人に会って経験談を聞いたことで、"闘病"の意欲がわいてきた。

こうした状態について、ウー（Wu, R.）は、患者が良くなるためには次のような2つの重要な条件があると述べている[3]。

①患者は自分が病気であることを受け入れていなければならない。
②患者は良くなりたいと望んでいなければならない。

Aさんは受診して検査を受けた結果、自分が乳がんであることを認めざるを得なくなったが、長期生存を果たしている近所の女性の話を聞いて、自分もそうなりたいと意欲がわいた。Aさんの例は、患者が良くなるためには、自分が病気であることの認識をもち、早く回復したいと願うという、この重要な条件を満たしたといえる。

2 患者役割行動

前項で述べたことは、Aさんが「患者」という役割を受容し、患者として行動した、と言い換えることができる。このように、「患者である」ということを役割（の遂行）としてとらえる概念を患者役割行動という。医療にかかわるあらゆる職種に専門的な役割があるように、患者には病気の徴候や症状や不安を訴えるという患者としての役割がある、という考え方である。

▶ **患者役割行動の特徴** 患者役割行動には、次の4つの行動が特徴的にみられる。
①日常の役割義務から部分的あるいは全面的に離れる。
②病気の徴候や症状がほかの人を非常に不安にし、ほかの人の注意を自分のからだやその機能（だけ）に向けさせる。
③依存行動が増して退行（依存性、自己中心性、関心の縮小、行動の逆戻り──子どもであれば、おねしょや指しゃぶり──）がみられる。
④服従する（服従には、全面的服従から治療計画への積極的な参加・協力も含まれる）。

①から③をみると、患者は受動的な立場に置かれるように思われるが、患者が良くなるために様々な医療職者がそれぞれの役割を心得てかかわり、患者は患者役割を果たす必要があるのだと理解することにしよう。この考えに基づくと、患者は自分のからだやこころの問題を他者に依存し、一時的にはその傾向が高まるものの、④のように、治療方針に従い、さらに治療計画に参加するといった積極的な態度を身につけ、患者として自立していくためには、必要なプロセスなのだと理解することができる。

▶ **治療への積極的参加へのプロセス** 前述のAさんも、診断後は「医師依存症になりました。何でも先生に聞こう、先生に頼ろうと思っていました」と語っていたものの、「でも、いくつか示された術式を勉強して、最後は自分で決めたのです。手術後3日目くらいになって、そっとのぞいて確認したら、手術前に先生が描いたなかから私が選んだとおりの創でしたから、何だかほっとしました」と語った。依存的になることは患者という役割を遂行

するプロセスとして必要であり，役割を自覚したうえで，それを乗り越え，治療に積極的に"参画"することが可能になるのだと考えることができる。

役割理論は静止した考え方ではない。患者は，健康障害を自覚し，良くなるために通常の活動から離れ，医療者の指示や勧めに従うという受動的なプロセスを経るものの，やがて，患者自身が治療という舞台に立ち，ふさわしい役割認識で行動する自立した存在になっていくという，躍動的な考え方である。

2. 患者の社会的役割

1 社会的役割の免除

社会は，人が医師の診断を受けて患者となった場合，その人が療養する場が自宅または病院などの施設のどちらであっても，その人の通常の社会的役割を免除する。免除された役割はほかのだれかによって代行されることが多いため，家族や職場内においては役割の変化が生じることになる。また，患者は，通常の社会的役割から離れることが健康を回復するために必要な行動であると理解したとしても，役割移行期において不安や無力感を抱くことがある。

2 無力感からの立ち直り

企業で製品開発リーダーとなって働いていたBさん（女性，36歳）は，子宮頸部がんと診断され，自分自身の将来の夢が遠くなっていくような絶望感と挫折感のなかにいた。3歳の女児の母親であるBさんは，実家の母親に家に来てもらい，育児や家事を支援してもらわざるを得なくなり，子どもと夫に対する済まないという思いや無力感に苦悩した。しかし，定期的に検診を受けていたので早期に発見できたことから，手術侵襲も少なく，術後は順調に回復し，退院することが決まった。

こうしてBさんは社会復帰したことにより，病気になった当初に感じた無力感から立ち直った。この間に，子どもは，祖母であるBさんの母親にすっかりなつくようになり，それに応えて母親は，実家では兄嫁に任せていた育児と家事一切をやり遂げ，主婦としての感覚がよみがえったと喜んでくれた。Bさんの母親は主婦役割，母親役割への転換に戸惑ったものの，すぐに慣れて，生きがいを感じるとも語ってくれた。副次的ではあるが，実家の母親の育児の手伝いは，彼女に生きがいをもたらすことにもなった。

3 家族や友人たちの協力から生まれた認識の変化

▶ 家族の協力　Cさん（男性，73歳）は10年来，高血圧をコントロールしながら生活してきたが，突然，脳梗塞を発症して右半身麻痺になり，入院治療を余儀なくされた。発症前までは週4回のウォーキングを夫婦で続け，妻（Dさん）と共に高血圧教室に通い，自分でも調理をするようになっていただけに，不運だと落胆した。これまで努力してきたにも

かかわらず,脳梗塞という結果になってしまい,再度起きたときには命にかかわると思うと恐怖感にさいなまれた。

しかし,妻が病院へ通うことにより留守になるCさんの家には,3人の息子のうち,近隣の街に住む2人の息子の家族が当番制を組んで来るようになった。専業主婦である三男の妻は,昼間に,掃除や宅配の受け取り,洗濯物の整理を担った。仕事をしている次男夫婦は,どちらかが仕事の帰りに立ち寄り,夕飯を準備してくれた。長男であるEさん家族は遠くに住んでいるため,月に一度来るのがやっとであったが,宅配便でCさんの機能訓練用の上下服やレトルト食品,さらには母親であるDさんの気分が引き立つようにと,明るい色のエプロンを送ってくれたりした。

3人の息子たちは40代前半から後半の働き盛りで,その子どもたちの受験期などが理由となって,この10年ほど,実家にはほとんど帰って来ないことが続いていた。しかし,今回のCさんの入院で,結束して両親への支援を考えてくれるようになった。

▶ **友人たちの協力**　ウォーキングをとおして,Cさんは近所の同年代の人々とも交流が広まっていたので,その人たちが買い物の行き帰りに留守宅の様子を気にかけてくれ,夕方になると,家の灯りがついているか確認してくれた。

同年代の友人たち,高血圧教室の受講生たちも,「明日はわが身」と妻を訪ねてCさんの様子を聞き,妻の体調も気にかけてくれていた。自由に面会できるようになると,順にお見舞いに来てくれるようになった。当初,Cさんは半身不随の様子を見られることを嫌がったが,妻から,友人が消息を尋ねていることを何度も聞いたことから,「今の自分を知ってもらおう」と認識が変化した。

このように,家族のだれかが病気療養をするようになると,大きな歯車の動きが変わることになる。しかし,患者になるということは,個人の人生にとって負の要件が増えるというだけでなく,家族を結束させ,近隣の人々が患者とその家族を支援しようとするネットワークが新たに生まれる契機になる。患者本人や家族にとっては試練であるが,家族や周辺の人との交流やサポートの機会になり,これまで以上に親密性が深まるなど,人生の新たな局面が生まれることにもなるのである。

4　経験を語る証人として

以上の事例は,患者が直接行動を起こして,家族や周辺の暮らし方を変えていったわけではなく,患者になった人と関係のある人々が,その人が療養に専念することができるよう,いわば環境を整えたということである。

一方,患者自身が直接的に社会的役割を果たすのは,自分の身の上に起きたこと,病の過程を語るときであると考えられる。フランク(Frank, A.)[4]は,がんの患者が集まった会議に出席した際に,彼らに対して自分自身を何と名づけられたいかと問いかけると,彼らが「生存者(サヴァイヴァー)」と答えたというエピソードをあげ,自分であれば「証人(ウィットネス)」と名づけられたいと述べている。生存という概念には生き延びるということ以外

に特別な責任はないが，証人になるには，経験を語るという責任があり，「認知されていないか，あるいは抑圧されている真理に証言を与える」役割があるというのである。このような役割についての認識は，現状では患者自身も看護師も薄いと考えられるが，患者がこれまで生きてきた病の過程について十分に語る場を提供することが，看護師をはじめ医療者全体の今後の責務であると考える。

C 経験としての病：病の語り，病むことの意味

1. 病は「経験」であるということ

患者から病気についての思いを聴き取るときなどに，その経過を「体験」と表現する人と「経験」と表現する人とがいる。英語ではどちらも experience であり，一般的には「体験」と「経験」はどちらも区別しないで用いられていることが多い。この２つの日本語が，どのような意図で使い分けられるのかについての森有正[5]の説明は一考に価する。すなわち，経験のなかのあるものが，過去のまま現在に働きかけてくる場合は「体験」であり，体験した内容が絶えず新しいものとして成立し直され，未来へ向かって人間存在が動いていくものを「経験」と称するのだという。

患者が自らの病の経過を話すときには，過去の事柄を含んでいるわけであるが，それは，何度も思い返し，苦悩し，今に至った経過である。明確な言葉にするか否かは患者によって異なるとしても，良くなる，あるいは良くなりたいという未来を拓く思いが込められていると考えられる。また，他者に自分の経過を話すときには，病の当初の体験が整理され，さらに話しながら経過の整理が繰り返され，それが現在にどのように続いてきたのかについて，何度か内的思考が繰り返される。このことから，患者の病気の経過全体は「経験」と表現するのがふさわしいと考える。

2. 病の意味を見いだすこと

1 病についての振り返り

人が病気になることは，その人の人生にとって必ずしも負の意味だけがもたらされるのではない。病に悩む自分を振り返り，その病が自分にもたらした意味について考える機会となるからである。さらに，それが語られるときには，「どのように人生の問題がつくり出され，制御され，意味のあるものにされていくのか」[6]が明らかにされ，それを聴き取る者は，そこから病の意味をくみ取ることができる。

ギアーツ（Geertz, C.）は，「人間は自分自身が張りめぐらした意味の網の中にかかっている動物である」[7]と述べている。人間はそれぞれが独自の生活様式をもっていて，そこには必ず意味がある。しかしその意味は，健康を障害されて初めて気づくこともある。健

康を取り戻すためには、病に新しい意味を見いだし、その後の人生を再生させることが必要になる。

2 「なぜ私が」という問いへの回答

乳がんの診断を受けたGさん（女性、43歳）は、がんと診断された多くの人がそうであるように、「なぜ私が」と、その理由を自問したが、息子に合わせて食べる高脂肪の食事、それによる肥満しか思いつかず、不運だったと考えた。しかし、納得はできなかった。治療を受けている間は、予測を超えた様々な困難が生じた。乳房切除術の後の苦痛よりも、

> **Column　心筋梗塞で意識障害をきたした父親の役割**
>
> Fさん（女性、38歳）は会社員で、小学生の2児の母親です。ある日、会社に着くとすぐに実家の母親から電話が入り、「お父さんが朝、ご飯の後、胸を押さえて倒れた。救急車でO病院に運ばれ、検査の結果、心筋梗塞だとわかった。意識がなくて、人工呼吸器をつけている」と連絡を受けた。
>
> 病院に駆けつけると、母の説明どおり人工呼吸器が装着され、モニターや、輸液、尿カテーテルなどから父親の状態が重篤なことがうかがえた。呼びかけても、腕を叩いても反応はなかった。夜半になり、医師から容体についての説明があり、「梗塞を起こしている範囲が広く、治療は不可能だと考えられる。人工呼吸器をつけていても時間の問題で、やがて機械にも反応できなくなるだろう」と言われた。
>
> きょうだいや親族が話し合い、もう父親を楽にしてやろう、機械を使って生きているのも時間の問題だと医師からの説明もあったことだからと、Fさんに諦めるよう働きかけた。しかしFさんは、医師に対して次のように話した。
>
> 「意識がなくても、まだ温かい父のからだに触れていたいのです。父は一人娘の私をかわいがってくれました。幼かった頃からの父の記憶をたどっていると、今、言葉は返ってこないのですけれど、父なら、こんなことにはどんな言葉を返してくれるだろうか、どんなヒントをくれるだろうかと様々に思います。そのような私の思いは、まさに、この父から受け継いだのだということにも気づきました。結婚してからは離れて住んでいて、仕事と育児に忙しくしていますから、父との思い出も感謝の気持ちも忘れて過ごしていました。ですから、もうしばらくこのまま、父を看取っていたいと思います。答えない父と心の中で問答する時間をくださいませんか」。
>
> 反応のない父親のそばで、これまで父親と話し合ったことや、叱られたこと、教えられたことなどを思い返しながら問いかけをしていると、父親が元気で生きているような感覚をFさんは味わうことができた。この場合のFさんにとって、父親は、意識があったときにも増して自分に近く感じられ、重要な役割を果たしていると考えることができた。

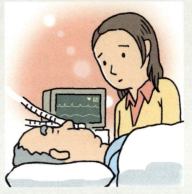

化学療法中の悪心・嘔吐と倦怠感のほうが何倍も苦しかった。自分の命はこんな苦しみを耐えなければ守れないのだろうかと、治療をやめることも考えた。

しかし、化学療法が終了し、頭髪が元の状態に戻るにつれて、「なぜ私が」という問いの答えが浮かんだ。牧師の8人目の末子として生まれ、姉や兄の影響をたくさん受けて育ったものの、きょうだいのように信仰は深まらず、礼拝もおろそかに過ごしてきた。彼女の答えは次のようであった。

「神様は、私がそちらを向いていなくても、いつも私を見ていたのです。私は今度のように、おっぱいをなくすだけでは済まなくて、吐き気に苦しみ、髪はすっぽり全部、睫毛まで抜けるという悲惨さを経験しました。でも乗り越えて、今は元気でしょう？　こんなふうに試練に耐えられることを神様は見越して、私を試されたのですね。私はそれにみごとに応えることができたのです」。

Gさんの場合のような「神様」や信仰に関係なく、「生きる力を試された」「耐える力をだれかが私につけてくれている」「人生のトレーニングだ」と自分の病に意味づけをする人は少なくない。さらに多くの人々が、試練を乗り越えた自分は、がんの再発や転移が起きたとしても、また乗り越えられると確信していた。

看護師は、患者がどのような苦悩の状況にいてもそのことに「新しい意味を取り入れられるよう手引きできる」[8])のであり、そのように支援することが大切である。

IV 患者と家族

家族とは

1. 家族の構成

有史以来、それが家族と意識されていたか否かは別として、男女のパートナーがいなければ子孫は継承されてこなかった。まず夫婦、あるいはパートナーが最も身近な社会としての家族である。家族は夫婦、子ども、孫といった世代の異なる人々から成り立っていて、通常はそのなかで親密な関係性をはぐくんでいる。家族は夫婦を中心として始まり、やがて子どもが生まれることで規模が膨らみ、同居する子どももいれば、そこから離れて次の家族をつくるために巣立つ者もいる。

いわゆる伝統社会でよくみられるように、親子から孫、ひ孫まで同居し、大家族として生活している場合もあれば、現代では核家族とよばれる親子二代だけの家族もある。ディンクス（DINKS）*のように、子どもをもつことなく夫婦のみで家族を構成している場合もある。また、老年期の夫婦だけの家族も考慮に入れておく必要がある。国によっては同性

婚が認められ，同性のペアが家族ということもある。

2. 文化を共有する家族

　家族はその規模にかかわらず，環境に応じ，あるいは家族成員の合意などによって，その家族特有の生活を営んでいる。そのことから自然に，あるいは有意的に，その家族なりの習慣や習性，物事の考え方や，物事への対処のしかたが形成される。それが家族の文化である。

　遺伝による要因と，生後に学習する要因とが，その人や家族の文化をつくっていくことを，文化人類学者のボハナン（Bohannan, P.）は図1-5のように表している。人間が先祖から受け継いだ情報「遺伝的蓄え」のうえに，環境（家族特有の風習や習慣，住む地域の風習や習慣）が「学習した蓄え」としてその人に蓄積し，それが文化となって新たに子孫に継承されていくことになる。

　看護の対象としての患者は，家族のなかに生まれ，地域社会で育つうちに，家族や地域の文化を意識して，あるいは無意識のうちに継承している。看護師は，患者がどのような環境で生育し，現在はどのような家族と生活を共にし，どのような生活習慣や価値観をもっているのかなどについて，その人の実像を浮き彫りにできるよう把握する必要がある。そのためには，本人はもとより，家族あるいはパートナー，キーパーソンから，対象となる人がこれまでどのような環境で生活してきたのか，詳細な聴き取りを行う必要がある。

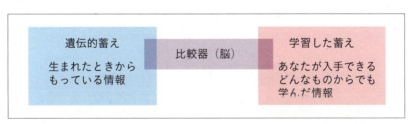

人間はだれでも，情報バンクであるという特徴をもっている。その情報の膨大な部分は，遺伝的に受け継いだ情報である。私たちは，このことにほとんど気づいていない。それは，遺伝子によって運ばれて，「遺伝的蓄え」となっている。人々はこれに，経験から学んだ情報を追加していく。これが「学習した蓄え」となる。どちらのタイプの情報も，互いに混ざり合って，比較器の中に入っていく。この比較器とは脳のことである。脳は入手できる情報すべてを使って機能しているのである。

出典／Bohannan, P.：We, The Alien, An introduction to cultural anthropology, Waveland press Inc., 1922, p.28.

図1-5　「遺伝的蓄え」と「学習した蓄え」

＊**ディンクス（DINKS）**：共働きで子どもがいない夫婦のこと。DINKS は，double income no kids（共働き収入，子どもなし）の頭文字を並べたもの。

B 患者と家族，支援のネットワーク

1 家族との親密性の把握

　患者の多くは，家族と共に暮らしている。現在，一人暮らしであったとしても，親やきょうだい，あるいは子どもが近隣あるいは遠方で暮らしていることもある。以前は，自分が家族を支援していた人も，何らかの健康障害に陥れば，今後は自分が身近な家族から支援される存在となる。ふだんの生活のなかで家族との親密性がどのように築き上げられ，維持されているのかを把握することが大切である。

2 コンボイモデル

▶**コンボイとは**　人は家族だけではなく，社会的な支援のネットワークももっている。そのことについて，カーン（Kahn, R. L.）とアントヌッチ（Antonucci, T. C.）はコンボイモデル[9]で表した（図1-6）。コンボイ（convoy）は護送（する）という意味で，海軍用語では輸送船を護送する船のことをいう。看護では対象者となる患者の人生の航路を護送する船団とい

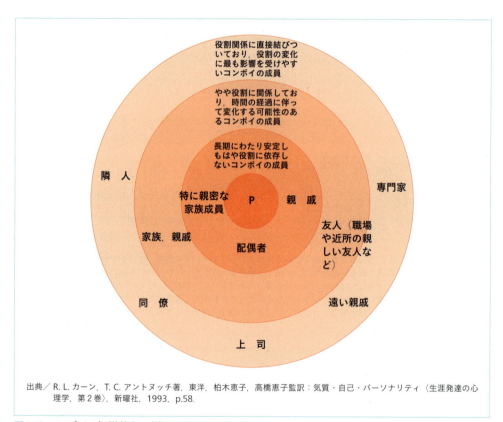

出典／R. L. カーン，T. C. アントヌッチ著，東洋，柏木惠子，高橋惠子監訳：気質・自己・パーソナリティ〈生涯発達の心理学，第2巻〉，新曜社，1993, p.58.

図1-6　コンボイの仮説的な一例

うことになる。

　このモデルでは，その支援の関係の重要度について，特定した人を中心にした同心円上に表している。患者を中心にして，配偶者や他の家族など，関係性が濃く，長期にわたって安定している関係が患者の最も近くにあって，その外側には友人や遠い親戚など，長期的にみれば変化しやすい関係がある。

▶ **コンボイ構成の変化**　成人期までは比較的多数の人々がコンボイを構成しているが，老年期になると，配偶者の死，子どもの独立や遠方の在住などで，その人を取り囲む親密な人間関係は減少する。しかし，それを代替する人々によって補充され，患者を取り巻くネットワークは維持され，新たな親密性をもった関係が形成されていくこともあると考えられる。

3　支援ネットワーク構成を助けるコンボイモデル

　健康を障害され，家族をはじめとしてほかの人々の支援を得なければならない状態にある人の看護を考えるときに，コンボイモデルは有用である。高齢者だけではなく，要介護者，障害者（児）など，社会的支援が必要な状況にある人々の支援ネットワークを考えるうえではより重要になる。

　さらに，こうした特殊な場合だけでなく，患者という立場になれば，通常の生活様式を変更せざるを得ないことから，直接的にあるいは間接的に手厚い支援が用意されていることが望ましいので，コンボイの状況は常に把握しておく必要がある。看護師が援助を考えるときには，この同心円のなかで患者に近い円にある人々から順に，患者支援の手がかりを把握していこう。

　なお，コンボイの状況について患者からの聴き取りが不可能な場合には，患者の家族など関係性の濃い人々から聴取し，有効な援助を考えていくことが必要になる。

Ⅴ　患者と医療者

1　患者と医療者の現状

　患者にとって自分を取り巻く支援者のなかでも，最も重要で緊張するのは医療者（医師，看護師，理学療法士，作業療法士，診療放射線技師など，患者の診療にかかわるあらゆる職種の人々）との関係である。なかでも，特に医師，看護師との関係は重要である。patientには「耐える」という意味があることは前述したが，患者は医師や看護師との関係において，しばしば「我慢する」立場に置かれていると考えられる。

　わが国の患者が医師に対して，「私はまな板の上のコイですから」という言葉で，治療のすべてをゆだねる言葉を告げることがある。これは医師と患者の前時代的な関係*がう

かがえる表現である。

　患者として治療を受けるために通院または入院することは，日常とは異なる世界に入ることであり，そこで出会う医療者は異なる世界の人々である。しかも患者は，医師や看護師がこれからの治療に関する全権を握っている人々であると思い，自分にどのような態度で臨んでくれるのか不安を抱いていることが多い。

　現在は，医師をはじめとする医療者は患者と水平な立場に立つべきであると提唱され，医療者は患者の権利[10]について学び，どのように患者と接するか，その方法は知識としてもっている。しかし実際には，その知識が行動になって活用されているとはいえない状況もある。

2　患者の権利意識の成熟

　わが国では「患者の権利に関する宣言」について知っている人は少数であると考えられ，社会全体の人権意識が西欧諸国と比較してまだ成熟していないともいえる。現在では多くの病院が，患者の権利の尊重などを含めた運営の理念を文章化して額に入れ，外来や病棟に掲げているが，それを読んで理解している人はまだ少なく，患者が自身の権利として認識しているとはいい難い。

　患者は，健康障害をきたし，その治療に専念するために，これまでの生活を変え，不安

患者会

　患者の権利について患者が知る機会の一つとして，患者会がある。たとえば乳がんの患者会の例会で，「医師の治療の説明が専門的過ぎて理解できない。それについて質問したときの医師の反応に傷ついてしまって，次の質問をするにはいっそうの勇気を奮い起こさなくてはならない」などと話し合われた。会員の一人が，患者の権利について何かに書かれていたことを思い出し，次回にはその資料を皆で読み合うこととなった。

　その勉強会で資料を読んだ後は，患者の権利なのだからと意を強くして，「もっと詳しく話してくださいませんか，私にわかるようにお願いします」と丁重に頼んでみて，そのときの医師の反応を皆で報告し合うようにした。再度，再々度実行しては，また，医師の反応を話し合うといった繰り返しをしているうちに，しだいに医師の病状の説明内容が平易でていねいでわかりやすいものになっていき，患者の質問に対する反応も変わったことが報告されるようになったのである。

　患者会の参加者いわく，「医師を変えるのは患者です。患者はもっと勉強して強くなりましょう」。

＊**医師と患者の前時代的な関係**：この関係はしばしば，パターナリズム（paternalism）とよばれ，医師の家父長的態度を言い表してきた。医師と患者の関係においては，「相手の利益のためには，本人の意向にかかわりなく，生活や行動に干渉し，制限を加えるべきであるとする考え」（『広辞苑』）という説明どおり，患者や家族の考えや思いより，医師の治療方針が優先され，実践されてきた歴史があるからである。

を抱えて医療という未知の世界に順応していかなければならない。そのうえに，医療者との関係に悩み，様々な対策を考えていることを医療者は十分に知る必要がある。

　患者会のメンバーたちの行動（Column）が示しているように，患者は病気になって初めて自らの病気や治療について学習し，精神的な安寧を図り，生活の快適さを得る方策を考える過程で，より賢者になっていくのである。患者は常に無力で医療者に依存しているという医療者側の思い込みから，医療者は脱却する必要がある。しかし，患者は常に「耐えて」いる立場も併せもつということにも十分な配慮をしながら，患者とかかわっていく必要がある。

文献
1) R. ウー著，岡堂哲雄監訳：病気と患者の行動，医歯薬出版，1975，p.193.
2) A. フランク著，鈴木智之訳：傷ついた物語の語り手；身体・病い・倫理，ゆみる出版，2002，p.17.
3) R. ウー著，岡堂哲雄監訳：病気と患者の行動，医歯薬出版，1975，p.187-217.
4) 前掲2），p.191.
5) 森有正：生きることと考えること，講談社現代新書，1970，p.96-97.
6) A. クラインマン著，江口重幸，他訳：病いの語り；慢性の病いをめぐる臨床人類学，誠信書房，1998，p. iv.
7) C. ギアーツ著，森泉弘次訳：文化の読み方／書き方，岩波書店，1996，p.6.
8) P. ベナー，J. ルーベル著，難波卓志訳：現象学的人間論と看護，医学書院，1999，p.145.
9) R. L. カーン，T. C. アントヌッチ著，東洋，他編訳：気質・自己・パーソナリティ〈生涯発達の心理学 第2巻〉，新曜社，1993，p.33-70.
10) 第34回世界医師会総会：患者の権利に関するリスボン宣言，1981（2005年，サンディエゴ修正）.

第 2 章
臨床看護の場

この章では

- 療養の場としての地域,病院の特徴を理解する。
- 病院における患者の療養環境の長所と短所を理解する。
- 在宅療養の長所と短所を理解する。

Ⅰ 臨床の場とは

　臨床の場とは, 様々な要因により健康障害がある人々に対して医療を提供する場であり, 病院と在宅, 地域がある。医療法では, 病院, 診療所, 介護老人保健施設そのほかの医療を提供する施設および医療を受ける者の居宅などが規定されている[1]。

療養の場としての病院

　患者にとって病院は, 治療や検査を受ける場であり, その方法には病棟入院と外来通院があるが, その環境は日常とは大きく異なる。特に, 入院して病棟で療養するということは, パーソナルスペースがベッドとその周囲に限定され, 時間的, 空間的, 人間関係的にも, 非日常的環境のなかで生活することを意味する。それは, ある患者にとっては, 医療専門職者が近くにいることで安心できる環境として受け止められることもあるが, 多くの患者は日常とは異なる環境にストレスを感じている。

▶ **入院治療**　入院治療を受ける患者は病棟で療養生活を送るが, その1日の過ごし方は日常とは大きく異なる。病院では, 基本的に治療・検査を行う医療者の効率性や合理性を優先したスケジュールが組まれており, 患者が選択できる余地はわずかである。たとえば, 入浴という清潔行動をとっても, 一般的に夕方から就寝前に入る人が多いが, 病院では, 朝からおおよそ30分間隔で浴室（シャワー室のみのところも多い）を予約する必要があり, 毎日入浴することも難しい。

　このように, 患者は自身で選択できることが少なく, 居宅とは異なる生活リズム（習慣）や生活スタイルの変更を余儀なくされることにストレスを感じ, 精神的に不安定になるこ

 「ここはどこ?」

　救急科には, 患者の多くが意識のない状態で, 救急車で搬送されてくる。数日して意識が戻ると, 多くの人が発するのは「ここはどこ?」「なぜ, ここにいるの?」といった言葉である。状況がまったく飲み込めていないため, 説明しても納得するのにかなり時間がかかることも多い。

　看護師が患者の状態をみて根気よく話を続けていると, 患者からは「早く家に帰りたい」「眠れない」「痛い」などの言葉が聞かれる。眠れない理由について, 多くの患者は音, それもアラームの音だと話す。また, 「家に帰りたい」というのは本心である。そのようなとき, 患者の話を最後までよく聴くこと, 面会の時間, 特に家族と過ごす時間を見守ることが効果的なケアとなる。多くのストレスを抱えている患者にとって, 家族との面会は, 生活者である自身を取り戻し, 心を癒すことのできる貴重な時間となる。

とも少なくない。

看護師に求められることは、患者との画一的なかかわりではなく、個別性のある患者の日常を少しでもとり入れる工夫をすることである。

▶外来診療　外来は、病院の玄関口ともいわれるように患者が医療者と最初にかかわる場であり、一般的に、診療科別に分かれているほか、特定の症状や病気に関する専門的知識をもった医師が診断や治療を行う専門外来をもっているところもある。また、外来では、夜間や休日の救急診療の機能をもっている病院もある。在院日数の短縮化に伴い、外来手術、外来化学療法、生活指導、意思決定支援なども増加し、看護師の担う役割はますます重要となっている。

わが国では、長い間、「外来の待ち時間が長い」と言われてきたが、最近では電子カルテや医事システムなどの導入によるIT化が進んでおり、待ち時間は短縮傾向にある。たとえばスマートフォンと連動して、患者はおおよその待ち時間がわかるようになってきている。さらに、患者が待ち時間に利用できるような図書の閲覧サービスなどがある。

B 療養の場としての在宅

少子高齢化が進むなか、わが国の医療は「病院完結型」から「地域完結型」へとシフトしており、療養の場としての「在宅」に注目が集まっている。

在宅とは「自宅にいること」であり、在宅医療とは、医療従事者が患者の生活の場である居宅（自宅）に赴き医療サービスを提供することをいう。自宅、特別養護老人ホーム、グループホームなどの居宅などにおいて療養している患者に対し、医療従事者などが訪問してサービスを提供する医療提供方法の一つであると定義される。

在宅医療は、大きく3つの領域に分けられる。
①特殊治療（酸素療法、自己注射、人工呼吸器装着、CAPD、血液透析、経管経腸栄養法、中心静脈栄養法、がん薬物療法［化学療法］・鎮痛療法、自己導尿）などを、患者が自宅で自ら管理して行う在宅医療
②要介護高齢者などに対して医療・看護・介護サービスを統合して提供する介護型の在宅医療
③終末期がん患者などに対する在宅ターミナルケア

すなわち、在宅医療においては、患者が自分で管理すること（セルフケア）が重要であるが、それが難しい場合は、家族の協力が不可欠となるほか、定期的な医療者の訪問診療、往診、訪問指導などが必要となる。近年、一人暮らしの人の増加や家族がいても病気や高齢であるなど、保健・医療・福祉による支援を必要とするケースも増えている。

▶療養の場としての在宅の問題点　医療技術の進歩により、これまで病院で行われてきた医療的ケアを在宅でも提供することが可能となったが、それを支えるためには家族に負担を求めることも多い。最近では、子育てと介護に加え、在宅医療や在宅看護など多重役割が

家族の大きな負担となる複合介護＊の問題が指摘されている。

　また，在宅療養者にとっては急変時の対応に抱える不安を感じたことがあり，24時間対応の在宅医療体制と，救急時に電話連絡やテレビ電話などによる迅速な対応を可能とするシステムの構築が求められる。厚生労働省によると，24時間対応で往診している「在宅療養支援診療所」と在宅療養支援病院は増加している[2]。しかし，往診を行う開業医の減少や高齢化の問題，さらに，2025年問題として介護職員も33万人ほど不足するといわれている。

C 療養の場としての地域

　医療・介護分野において，高度急性期から在宅医療・介護までの一連のサービスを切れ目なく提供するために，地域包括ケアシステムの構築が図られている[3]。地域包括ケアシステムは，各地域において，住まい・医療・介護・予防・生活支援が身近な地域で包括的に確保される体制を目指しており，共助・公助だけでなく，自助・互助[4]も重視している。

　地域で療養するということは，地域の人々に見守られながら，看護・介護の専門職の目の行き届くところで「通所」や「宿泊」ができることが利点である。

　患者が住み慣れた地域で安心して療養生活を送れるようになるためには，地域に合った多職種からなるチームを組織し，地域と情報を共有するシステムが必要となる。在宅医療にかかわる関係機関を調整し，医療のみならず，予防から介護までのサービスを一体的にコーディネートするしくみの構築に向けて，市町村の積極的関与が必要である。

II 患者にとっての病院

　患者にとって病院とは，治療の中心となる場であると同時に生活する場でもある。以前の病院は，白い壁で無味乾燥な空間であったが，最近では，壁に絵が描かれたり，かけられたりしているほか，陽光を取り込むための吹き抜けが設けられるなど，患者にとっての癒しの場として配慮されるようになってきている。

A 患者にとっての病院とは

　病院は患者にとっては，治療の場であるとともに，生活の場でもある。病院での入院生活は，自宅にいる環境とは大きく異なり，患者は多くのストレスを感じている。個室と多床室では，特に生活の場として違いが生じる。

＊ **複合介護**：「子育てと介護に加え，在宅医療や在宅看護，学校教育や仕事に関する多重のケアが相互に作用して複雑に絡み合い複合化した状態」と定義されている。

▶**多床室における療養生活**　多床室は，2床室以上の病室をいう。最近の病室は4床室が一般的となり，ベッドとベッドの間に木材家具などでパーテーションを設けることで，プライバシーに配慮した，個室的多床室の整備が進んでいる。しかしながら，パーテーションやカーテンはあっても，音が漏れることは避けられず，会話に気を遣うだけでなく，声を出して泣きたくても泣けない環境でもある。そのほか，それぞれ生活リズムが異なる患者が共同生活をする多床室では，協調性や忍耐力も必要とされる。起床時間や就寝時間も居宅とは異なり，生活スタイルの変更も余儀なくされる。

　また，ベッドやそのまわりに限定されたパーソナルスペースで，24時間生活するほか，日中は検査や治療，入浴や面会時間制限などの規則もあり，気分転換不足が生じストレスを感じやすい。さらに，同室患者のいびきやアラーム音が気になって不眠になる，病室の温度に対しても寒がり，暑がりの人がいると互いに調整が必要となる。

　このように，多床室における療養生活は，気を遣うことが多いが，一方で，同じ病を経験する者どうしで気持ちをわかり合えたり，仲間意識が芽生えたりするなど，患者のなかには，退院後も関係を継続する者もいる。また，多床室のメリットとして，個室よりも経済的負担をかなり抑えることができる。

▶**個室**　個室は，プライバシーの観点からは保護されており，自由な空間として使うことができるためストレスは少ないと考えられる。一方で，患者のなかには，話し相手や気持ちを共有する相手がいないという寂しさを感じる人もいる。個室は，多床室よりも居宅に近い環境ではあるが，室料は高く経済的負担は大きくなる。

B 病院で療養するということ

　入院して療養するということは，集団で生活することであり，病院のルールを守る以外にも，周囲への様々な配慮が求められるため，看護師には環境を調整する役割が期待される。

▶**患者と患者の関係**　多床室で療養をする患者にとって，患者どうしの人間関係は重要で

窓を開けるか閉めるか*

　AさんとBさんは4床室で療養していた。Aさんは窓際，Bさんは廊下側のベッドであった。ある日，看護師が病室に行くと，2人が口論していた。理由を聞いてみると，「Aさんが朝早くから窓を開けて寒いので，窓を開けないでほしい」というBさんの訴えに対し，Aさんは「朝の良い空気を入れようとした」ということであった。お互い平行線のままであったが，看護師が両者の言い分を聞くことで，なんとか丸くおさまった。このように，患者どうしの関係が悪化することもあるため，看護師は，公平，平等な対応となるよう調整する必要がある。

*安全上の理由から窓が開かない病院がある。

ある。話し声やにおいが気になるなどの，様々な環境の変化に適応する必要がある。疾患の種類や重症度だけでなく，年齢，職業，生活リズムが異なった患者が同じ病室で病と闘うことになるため，トラブルが起こることもあるし，互いに助け合うこともある。そうした人間関係を調整することも看護師の重要な役割の一つである。

▶ **患者と医療者の関係**　患者の多くは，治療・検査の多いストレスフルな入院生活を送っている。医療者は患者の人間性を尊重し，その人の価値観を認めながらケアすることが重要である。

病院には，医師，看護師をはじめ，薬剤師，検査技師，理学療法士，作業療法士，管理栄養士など多くの医療者がいるが，患者と良好なコミュニケーションを図ることで，療養生活を支援するとともに治療効果を高めることができる。医療者が患者と信頼関係性を築くうえで，最も重要なことは，患者と face to face で対話することである。近年，診療記録が電子化されたことで，医療者のまなざしは，患者ではなく，コンピューターの画面に向けられており，患者から遠ざかっているのではないかという批判もある。患者から時々，「先生（医師）は，病気のことだけを話すとすぐに帰ってしまいますが，どうして普通の会話ができないのでしょうか。患者との会話は無駄だとでも思っているんでしょうかね」といった声を聞くことがある。これは，医療者にとっては，日常である病院という場が患者にとっては，非日常の場のように感じられるということであろう。

看護師は，医療者のなかで，患者と最も長く，最も深くかかわる位置におり，患者にとって大きな心の支えになり得る存在である。しかし，実際は，看護師が「忙しそうで声をかけづらい」と感じている患者は少なくない。看護師からも「患者の話を聞く時間がない」という声が聞かれるが，時間はつくるものであり，計画的にコミュニケーションを図ることが重要である。

 ## 患者の笑顔が見たい

　看護学生が受け持った患者Aさんは，もともと物静かな人ではあるが，看護師もAさんの笑顔を入院してから見たことがなかった。学生は，受け持ってから今まで，患者さんが言ってくれた「ありがとう」という言葉のなかに申し訳ないという意味が込められているようで気になっていた。

　そこで，学生は，次の日からケアをスムーズに行うことで，Aさんが学生に迷惑をかけて申し訳ないという気持ちをもたないように配慮した。また，学生は，Aさんが「すまないね」というと「大丈夫ですよ」と言ったり「重いでしょ」と言うと「重くないですよ，体力はありますから心配ないです」と笑顔で返したりした。そうしたかかわりを続けていたところ，Aさんの表情が和らぎ，笑顔を見せてくれるようになった。学生は，言い方を変えてみるだけで，Aさんの反応がこんなに変わるのかと驚いたが，同時に，Aさんが背負っている荷物を少しだけ軽くできたような気持ちになり，心が温かくなった。

▶ **生活者としての理解**　生活の質（quality of life：QOL）の life には，「生命」「生活」「人生」という訳がある。医師は，第一義的に「生命」を守ることに責任を負っているが，看護師は，病を経験している一人ひとりの「生活」「人生」にかかわっている。患者のその人らしさを尊重し，個別性に応じたケアを行うためには，一人ひとりの価値観，人生の計画，生活スタイルなどへの理解が不可欠である。そうした情報は，日々の患者との何げない会話をとおして得られることも少なくない。患者は，医療者に市民感覚としての「普通」を求めていることを忘れてはならない。看護師は，病衣を着ている患者を画一的にとらえるのではなく，私服を着ている，一人の生活者として理解することが重要である。そのヒントの多くは，患者との何げない会話，ベッドサイドに置いてある写真，面会にくる家族とのかかわりのなかにもある。

III　患者にとっての在宅

　患者にとっての在宅は，住み慣れた生活の場で療養するということである。ふだんの生活のなかで療養生活を送ることができるため，病院における療養生活に比べてストレスは少ないというメリットがある。しかし，医療の専門家が常時いないため，急変に対する不安を抱えることもある。

A　生活の基盤としての自宅

▶ **在宅医療の特徴**　在宅医療は，計画に基づいて定期的に訪問し，治療や経過を観察する医療行為であり，患者からの要求により居宅を訪問し診察や治療を行う往診とは異なる。
　在宅医療には，訪問診療，訪問看護，訪問リハビリテーションなどがある。
- **訪問診療**：通院困難な在宅療養者に計画的な医学管理のもとに，医師が定期的に患者の自宅を訪問し，診断・治療などの診療を行うことである。
- **訪問看護**：看護職が援助を必要としている人の生活の場や自宅に出向いて，受持ちの医師の指示に基づいて必要な看護，あるいは家族に対する療養上の指導を行う活動をいう。
- **訪問リハビリテーション**：在宅で暮らしている要介護者の居宅を訪問して，理学療法士・作業療法士が機能回復や残存機能維持のため，必要なリハビリテーションを行うことである。

▶ **住み慣れた環境**　在宅医療は，身体機能が低下している者，通院は難しいが自宅で継続して医療を受けたい，あるいは人生の最終段階を住み慣れた自宅で過ごしたい場合などに選択される。
　患者は，住み慣れた環境で，自身の生活リズムや生活スタイル，嗜好などを我慢するこ

となく，自分らしい生活を取り戻すことが可能となり，ストレスは軽減される。病院では一緒に過ごすことができなかった，ペットと過ごし，植木に水をやり，窓から見える景色を眺め，病状にもよるが，好きな時間に好きな食事を摂ることができ，浴槽でほっとする気分を味わうことも不可能ではない。すなわち，自宅で療養するということは，自分の人生，生活の主体者でいられるということである。

▶ **家族の一員としての役割**　自宅で療養することで，患者は家族との絆を深めることもできる。家族団欒という言葉があるように，患者は，家族との生活に精神的な安らぎを感じ，家族の一員としての役割を担うこともできる。家族も，患者と共にいる喜びを感じられるとともに，病院まで面会に行く必要がないため，時間的にも経済的にも負担は軽減される。

一方で，家の中に医療者や福祉・介護関係者の人たちが出入りするようになることもあり，家族の力動関係にも影響することとなり，病院とは異なるストレスを抱えることもある。

B 在宅療養の利点と問題点

▶ **在宅療養の問題点**　生活者である患者にとって，自宅で療養する強みは大きいが問題がないわけではない。それは，患者の家族の負担が大きくなるということである。病院では，患者の食事，清潔，排泄(はいせつ)など，療養上の世話をする看護師がいるが，居宅では，患者自身ができない場合は，家族が世話をすることになる。家族のなかに，介護や育児が必要な者や仕事と両立することが難しい者もいる。こうした家族にとっては，在宅療養する患者の支援が大きな負担となることもあるため，いかにして負担を軽減できるかが重要な課題となる。

近年増えている一人暮らしの高齢者の場合，家族の支援を受けることはできないため，訪問看護などの支援が必要となる。

▶ **在宅療養の現状**　超高齢社会のわが国では，通院困難な単身高齢者世帯が増加し，在宅医療へのニーズは高まっている。また，在院日数の短縮化に伴い，多くの病院には地域連携室が設置されており，病院と在宅における医療・介護・福祉・生活支援サービスが一元的に提供できるシステムの構築が進められている。

単身者にとっては，在宅療養は課題が大きい。急変の場合には，生命の危機に陥る可能性がある。高齢夫婦のみの世帯であれば，老々介護になるケースもあり得る。

基本的に，在宅医療には家族の協力が不可欠であり，単独世帯の人にとっては地域との連携が重要となる。症状の悪化など緊急の場合に，在宅での迅速な処置治療は困難であるため，かかりつけ医との連絡体制や緊急連絡先の確保などが必要となる。また，緊急時や災害時などを考えると，在宅療養をしている場合，身体症状によっては移動が困難な場合もあり避難が遅れることも予想され，そうした対策も求められる。

IV 患者にとっての地域

2016(平成28)年,第1回全国在宅医療会議「在宅医療の現状」のなかで,「多くの国民が自宅など住み慣れた環境での療養を望んでいる。高齢になっても病気になっても自分らしい生活を支える在宅医療の提供体制を構築することは,国民の生活の質の向上に資するものである。また,超高齢社会を迎え,医療機関や介護保険施設などの受入れにも限界が生じることが予測されるなかで,在宅医療は慢性期および回復期患者の受け皿として,さらに看取りを含む医療提供体制の基盤の一つとして期待されている」との方向性が示された[5]。そのうえで,「日常の療養支援が可能な体制」として,①多職種協働により在宅療養者やその家族の生活を支える観点からの医療の提供,②緩和ケアの提供,③家族への支援を掲げ,併せて,在宅療養者の病状急変時における往診体制および入院病床の確保と,住み慣れた自宅や介護施設など患者が望む場所での看取りの実施をあげている。

2025年には団塊の世代がすべて75歳以上になり,1人の高齢者を1.8人で支える時代が到来する(厚生労働省)。在宅ケアへのシフトがいっそう加速するなか,家族で,地域で療養生活を支える体制づくりが最重要課題となっている。

A 療養の場としての地域

超高齢社会のわが国で,今,**2025年問題**に注目が集まっている。すなわち,ベビーブームで誕生した団塊の世代が2025年頃までに,75歳以上の後期高齢者に達することで生じる,介護・医療費などの社会保障費が急増するなどの問題が指摘されている(図2-1)。特に,高齢者の単身世帯の増加は著しく,人生の最終段階においても住み慣れた地域でその人らしく生活できることを可能とする支援システムの構築が喫緊の課題となっている。

B 地域で療養するということ

患者が地域で生活することは,自身の家族も含め,地域とのつながりのなかで療養生活を送るということである。

地域で療養する場で主となるのは,地域を基盤とした居宅であり,患者と家族を対象としている。このほか,介護・福祉分野との連携・協働が重要となり,様々な人的・社会的資源を活用するとともに,多職種におけるチームアプローチのための調整が求められる。

病院看護と同様,患者が24時間365日,安全かつ安心できる在宅療養が続けられるためには,多様なサービスを提供する必要がある。療養者とその家族のニーズに応えるため,2012(平成24)年度より,介護保険の複合型サービスとして,「訪問看護を基盤とした小規模多機能型居宅介護」が創設された。このほかにも,介護老人保健施設(老健),介

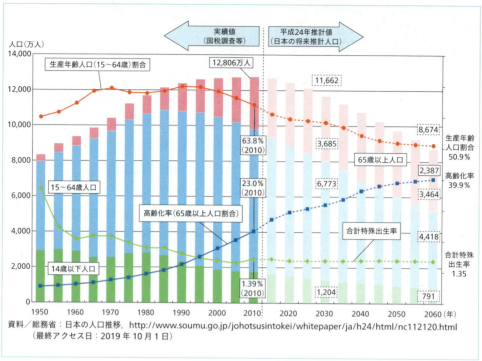

図2-1 日本の人口構成の推移と将来推計人口

護療養型医療施設（療養病床），特別養護老人ホーム（特養）のほか，グループホーム，ケアハウス，介護付き有料老人ホーム，住宅型有料老人ホーム，サービス付き高齢者向け住宅などがある。

 介護医療院

　2017（平成29）年の介護保険改正により，介護医療院が創設された。これは，病院や診療所などに設置されていた介護療養病床の廃止（介護老人保健施設などへの転換が進まず2023年度末まで期限延長）を受け，今後増加が見込まれる慢性期の医療・介護ニーズに対応できる施設として，2018年4月から転換・設置が進められている。

　介護医療院は，要介護者に「長期療養のための医療」と「日常生活上の世話（介護）」を一体的に提供する施設であり，「日常的な医学管理が必要な重介護者の受け入れ」「看取り・ターミナル」などの機能と，生活施設としての機能を兼ね備えたものと位置づけられている。

出典／厚生労働省：介護医療院の概要.
https://www.mhlw.go.jp/content/12300000/000337651.pdf（最終アクセス日：2019/3/27）.

C 地域で療養する患者の看護

▶ **訪問看護（在宅看護）** 在宅看護の主たる方法が訪問看護であり，訪問看護ステーションを基盤に地域で生活している療養者とその家族に対して，地域社会との関係性を踏まえた療養生活支援を行っている。訪問看護では，療養者とその家族に対して，医師やケアマネジャーらと連携を図りながら直接的な看護実践のほか，健康に関する個別の教育や相談を行っており，医療保険と介護保険が利用できる。

病院における看護も患者第一であるが，地域で療養している療養者の場合，さらに一人ひとりの個別性に応じた療養者中心の看護を提供する必要がある。療養者が最善の意思決定ができるよう，医療者が行う説明は，療養者や家族のニーズを満たすものであることが求められる。

▶ **地域で療養することの利点と問題点** 地域で療養する患者にとって最大の利点は，住み慣れた場所で療養生活を送ることができるという点である。地域における療養は，個人の生

臨床看護の場としての地域

　地域には新生児から高齢者まで様々な人々が暮らし，そのなかには，医療的ケアが必要な乳幼児，妊婦，持病のある人，障害がある人などもいる。しかし，地域の特性によって住民の生活は大きく異なる。たとえば，都市部に住んでいる人は病院などの医療機関は近いが，山間部に暮らしている人は，病院や診療所までかなりの距離があり，交通も不便で，巡回診療や遠隔診療のシステムが必要となる。

　日本全体でみると山間部の地域が多く，医療システムの構築が急がれる。宮崎らは，地域で暮らす訪問看護ステーション利用者・対象者の特徴として，肌で感じた利用者の変化を次のように述べている[6]。

　①地域によって利用者像は異なり，様々な価値観をもつ
　②時代によって利用者像は変化する
　③訪問看護ステーションによって利用者像が異なる

　さらに，最近の対象者・利用者の傾向として，①医療的ケアの必要度が高い人，重介護・重看護が必要な人，②在宅で人生の最期を迎えたいという人，③重い認知症の人，④精神障害がありながら地域で暮らす人，⑤多問題をもつ人，⑥地域のなかで潜在化している需要が増加し，潜在化した需要が存在しているとも述べている。そうしたニーズをもつ人が家族や地域の人々と共に，住み慣れた場所で自分らしい生活を最期まで送れるよう，互いにサポートしあえる地域包括ケアシステムの推進が期待される。

　そして，臨床看護の場としての地域を考えるとき，看護職者は地域と連携しながら，地域住民がいきいきとその人らしくQOLを維持し，健康的に地域のなかで暮らすことができるように，健康増進から疾病予防，早期治療までを支援することが求められている。

活が制限される病院とは異なり，患者のストレスは少ない。近隣住人の協力が得られる可能性も含めて，患者とその家族のみでなく，地域で生活する人々にとっても，共同体としての意識のなかで関係性を保ちながら療養を支援することができる。

　高齢化，複合介護，単身世帯の増加が進むなか，終末期医療においても地域で取り組むことが重要な課題となってきた。看取りに関しても，アドバンス・ケア・プランニング（advance care planning；ACP）の考え方が欧米より導入され，自身の今後の治療や療養について早い段階から患者・家族と繰り返し相談し，文書に残しておくことが勧められている。そうすることで，患者が大切にしたいこと（人生観・価値観・希望）を多職種で共有し，患者の意向に沿った地域における療養支援のあり方を決定することが可能となる。

文献
1) 厚生労働省：医療法，第二章総則第一条の二（最終アクセス日：2019/8/1）
2) 厚生労働省：第1回全国在宅医療会議資料，在宅医療の現状（平成28年7月6日）．https://www.mhlw.go.jp/file/05-Shingikai-10801000-Iseikyoku-oumuka/0000129546.pdf（最終アクセス日：2019/8/1）
3) 厚生労働省：地域包括ケアシステム．https://www.mhlw.go.jp/stf/seisakunitsuite/bunya/hukushi_kaigo/kaigo_koureisha/chiiki-houkatsu/（最終アクセス日：2019/6/1）
4) 成田光江：複合介護；家族を襲う多重ケア，創英社／三省堂書店，2018．
5) 厚生労働省：平成28年，第1回全国在宅医療推進のための基本的考え方について，2016．https://www.mhlw.go.jp/stf/shingi2/0000129538.html（最終アクセス日：2019/8/1）
6) 宮崎和加子，他：訪問看護元気化計画，現場からの15の提案，医学書院，2010．

参考文献
・糸川嘉則編：看護・介護・福祉の百科事典，朝倉書店，2008．
・見藤隆子編：看護学辞典，日本看護協会出版会，2003．
・厚生労働省：在宅医療の現状（平成28年7月6日）．（最終アクセス日：2019/8/1）
・厚生労働省：地域における医療及び介護の総合的な確保について．https://www.mhlw.go.jp/file/05-Shingikai-12401000-Hokenkyoku-Soumuka/0000052237.pdf（最終アクセス日：2019/6/1）
・中西睦子，他編：看護・医学事典，医学書院，2002．
・成田光江：複合介護；家族を襲う多重ケア，創英社／三省堂書店，2018．
・和田攻，他編：看護学大辞典，第2版，医学書院，2010．

第 3 章

健康障害の経過からみた看護

この章では

- 急性期にある患者の治療の特徴と援助について学ぶ。
- 回復期にある患者の治療の特徴と援助について学ぶ。
- 慢性期にある患者の治療の特徴と,患者・家族の援助について学ぶ。
- 終末期にある患者の治療の特徴と,患者・家族への援助について学ぶ。
- リハビリテーションの概念と,リハビリテーションにおける看護師の役割について学ぶ。

I 健康障害のレベルとしての「経過」とは

　私たちが「病気になった」と表現するときは，急激な腹痛が起きて，救急車で病院に運ばれる状態もあれば，何の自覚もないまま高血圧を指摘されて，食事や運動などの生活習慣を見直す必要性について，医師から指示を受けるという状態もある。このように病気の状態は様々であることを踏まえ，本章では，疾病や障害がある患者の健康障害を「経過」という視点でとらえ，それぞれの経過における患者やその家族の特徴と看護について述べる。

　ここでは，健康障害にかかわる経過を，急性期，回復期，慢性期，終末期に分け，さらにリハビリテーションを加えている。

　リハビリテーションは，たとえば，骨折治療後半の機能訓練の際に使われるような「リハビリテーション」という狭いとらえ方ではなく，健康障害に陥った人たちがたどるどの段階においても，生活の再生を目指していくという広い考え方を用いる。すなわち，ナイチンゲール（Nightingale, F.）が，「すべての病気は，その経過のどの時期をとっても，程度の差こそあれ，その性質は回復過程である」[1]と述べていることに依拠し，患者が健康障害からの回復を図りながら，自らの人生を再生していく過程をリハビリテーションととらえることにする。

　急性期，回復期，慢性期，終末期という経過は，それぞれの経過が単独に存在するのではなく，連続性をもっていることに留意する必要がある。たとえば胃がんの手術を終えて回復期を過ごしていても，癒着を起こした部位から痛みが生じ，再度，開腹して癒着を剝離しなければならない場合がある。また，高血圧症で内服治療を継続している慢性期にある患者が，脳出血を起こして緊急手術が必要になる場合もある。さらには，交通事故などの外傷で多臓器不全をきたし，死の転帰をたどることもある。

　このように，経過は連続性があるものの，一方向への順序性のみがあるのではない。逆戻りすることもあれば，急性期から死の転帰をとることもあるということを踏まえて，経過を考えていくことにしよう。

「経過」でとらえる健康障害

　健康障害を「経過」という考え方で教授するようになったのは，1989（平成元）年の保健婦助産婦看護婦学校養成所指定規則の改正時からである。それ以前は「内科疾患と看護」「外科疾患と看護」などの科目立てであった。1967（昭和42）年の改正で「成人看護学」という科目立てにはなったものの，患者が経験する病気を経過でとらえるという考えは薄かった。患者の状態を看護の立場から把握するには，内科・外科という考え方でなく，健康障害を消化器，循環器などの系統別に学ぶとともに，症状や経過や治療処置と多面的に学ぶ必要があると考えるようになったからである。

II 急性期を経験している患者の看護

A 急性期とは

　急性期とは，疾患の急性発症または急性増悪，様々な原因による外傷，手術侵襲などによって，心身の恒常性が著しく不安定な時期のことである。この時期の患者は病態的には，進行が速く，死の転帰をとる危険性も高く，予断を許さない状態で，患者本人はもちろん家族の不安や恐怖も高まる。

▶ **生体の恒常性を保つための反応**　生体内では，恒常性を保つための反応が起きている（図3-1）。

　身体的・精神的に外部からの侵襲を受けているこの時期には，交感神経がそれに対処できるように働く。その際重要な役割を担うのは副腎髄質である。副腎髄質が交感神経の刺激を受けると，アドレナリンとノルアドレナリンの2種類のカテコールアミンとよばれるホルモンが血液中に分泌される。このカテコールアミンの働きによって身体は，心拍数の増加，血圧上昇，血糖値の上昇，気管支の拡張，覚醒など，ストレスに対応する準備をし，いわゆる侵襲との「闘争態勢」が整うことになる。

▶ **長期的ストレスへの対応**　一方，副腎皮質から分泌される糖質コルチコイドによって，

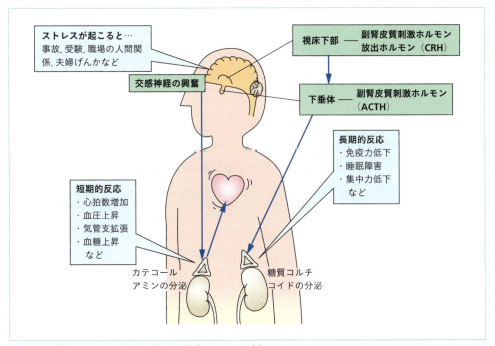

図3-1 急性期における内分泌系の対応（ストレス反応）

子どもの事故死や心疾患に対する大きな手術など，より長期的なストレスに対応できるしくみが整えられる。しかし，副腎皮質の対応能力を超えるようなストレスに曝（さら）され続けると死に至る場合もある。

▶生体防御反応　こうした外傷や手術などの侵襲が加わると，さらに，生体を防御するためにサイトカインという情報伝達物質が，すべての細胞から分泌されることが確認されている。サイトカインは，侵襲が生体に加わった場合に作用するカテコールアミンと連携して，その分泌を誘発する。サイトカインは生体の恒常性を保つために機能する際には微量調整が可能であるが，侵襲が大きければ大きいほど血中におけるレベルを上昇させて調整を行う。

しかし，こうした防御反応にも限界があり，侵襲が防御反応を超え，また長期化する場合には生体の維持機能を保つことができず，重要臓器の機能不全をきたして，死に至る場合もある。

B 急性期にある患者の治療の特徴

1. 生命の維持と恒常性の促進

急性期にある患者の体内では，前述したように恒常性を保つメカニズムが働き，安定を取り戻そうとしているが，患者の心身の状態は不安定で，生命の危険性が高い時期であり，予後にも大きな影響を与える。したがって，急性期の治療では，まず，生命の安全を守るための対処が最優先される。呼吸，循環動態の安定を図り，外傷や出血に対する適切な処置とともに，患者の恒常性が十全に発揮できるよう迅速で的確な対応が必要である。そのためには，集中的・継続的な観察を行い，わずかな身体的変化も見逃すことなく，機器を準備し，熟練した医師・看護師などの医療スタッフをそろえた体制を24時間整えておく必要がある。

患者の意識が消失している場合や混濁状態にある場合は，意思表示ができない，あるいはできたとしても正確さを欠くことに留意し，身体的状態の変化を見落とすことがないよう，頭から足先まで全身の観察に注意を払う必要がある。

2. 不快症状の緩和

急性期は，急な発症，外傷，手術などの侵襲によって，様々な不快症状を経験することになる。身体各部の疼痛（とうつう）や，同一体位による背腰部（はいようぶ）の倦怠感（けんたいかん）とそれに伴う痛み，発熱や発汗とそれに伴う口渇（こうかつ）や不快症状，気管挿管による咽（いん）・喉頭部（こうとう）の疼痛や異物感，喀痰（かくたん）排出の困難，持続点滴部位の疼痛や不快感など，様々な不快症状があることを踏まえ，それらを可能な限り緩和できるように対応する。

急性期には，挿管や持続点滴など多くの処置が行われるが，患者に対してはその必要性

と共に，いつまでその処置を続けるかについての見通しを説明することが重要である。ていねいでわかりやすい説明は，患者や家族の不安を軽減することに役立つ。

3. 集中治療中に予測される精神症状への対応

▶ **集中治療施設**　急性期の治療を行う施設としては，急性疾患や事故などによる外傷者が搬送される救命救急センターがあり，また，病院のなかでは集中治療室（intensive care unit；ICU）や新生児集中治療室（neonatal intensive care unit；NICU），心臓集中治療室（coronary care unit；CCU）などがある。いずれも高度な専門医療と看護を提供する施設である。

▶ **ICU症候群**　施設で集中治療を受けている患者は，ICU症候群*とよばれる精神症状を起こすことがある。たとえば，手術や心筋梗塞などで治療を受けた患者は2～3日目から，不安や抑うつ，せん妄などの一連の症候を呈することがある。これは，患者が非日常的な環境に置かれることによって，感覚遮断が起きたり，治療処置のために睡眠のリズムが乱されることが原因になっていると考えられている。

▶ **症状の緩和**　急性期には生命の安全を最優先する治療が行われることから，ICU症候群の発生を避けることは極めて困難な状況にあるといえる。しかし，それを緩和することが必要である。たとえば，処置をまとめて実施して患者の安静を保つことや，常に患者の近くに医療者がいることを患者に知らせること，集中治療室の雰囲気を和らげるように壁やカーテンの色を工夫するなど，環境に配慮することである。様々な機器や医療者が発する物音もできる限り低く抑える。

C 急性期にある患者のニーズ：不安や恐怖と向き合うことと看護

1. 患者のニーズの充足

▶ **生存への欲求への対応**　急性期は，どのような疾患や外傷であっても，患者は意識があり，自身の状況を理解できる場合，患者は激烈な症状に圧倒される。痛みや出血への対処，呼吸や循環動態の確保など，マズロー（Maslow, A. H.）の欲求の階層（第Ⅰ章Ⅱ-A「人間がもつ基本的欲求」参照）の最下層にある「生存への欲求」を最優先にした対応を的確かつ迅速に行う必要がある。

▶ **不安・恐怖への対応**　患者は，痛みや出血など，身体に起きていることを感知したとしても，何が原因でそれが起きたのか，多くの場合，その詳細を認識することは不可能である。突発的に激烈な身体的症状が起きると，「いったい何が起きたのだろう，どうなっていくのだろう」という不安と恐怖心によって，平常心を失ってしまう。

＊ **ICU症候群**：手術後や救急入院などにおいて，ICUに入室した患者にみられる精神症状をいう。

手術後に起きる様々な不快症状や不測の事態に直面した患者は，術前に医師から十分な説明を受けていたとしても，混乱し，生命の危険が迫っている恐怖感に圧倒されることになる。こうした状況においては，マズローの欲求の階層の2段階目「安全への欲求」を満たす必要がある。

▶**迅速かつ的確な援助**　急性期にある患者の身体内部は，最大限の防御反応を駆使して危機的状況に対抗している。看護師は，身体の恒常性を保つことに患者のエネルギーが集中的に使われていることを踏まえ，その働きを促進させるようケアする。そのため看護師は，時宜をとらえて言葉をかけ，状況と見通しを説明するなどの働きかけをして，心身の安静，特に心理的な不安や恐怖感を軽減し，患者が医療処置を適切に受けられるよう環境を整える。

　看護師は患者の不安や恐怖を想像し，それを受け止め，支えていくために，患者に寄り添い，不安や恐怖感をできるだけ表出できるようかかわる。そのために重要なことは，注意深い観察と信頼関係を築くことである。

2. 患者の家族のニーズへの対応

　急性期には，患者の家族に対する配慮も重要である。患者の急変に伴って家族は衝撃を受け，興奮したり，悲しんだり，意気消沈したりすることがある。一刻を争って迅速な集中治療が行われているときには，医療者の意向により家族は通常，患者の視野に入らない場所で待っていることが多い。それは，治療室への出入りの気配や，飛び交う指示・応答の言葉が聞こえたり見えたりすることにより，家族が恐怖を感じるのではないかということへの配慮である場合が多い。しかし，見たり聞いたりすることで恐怖に陥る可能性がある一方，患者が見えないことから，どのような処置を受けているのだろう，どんな状態なのかわからないといった不安が生じることもある。

　医師や看護師は，時間を見計らって，現在の患者の状態や処置の概要をていねいかつ簡潔に家族に伝え，家族が患者の状況を理解できるようかかわる必要がある。何が起きて，何が行われているのかという現状認識をもつこと，すなわち医療の透明性を高めることによって，家族の心理的な安定を図ることができる。ただし，老年期にある家族の場合など，受け止めるには心理的負担が重過ぎると考えられる場合は，特に，どのような説明を，だれが，いつ，どのように行うかについて，医療者間で判断をしなければならない。

　看護師は患者を取り巻く家族の状況を把握し，急性期であっても，できるだけ患者と家族が隔絶されることのないように心がけることが重要である。

D 危機理論

1. 危機とは

　危機（crisis）という言葉の語源はギリシャ語の「カイロス」という言葉で，「神との出会い」や「運命の時」という意味をもっている。危機という日本語も，「危」はあぶない，不安定，険しいなどといった意味があり，その後には「期」ではなく「機」をあてて，時機，機会，転換期の意味合いをもたせている。

▶ **カプランの「危機」の定義**　カプラン（Caplan, G.）は，「危機は，人が大切な人生の目標に向かうとき，障害に直面し，習慣的な問題解決の方法を用いてもそれを克服できないときに発生する」[2]としている。また危機は，「強度の不安の状態で，喪失の脅威，あるいは喪失という困難に直面してそれに対処するには，自分のレパートリー（知識や経験など）が不十分で，そのストレスに対処するのにすぐ使える方法をもっていないときに体験するものに用いる概念」[3]と述べている。

　急性期においては，これまでに患者がもっていた対処能力では手に負えないと思われるような体験をすることになるが，患者にとってはあらゆる方法を試みる期間であり，4〜6週間で何らかの終結をみる。

▶ **臨床における危機的状況の表現**　臨床では，患者の危機的な状況について，医師が家族などに対して，「今夜が山場です」などと表現することがある。その「山場」という言葉は，快方に向かう兆しがみえる時間と，死の転帰に近づく時間との両方を指していることから，「山場」は「決定的段階，転機」という意味や，「経過の岐路，分かれ目」という意味をもつことになる。すなわち，すべてが悪い状態になるのではなく，良い方向に向かう出発点にもなることを示している。患者，医療者共に緊張を伴う時間を過ごすことになる。

2. 発達的危機と状況的危機

　危機には，個人の人生における発達的な段階で起きる発達的危機と，どの発達段階にも起きる可能性がある状況的危機がある。

▶ **発達的危機**　発達的危機は，エリクソン（Erikson, E. H.）の発達段階に象徴されるような，人間の成長・発達・成熟に伴って起きるもので，人間の誕生そのものも危機をはらんでいる。その後，成長していく段階で集団生活に入るが，入園・入学，初潮，受験，結婚，出産，更年期など，人生の節目といわれるときに危機があると考えられる。しかし，これらの状況で起きる危機は，ほぼ予測できるものである。

▶ **状況的危機**　状況的危機＊は，失業・解任，倒産，離婚，別離などの社会的危機や，火災，

＊ **状況的危機**：状況的危機を説明する理論は，リンデマン（Lindemann, E.）の急性悲嘆反応を考察したものと，精神分析学，自我心理学をベースにして定式化したカプランの理論が基本的によく知られている。

II 急性期を経験している患者の看護

地震，暴動などの偶発的危機を含む，予期し得ない出来事によって身体的・心理社会的に安定した状態が脅かされるものである。

どちらの危機にも，心理的に脆弱性が増大する危険性と共に，パーソナリティが成長する契機になるという二面性を含んでいる。

ここでは，状況的危機について考えていくことにする。

3. 危機の特徴

危機の特徴については，研究者により様々な局面があげられているが，小島はカプランの説を引き，次のように危機の段階と危機の特質とをあげている[4]。

▶ **危機の段階**

①まず，緊張が強くなり，それに対して習慣的な問題解決法を用いて解決しようとする。
②しかし，問題を解決できず，しだいに緊張が高まり，感情の混乱が生じる。
③さらに，緊張が増大し，その緊張が強力な内的刺激として働き，内的・外的資源を動員して緊急の問題解決技法が試みられる。
④問題が持続すると，パーソナリティの統合性が失われる。

このように，人は危機的状況に対する緊張を強め，あらゆる力を総動員して対処しようとする。

▶ **危機の特質**

①危機には，危機を促進するような，はっきりとわかる出来事がある。
②危機は通過していくもので，必然的に時間的制限がある。
③危機の間，人は防衛機制*が弱くなっているためにほかからの影響を受けやすい。逆に，援助を受け入れやすい状態でもある。

このことから，危機を引き起こしている要因を明らかにし，初期の段階における的確な対応が期待される。

4. 危機モデル

危機モデル（表3-1）は，危機の過程を模式的に表現したもので，危機の構造を明確にして，どのように援助するのか，その方法を引き出すためのものである。危機モデルの多くに，人々の共通する行動を見いだすことができる[5]。それは，ある危機的状況（あるいは危機に陥るような脅威的出来事）が発生した最初の段階では，自己防衛的で情緒的な対応をすることが多く，回復していくにつれて，問題解決志向的な対応が優位になってくることである。

看護基礎教育の場でも臨床の場でも，これまでにいくつかの危機モデル（表3-1）の適

---

* **防衛機制**：ここでは，危機に直面したときに自我を守ろうとして無意識にとる適応のしかたのことをいい，投射，合理化，代償などがある。

表3-1 各種の危機モデル

フィンク (Fink)	衝撃	防御的退行	承認	適応	
	強烈な不安，パニック，無力状態	無関心，現実逃避，否認，抑圧，願望思考	無感動，怒り，抑うつ，苦悶，深い悲しみ，強い不安，再度混乱	不安減少，新しい価値観，自己イメージの確立	
ションツ (Shontz)	最初の衝撃	現実認識	防御的退却	承認	適応
	ショック，離人傾向	虚脱，強い不安，パニック，無力感	否認，逃避，願望思考，激怒，混乱	抑うつ，自己失墜感	希望，安定感，満足感
コーン (Cohn)	ショック	回復への期待	悲嘆	防衛	適応
	ショック	否認，逃避　変化に一喜一憂	無力感，深い悲しみ，抑うつ	逃避，退行，回復・適応への努力	自信，安息　新たな価値体系
エンゲル (Engel)	ショックと否認		意識化		復元
	麻痺状態	否認，抑うつ	悲しみ，不安，怒り，引きこもり，表面的受容		理想化，適応，現実的受容
ラマーズ (Lamers)		抗議	絶望	離脱	回復
	ショック，混乱	否認，怒り	苦悶，悲嘆，苦悩，抑うつ	無関心，無欲，あきらめ	
デーケン (Deeken)		抗議	絶望	離脱	回復
	1. 精神的打撃と麻痺状態	2. 否認 3. パニック 4. 怒りと不当感 5. 敵意とルサンチマン（うらみ） 6. 罪意識 7. 空想（形成，幻想）	8. 孤独感と抑うつ 9. 精神的混乱とアパシー（無関心） 10. あきらめ	11. 新しい希望 12. 立ち直り─新しいアイデンティティの誕生	
キュブラー = ロス (Kübler-Ross)	ショック	回復への期待	悲嘆	防衛	適応
	（ショック）	否認，怒り，うらみ	とりひき	抑うつ	受容

出典／小島操子：看護における危機理論・危機介入；フィンク／コーン／アギュララ／ムース／家族の危機モデルから学ぶ，金芳堂，2008，p.48-49，を参考に作成．

用が試みられ，看護援助に活用されてきている．ここでは，フィンク（Fink, S. L.）の危機モデルとアギュララ（Aguilera, D. C.）の理論について紹介する．

1 フィンクの危機モデル

フィンクは，危機を，個人が通常もっている対処能力では状況の要求を満たすのに不適切な出来事とみなし，そのプロセスを，衝撃，防御的退行，承認，適応と，連続する4つの段階で表している．フィンクは，外傷性脊髄損傷によって機能障害に陥った人の臨床的研究と，喪失に対する心理的反応をもとに，このモデルを生み出したとされている．フィンクの危機モデルの概要と各段階への介入について表3-2にまとめた．

医療者，特にベッドサイドで常に患者を観察している看護師には，日常性から離れた状態にある患者の，転機としての危機の意味を十分に踏まえ，患者に寄り添い，必要に応じて現状や今後の見通しについて説明し，希望を支え続けていく重要な役割がある．

II 急性期を経験している患者の看護

表3-2 フィンクの危機モデルの4つの段階と介入

段階	状態	介入
①衝撃の段階	迫りくる危険や脅威のために，自己のイメージや自己の存在そのものが脅かされたときに感じる心理的な衝撃の段階である 強烈な不安とパニックに陥り，無力状態となり，思考が混乱して，計画し判断すること，物事を正しく理解することができなくなり，身体症状（胸苦しさ，頭痛，悪心など）を訴える	患者の自己の存在を安全に保つ手段を考えるパニック状態では，現実についての思考が障害されるので，安全を確保し，そばに付き添い，見守ることが重要になる。この時期には，鎮静させるために薬物を用いて安楽を図る
②防御的退行の段階	危機が意味することに対して，自らを護る段階である。脅威を感じる事柄に対して，現実的に直面することができず，圧倒され，無関心になる，あるいは逆に多幸的になる段階である。これは自分が変化することへの抵抗で，現実逃避，否認，抑圧，願望思考といった防衛機制*を駆使して自己の存在そのものを保とうとする。しっかり自分を護る殻に閉じこもり，自分を維持しようとする	患者は迫りくる現実に対して，自己を守るためにエネルギーを蓄えているので，逃避している姿をそのまま受け入れることが大切である 殻に閉じこもっているような状況に，外部から積極的に働きかけ，現実を見つめるようにし向けたり，励ましたりすることは避けなければならない
③承認の段階	危機の現実を正面からとらえて，自分には抵抗できないことを悟り，これまでの自分のイメージが喪失したことを自覚する そのため，深い悲しみや強度の不安を感じて再び混乱をきたすが，やがて，以前とは変わってしまった現実をしっかり知覚し，自己の立て直しを図ろうとするようになる ただし，変化した自分の状況に圧倒されると自殺を企てる時期である	援助者のサポートが最も強力に必要になる 患者の心理は，現実を見つめるには痛ましく，安全が脅かされて前段階に戻ることもあることに留意する。安全欲求を充足し，患者を励まし，支援する
④適応の段階	建設的・積極的に自分に起きた状況に対処できる時期である。この時期は危機の望ましい成果であり，新たな自己像や価値観を築いていく時期である	積極的な援助のための知識・技術と共に，人的・物的資源をフルに活用して忍耐強く援助することが必要である。患者には現実的な自己の能力を認識するよう働きかけ，満足する経験を増やすことで成長への動機づけを行っていく
総合	最初の3つの段階は最終段階としての適応に至るために必要な連続した段階であり，その連続がすなわち適応の過程であるといえる。4段階目の適応に至れない場合があり，それには，自殺や抑うつで承認の時期を越えることができない場合や，防御的退行から抜け出せない，あるいは防御的退行と承認とを繰り返す場合などがある	フィンクの危機モデルへの介入は，マズローの欲求の階層に基づいて，①衝撃，②防御的退行，③承認の段階までは，安全への欲求が満たされるような方向づけの援助を行い，④適応の段階になれば，成長への欲求が満たされるような方向づけの援助を行う

*防衛機制：危機に際して，自我を守ろうとして無意識にとる適応のしかた。投射，合理化，代償などがある。

出典／小島操子：看護における危機理論・危機介入；フィンク／コーン／アギュレラ／ムース／家族の危機モデルから学ぶ，金芳堂，2008，p.50-57，を参考に作成。

2 アギュララの危機理論

アギュララ（Aguilera, D. C.）は，人がストレスの大きい出来事に遭遇し，情緒的なバランスを失いそうになったときに，それを取り戻して危機を回避できるか，あるいは不均衡状態が持続・増大して危機に陥るかは，問題を解決する決定要因の適切さや充足状態に拠っていることを図式化した（図3-2）。

患者が心理的なバランスを保持するためには，以下の3要因が重要である。

▶ 起きたことを現実的に知覚できること　ストレスの大きい出来事について現実的に知覚することは，解決を促進することになる。不適切なゆがんだ現状知覚ではストレスの要因を

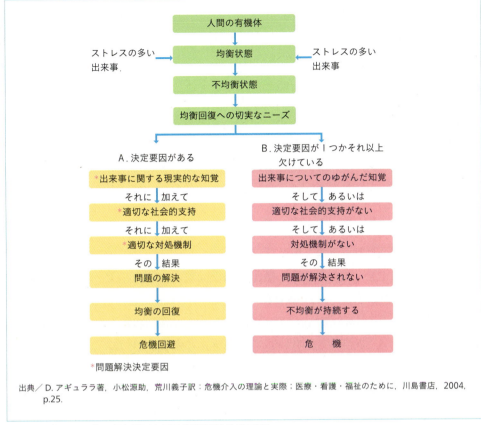

図3-2 ストレスの多い出来事における問題解決決定要因

認識できず,問題は解決されない。

▶ 社会的支持が得られること　危機を回避するための問題解決に際して,頼ることができる身近な人々がいることが必要である。家族をはじめ,看護師などの医療者による社会的支持(social support)は,ストレスに耐えて問題解決を図る能力を高める。

▶ 患者の対処機制を発揮させること　人間は,日常生活のなかでストレスを緩和したり,あるいは回避するなどの対処法を身につけてきているものである。強いストレス状況が生じた場合には,これまでに身につけてきて活用できる対処機制が多いほど,危機を回避するのに役立つ。

　患者の危機状況に対しては,できるだけ早期に援助を開始することが重要である。患者に寄り添い,現状認識できるようによく話し合い,感情の表現を促し,何らかの罪悪感やゆがんだ認識があれば,それを解消する必要がある。対処機制を有効にするためには,混乱している患者が,欲求の優先度を決めていけるように助言する,あるいは家族と共に,その方向づけを行うなどができるように進めていく。

5. 危機モデルの活用

1 危機モデル活用の実際

　実際の臨床場面では，モデルが説明しているような段階を経て危機を乗り越えていく患者もいるが，そのモデルでは説明のつかない反応を表す患者もいる。フィンクの危機モデルでは，防御的退行の段階と，承認の段階での援助のあり方は異なっている。すなわち，防御的退行の段階では温かく見守ること，承認の段階では力強く励ますことが重要だとされている。

　看護師には，それぞれの段階を見きわめて援助を実施することが求められるが，承認の段階から，再び防御的退行の段階に逆戻りすることも実際にはあり得るため，その段階の見きわめには十分な注意が必要となる。

　次に紹介するAさん（男性，74歳）の場合がそれを示している。

▶**衝撃の段階**　Aさんは，黒っぽい血便に何度か気づいて受診した。検査を受けたところ直腸がんと診断され，がんの部位が直腸下部にあるため，直腸切断術とストーマ（人工肛門）造設術が必要であると医師から説明を受けた。Aさんは衝撃を受けた。

▶**承認の段階**　Aさんは入院して手術を受けたが，術後5日目から1週間目になると，術後の疼痛も軽減し，回診時に医師がストーマの状態を観察するときや，看護師がストーマ周囲の皮膚のケアをするときには，鏡を当てて自分から観察するようになってきた。

　ストーマ周囲の皮膚の損傷が改善してきたことを看護師が説明すると，Aさんから「これから先の人生は，ずっとお世話になっていくのだから，大事にしないといけないと思うよ」という言葉が返ってきた。Aさんは，看護師が観察するときには常にストーマの様子を鏡で見て，パックの交換も自ら行うようになった。看護師たちは，Aさんが防御的退行の段階を飛び越えて承認の段階がきたのだろうとカンファレンスで話し合った。

▶**防御的退行**　しかし，術後2週目に入ってまもなく，Aさんはストーマ部を観察することをやめてしまい，看護師がパック交換をしましょうと促しても，「やってください」と言ったまま，窓のほうを向いて黙っているようになった。

　夕方，看護師がAさんのベッドサイドに座って，「何か考えていらっしゃるのでしょうか」と話しかけると，Aさんは沈黙していたが，「こんな姿では，もう生きているのが嫌になった」と，ポツリと言って再び黙り込んだ。看護師は，「またお話ししましょう。私たちはいつでも，Aさんが思っていらっしゃることを話してくださるのを待っていますから」と話しただけで，それ以上，尋ねることは控えた。

　その週のAさんは黙り込んでいることが多く，パックの交換も自分でするのは嫌だと言うので，看護師は待つ姿勢で対応し，ストーマの状態を伝えるほかはあまり多くの言葉をかけず，腕をぽんぽんと軽く叩いたり，言葉をかけながらパック交換をした。

▶**承認の段階**　3週目に入り，週末に退院することが決まってもAさんは無表情であった

が，週の半ばになるとパック交換をしている看護師に，自分から次のように話し出した。

「先週から食事内容が増えたこともあって，便のにおいが強くなってきました。それには自分でさえ気分が悪くなってしまうので，この先ずっとこの状態が続くと思うと絶望的になってしまいました」

「退院して帰っても，自分の部屋がにおうと，思春期の孫たちは嫌がるでしょう，妻も同じ部屋に寝るのは嫌だろうなあと考えると，ストーマに嫌悪を感じて，手術なんかせずに放っておいて，死んだらよかったなとも考えました。しかし，もう手術をしてもらって逆戻りはできない。せっかく造ってもらったストーマも大事にしてやらなくてはならないと思えるようになりました」

「ストーマとよんでいるけれど，もともとは私の腸がおなかに持ち上げられただけで，異物や金具をおなかに取り付けたのではないわけだから人工ではなくて私のものです。便の回数も少なくなって硬くなってきたので，何とかいけるかなと思えるようになりました」

2 活用後の評価

術後まもなく承認の段階に入ったかと思われたAさんであったが，防御的退行の段階を経て，承認の段階に至っている。危機モデルを臨床で適用する場合，個別性を踏まえた対応をすることよりも，そのモデルに合致させようと一定の鋳型(いがた)にはめ込む，いわばモデルを「使う」のではなく，モデルに「使われる」あるいは「あてはめる」という現象が起きることへの警鐘となる事例である。

患者は自分自身の独自の生活歴をもち，対処機制を培っていて，現在遭遇しているストレスにどう対処したらよいのかを模索している。病気や外傷などによってもたらされた危機的状況について，個々の患者の状況について十分にアセスメントし，理解していくことが重要である。

危機モデルを理解し，それによって患者の心理状態が把握できた場合でも，実際に的確な危機への援助ができなくては，患者が適応の段階に向かうための支援をしたとはいえない。モデルを有効に活用するには，常に患者のそばにいて患者の状態をよく観察し，批判的思考を繰り返すことによって，適切な援助を実施し，患者の回復や適応を促進することが重要である。

III 回復期を経験している患者の看護

回復期とは

回復期とは，日常生活あるいは人生が大きく変化するような外傷や疾病(しっぺい)，手術などによっ

て，生命や身体の諸機能が脅かされ，危険な状態にあった患者が，そこから脱して，安定に向かっている時期のことである。さらに，続発症を注意深く予防しながら，社会復帰に向けて，再び生活の自立を図っていく時期でもある。以下，手術を受けた患者Bさんの回復期の一例を示す。

▶ **術後の状況**　Bさん（男性，53歳）は会社員で，食品製造会社の課長である。検診で胃がんが発見され，胃部分切除（ビルロートⅠ法）を受けて2週間が経過した。Bさんは，胃がんが早期に発見されたことや，ほかの病気がなく，喫煙歴もなかったので，術後の回復は順調であった。

　Bさんは手術直後から数日続いた発熱や創部の痛み，不快な症状はすべて消失し，今では，創部の癒合状態も良い。抜糸後の皮膚には赤く一筋の線が残っているだけで，創周囲を触れてみると，感覚が少し鈍い程度で痛みもない。

▶ **食事の摂取**　Bさんの食事は先週からすでに流動食が始まり，胃が手術によって切除されたので，術後の流動食から通常の半分の量が6回配膳されている。粥が軟飯に変更され，副食も軟らかめではあるが通常に近くなるとともに，おいしく感じられるようになり，空腹感も出てきた。

▶ **入院中の日常生活**　Bさんは朝・昼・晩の3回は，入院している西病棟から東病棟へ続く広くて長い廊下を2往復歩いている。自分の病室に戻ってからは，ベッドをファーラー位にして，妻が買ってきた週刊誌を読んだり，テレビを観たり，なるべく起きて過ごしている。昼夜の区別をつけて，夜間の睡眠が深くなるよう心がけている。

　Bさんは来週には退院し，その後は1週間自宅で療養してから職場復帰をする計画を立て，主治医からも了解を得ている。

▶ **退院後の注意**　Bさんは，仕事を再開したときの食事の摂り方について，妻と共に，栄養士や看護師の指導を受けた。主治医や看護師からは，食事と関係があるダンピング症候群に留意しながら，少しずつ1回の食事量を増やしていくようアドバイスを受けている。

　現在，差し当たって身体的な心配事はない。

　このように，回復期は命の危険性から免れ，一息ついて，今後の回復状況を自ら展望する時期である。社会人であれば復職して，さらに自分らしい生活を取り戻していく時期である。

B 病を抱えて生きること

　回復期とは，ひとまず安全圏に入ったが，病が全快したといえる時期ではなく，今後どのような問題が起きてくるのか，患者にとって新たな不安が生じる時期でもある。Cさんの事例を紹介する。

1　乳がんにより乳房切除術を受けた患者

　Cさん（女性，42歳）は主婦で，乳房切除術後5週間が過ぎた。3週目に退院して，現在は創部が徐々にきれいになっていく状態を毎日確認し，浴室の鏡に映る胸全体も見ることができるようになっている。Cさんがこのようになるまでには，入院中からの次のようなプロセスがあった。

▶ **手術後の状況**　Cさんは手術後の状況を次のように語っている。

　「おっぱいをなくしたということは軽くなった感じでわかるんですけれど，ガーゼ交換のときも傷を見ることができなくて，でも，なくしたこと自体はわりと平気だったんですよ。ところが，手術してまだ1週間目ぐらいに，テレビで乳がんの特集をやると新聞で知って，これは見なくちゃと思って見ました。そうすると，最近は温存とそうでない全切除がありますということで，切除した傷あとの写真がバーンと出たんです。その写真を見て，私はこうなっているんだって，そのとき初めて気がつき，ショックを受けました」

　「その後2週間くらいはガーゼをしたままでお風呂に入ったんです。鏡が前にあっても傷を見ることはできなくて，ガーゼをしたまま，なるべく濡らさないように適当に洗っていました。いつまでもこんなことしているのも良くないし，『まじまじと見てしまうのも一つの手だよ』と先生に言われて，思い切ってガーゼをはずして入浴できたのは，3回目か4回目ぐらいでした」

　「醜い大きな傷ができていて驚きました。（創部を）受け入れられないというのか，そんな，まじまじ見るということはできませんでした」

　「入院中は，同じ部屋に乳がんの患者さんも3人いたし，みんな同じなんだと思って，わりと平気だったんです。自分としては，からだが弱っているとか，死ぬかもしれない病気になったという自覚は，あまりなかったのです。とにかく元気でしたから」

▶ **退院後の苦悩**　Cさんの苦悩は，退院して医師の手を離れ始めてから始まった。一人になると，「乳房をなくしてしまって，からだの形が悪くなってしまった。女じゃないみたいだ」と感じ，夫には裸を絶対に見られたくないと話し，夫はそれに対して「いいよ」と答えた。しかし，家に閉じこもってばかりはいられないので「これからは，どんな服を着て人と会えばいいのか」などと悩んだ。また「こんなに大きく取らなくてはいけないほど病状が進んでいたのなら，必ず再発したり転移したりするのでは……」と考え始めると，恐怖感に押しつぶされそうだった。創部を毎日の入浴や着替えのたびに見て，自分の病の重さを自覚しなければならなかった。さらに，がんという病態がこれからどのような行路をたどるのか，不確かさへの不安が募った。

　Cさんはその後，友人たちと食事をした機会に，近況報告として，乳がんの話を始めた。すると，友人たちの視線がいっせいに自分の胸に集まった。服装は整えて出席したものの，その何人もの視線が創部に突き刺さるような気がした。数秒後には，友人のそれぞれから思い遣りの言葉が聞こえてきたのだが，言いようのない惨めさを感じた。自分はこの友人

III　回復期を経験している患者の看護

たちとは違う人間であること,「片乳のわたし」を強く意識し, それ以後, 相手に気遣わせることを避けたいと考えて, 他人には病気のことは話さないと決意した。

▶ **自分の価値が損なわれるということ**　Cさんは「からだが損なわれる」*ということは,「自分自身が損なわれる」ということでもあると思った。まわりの人々が, Cさんに対する気遣いから, これまでとは違う振る舞い方をしていると認識すると, さらにCさんは, 自分自身が以前とは異なり「自分の価値が大きく損なわれるという感じ」を抱くことがあった。

そのような, 自分の価値が損なわれるという感じは, 何らかの機能障害が残っている場合や, 外観に変化が生じた場合などだけではなく, 前述した胃がんのBさんのように, 食生活が元に戻れば病をもっていると気づかれない人の場合にもある。

2 大腸切除術を受けた患者

▶ **外科医師が患者になって気づいたこと**　外科医師で大学病院の教授をしているDさん(男性, 50歳)は, 大腸がんと診断されて, 下行結腸のほとんどを切除する手術を受けた。外科医師として, これまでに多くの大腸がんの患者の手術を手がけてきたDさん自身, 術前の患者に「大腸は短くしても大丈夫です。からだが慣れてくれば元のとおりの便通に戻り, ほとんど支障はありませんよ」と説明をしてきた。

しかし, 自らが大腸切除術を受けた現在では,「人間のどんな臓器も, その機能にふさわしい大きさや長さにつくられているということがよくわかった。術後の不都合を患者さんが引き受けていることを, 今, 改めて知った」と述べている。そして, 今後は術後の患者を外来で診察する場合には, これまでよりもさらにていねいに, 現状について聞くことにしたいと考え, 研修医にもそのように指導していると話している。

▶ **回復過程の多様性**　Dさんの場合, これまで自ら患者に説明してきたほど簡単には便通の調整ができないことが問題であった。術後半年を過ぎても, 依頼された講演を断らざるを得ない状況があったからである。目的地へ到着するまで数時間の車中で便意が起きることや, 講演を始めてからも便意を我慢できない状態に陥ったことが数度あったのだ。

このように, 一人ひとりの患者の回復過程はそれぞれ異なり, 回復期になっても, 一律に予測される状態に落ち着くことはなく, 心身共に患者は解放されていないことに留意する必要がある。

C 再生した自己の自覚

回復期は安全圏ではないと述べたが, この時期は人生における病の意味に気づく時期でもある。

---

* **からだが損なわれること**:『ボディサイレント, 病いと障害の人類学』(辻信一訳, 新宿書房, 2000)の著者であるR. マーフィーは, 自らの脊髄腫瘍のためにからだの下部から徐々に麻痺が上昇してくる過程を記録している。彼の疾患は比較的緩徐進行性のものであるが, ここでは, からだが損なわれることに言及している箇所を取り上げた。

1 患者会での交流の意義

　乳房切除術を受けた前述のCさんは，入院中も，乳房を喪失した悩みを医療者などが十分に聞いてくれる時間がないことに気づいていた。苦悩した結果，患者会に参加してみた。そこでは自分が経験したのと同じような苦悩について話し合いがなされ，自分だけの苦悩ではなかったことに改めて気づいた。また，同じ病気を経験して10年あるいは20年も経っている先輩が，細やかに自分の経験を話してくれた。手術後に起きてくる身体的な不具合についての悩みや，今後への不安に駆られたことなど，ほぼ同じような経験をしていることがわかる話であった。

2 再生「新しい自分」への自覚

　何度か患者会に参加するようになったCさんは，自分よりも後に手術した人たちに，自分の経験を話している自分に気づき，人の役に立っているという喜びを感じた。その日は，自分が生まれ変わったように，からだの底から力がわくような感覚を味わい，がんになったことを苦悩していた以前の自分よりも強くなっていることを実感した。

　Cさんの以下の話で，病気を越えて人間は再生すると認識していく過程を知ることができる。

　「こんなに，いろいろなことが自分にできるなんて，それまでは考えませんでした。病気にならなかったら，私はこんなふうな活動などせずに，主婦業と趣味の木彫りだけで終わっていたと思います。患者としての経験からたくさんの勉強をしました。せっかく病気を経験したのだから，それを後の人に役立ててもらおうと，外の活動にも目が開かれてきて，いろいろな経験をさせてもらって成長したと思えます」

　「キャンサーギフトという言葉がありますけれど，がんという命にかかわる病気になったことで，たくさんのプレゼントをもらったといえます。私を取り巻いている状況に全身全霊，立ち向かうという貴重な体験をして，そこからたくさんの有形，無形のものをもらった気がするんです。病気をする前よりも，自分を含めてこの世にあるすべてのものが好きになったと確かに思えます。そういう意味で，心からがんに感謝しているとはっきり言えます」

　「がんに負かされそうだった私が生き返って，再生したという思い……。サイボーグみたいな気がしています」

D 再発や悪化のおそれ

　前述したように，胃がんで手術を受けたBさんは，退院後10日ほどして職場に復帰した。どんな様子だったのだろうか。

1 社会復帰後の再発・転移の恐れ

Bさんは,「わずか4週間という治療期間に,これほど体力が落ちていたのか」と改めて気づくほど,毎日,疲労感が残った。青年期ではないのだからと思い直しても疲労感が予想以上に強く,この体力のなさでは,どこかに残っているがん細胞が賦活して再発するのではないか,どこかに転移してしまうのではないかと不安が広がった。特に職場で仕事上の問題が起きた日には,夜中に目覚めてしまい,その問題と共に,自分自身のからだに起きるかもしれない再発や転移に対処していけるのだろうかと考えると,不眠になる日もあった。

2 体調の回復とともに消える不安

Bさんには,体内環境を良くすればがんの再発は防げるという持論が強くあり,それを主治医も支持してくれていたことを思い返すと,気分が楽になった。50歳をすぎて大きな手術を受け,体力を消耗したのだから,疲労感を感じるのも無理はない。4週間も通常の生活から離れて,消耗する暮らしをしていたのだから,この歳なら回復に倍の日数が必要だと,繰り返し自分に言い聞かせた。

Bさんが考えたとおり,手術から2か月もすると,職場の疲れは徐々に減少して楽になってきた。食事も術前に食べていたものに戻し,1回の食事量も少しずつ増量しては様子をみた結果,回数も5回に減らすことができた。また,食後の休憩を長くとることを,職場の人々からあらかじめ了解を得て実践し続けたところ,「食事の問題はもう大丈夫になった」と妻にも話せるほどになった。

3 再発や悪化の可能性の受容

胃の手術であることから,特に食事については,医師や看護師,栄養士の指導に従って順調にやってきたBさんであった。しかし「がん」という病態の怖さはこれまでに多く見聞してきたので,食事の問題がうまく進むほどに,再発という文字が再々,頭に浮かんだ。

Bさんは,再発や転移のことが頭をかすめて不眠になることがあっても,がんの再発を防ぐためには常に「体内環境を良くすること」を信条としていたことを思い出し,また,これまで闘病してきた自分を認めて思い直した。

このように回復期には,病態に基づく今後の予測に関する不安が増してくることがある。これはがんに限らず,脳出血でも心筋梗塞でも,急性期を過ぎて症状が安定する回復期になると,「再発したり悪化したときには,私の命はどうなるのか」という不安や恐怖の思いがわいてくる。

どんな種類の健康障害であっても,命と直結する不安や恐怖感は,完全に払拭することはできない。患者から病についての語りを聴くと,ほとんどの人が,自分の病について,時間をかけて,どのようにそれを受け入れ,乗り越えてきたかをていねいに語る。しかし

最後には,「再発や悪化は仕方のないことで,覚悟しています」という言葉が聴かれる。

患者は,自らの病の経過を思い返しながら,こんな問題があった,こんな困難があった,しかしそれを乗り越えてきたという思いを語り,時に患者は興奮気味になるときもある。そんなときでも,脳裏を離れることのない最後の言葉が常に語られた。それは,再発の不安が念頭を離れることはないとしながらも,時を経ていくなかで,すでにそれに対する自らの態勢が整ってきているということの表現でもあると考えられる。「みんな間違いなく,いつか死ぬんですから」というBさんの言葉がそれを示している。病を経験する過程は,そうした悟性を培っていく過程でもある。

E 回復期の患者への援助

回復期は,身体的な症状は安定してきているので,患者は今後の生活について様々な予測のもとに計画を立てる時期である。職業をもつ人もそうでない人も,元の社会的役割への復帰を目指すことのできる安心感と,再発・転移などに対する不安感とが交錯する時期でもある。さらに,病気を機に,それまでにはなし得なかった多くの学習の成果をもって,自分なりの新しい生活を編み出していく時期でもある。

看護師は,このような時期であることを踏まえ,患者の個別性に十分配慮した援助を考えていかなければならない。基本的には以下の項目を中心に援助を考えていく。

1 患者が病気の経過や予後について学習することを援助する

患者は病気の始まりからこれまでの多くの体験をとおして,知識を深めていることが多い。しかし予後については,医師からの説明によって得た知識や,自ら調べた一般的な知識しかもち合わせていないことから,漠然とした不安を感じていることが考えられる。

たとえば,消化器系の病気の回復期であれば,これまで頻繁に起こしていたような胃腸症状でも,再発や悪化と結びつけて恐怖を感じることもある。常に不安感があると,通常の免疫力をも低下させる。したがって,心理的な安楽を保つために,ゆとりをもって生活できるよう心がけるとともに,病気のこれまでの経過を整理し,予後について学ぶ機会をもつように勧めるのは有効な手段である。

2 患者が再発・悪化の徴候を早期発見できるよう援助する

前述したように,病気が再発したり悪化したりする徴候を患者が知っていることは,早期にそれを発見するために必要な事柄である。そのために看護師は,それらについて,医師の説明が十分に行われるよう配慮するとともに,看護師が患者への基本的な指導をしておくことも重要である。

3 患者が病の意味を見いだすよう援助する

　患者が，病気をしたことが自分の人生にとってどのような意味をもつのかを，考えられるような機会をもてるように援助する。そのためには，患者が自分の病気をどのようにとらえているのか語れるよう支援し，それについて関心をもって聴き，患者がわずらった経験に意味を見いだせるような機会をつくることが必要である。特に，回復期に心身の安定を図り，人生における病の意味を見いだすことは，その後の人生に対する患者の態勢を整えるために重要である。

　ただし，以上のことを知ることができるようになる頃には，患者はすでに退院していることが考えられる。そのような状況で看護師が患者に深くかかわることは，現在のわが国の診療体制上，通常は困難であると言わざるを得ない。しかし，入院期間が短縮され，患者が予後を過ごす場所が病院から在宅・地域にシフトしつつある現状を考えると，将来的に看護師は医師と共に，かかりつけ医に患者のフォローを依頼することや，自らサポートグループ*を主宰・主導し，そのグループのなかで支援を考えるなど，患者の退院後の生活に目を配る継続看護の視点が重要になる。

IV 慢性期を経験している患者の看護

慢性期とは

1 慢性期と慢性疾患

　慢性期とは，慢性という特徴のある時期のことである。『広辞苑』によると，「慢性」は，「症状が激しくなく経過の長引くような病気の性質，比喩的に好ましくない現象・状態が長く続くこと」である。また，英語の「chronic」は，『ジーニアス英和辞典』では，「慢性の，慢性病にかかった，長期にわたる，絶えず起こる，嫌な，ひどい」，『リーダーズ英和辞典』では，「長期にわたる，持病もちの，常習的な，絶えざる，しつこい」である。いずれも，長い・続く・ずっとあるという意味で用いられている。すなわち，慢性期とは，激しい症状や徴候はないものの，治癒困難な状態が長期間にわたって継続する時期をいい，時間との関係を強調している。

　一方，慢性疾患とは，慢性の経過をたどる疾患をいうが，具体的には永久的な障害，機能低下，不可逆的な病理変化などを認め，特別な訓練や管理など長期にわたって医療を必

＊**サポートグループ**：セルフヘルプグループとは異なり，看護師やソーシャルワーカーほかの専門職種が主宰・主導していくグループのことである。

表3-3 平均寿命

年	1980 (昭和55)	1990 (平成2)	2000 (平成12)	2010 (平成22)	2015 (平成27)
男	73.35	75.92	77.72	79.55	80.75
女	78.76	81.90	84.60	86.30	86.99

資料／厚生労働省「簡易生命表（完全生命表）」

表3-4 主要な傷病の総患者数（単位：千人）

主要な傷病	1999 (平成11)	2002 (平成14)	2005 (平成17)	2008 (平成20)	2011 (平成23)	2014 (平成26)	2017 (平成29)
高血圧性疾患	7,186	6,985	7,809	7,967	9,067	10,108	9,937
糖尿病	2,115	2,284	2,469	2,371	2,700	3,166	3,289
悪性新生物	1,270	1,280	1,423	1,518	1,526	1,626	1,782
脳血管疾患（脳卒中）	1,474	1,374	1,365	1,339	1,235	1,179	1,115
心疾患（高血圧性除く）	1,845	1,667	1,658	1,542	1,612	1,729	1,732

資料／厚生労働省「患者調査」

要とするという特徴をもつ。したがって，慢性疾患をもつ患者は慢性期にあるといえる。ここでは，慢性疾患をもつ患者の看護を中心に述べる。

2 慢性期を過ごす人は多い

医療の進歩により，多くの患者は急性期から回復すると，慢性的な経過をたどるようになった。また，「簡易生命表」によると，平均寿命は男女とも年々延びている（表3-3）。

2017（平成29）年の患者調査では，健康レベルの慢性期をたどる代表的な疾患をもち，継続的に医療を受けている人は，高血圧性疾患では約993万人，糖尿病では約328万人，悪性新生物では約178万人であり，これらの総患者数は増加傾向にある。脳血管疾患は減少傾向にあり約111万人，心疾患は約173万人である（表3-4）。このように，慢性期を過ごしている人は非常に多い。

3 病とどのように付き合うかがテーマ

慢性期の患者の看護では，急性期や終末期とは異なる援助が必要となる。慢性期は，ほとんど日常生活に影響のないレベルから，急性増悪し急性期に近いレベルまであるが，多くは比較的安定した時期を過ごすことができる。そして，慢性期を生きる患者・家族と看護師にとって，安定はしているが，長く・続く・多くは治らない病とどのように付き合いながら生活していくか，生きていくかが重要なテーマとなる。

B 慢性期の疾患・治療の特徴

1. 慢性期をたどる疾患の特徴

1 長い経過，長期にわたる治療，治癒困難

　慢性期をたどる疾患（以下，慢性疾患とする）は，徐々に発病するか，あるいは急性期から移行した後，長期にわたって医療を必要とする。多くは不可逆的な病理的変化があるので，治癒が困難である。また，慢性疾患は軽快と増悪を繰り返し，徐々に進行していくという特徴もあり，具体的には，肺気腫，気管支喘息，本態性高血圧，慢性肝炎，肝硬変，慢性腎臓病，糖尿病，膠原病，関節リウマチ，パーキンソン（Parkinson）病，脳血管疾患などが含まれる。最近，がんなどの悪性新生物も治療の進歩により長期的な経過をたどるようになった。

　ストラウス（Strauss, A. L.）は，慢性疾患の一般的な特徴として，①長期で，②不確かで，③緩和に努力を要し，④重複疾患で，⑤生活を侵害し，⑥多様な補助的サービスが必要で，⑦費用がかかる，ことをあげている（表 3-5）。

2 慢性疾患と生活習慣

　近年，注目されている慢性疾患の一部に生活習慣病＊がある。この生活習慣病という概

表 3-5　慢性疾患の一般的な特徴（A. L. ストラウスら[7]による）

1	本質的に長期である	慢性疾患は，数か月から数年，あるいは生涯というように，長く続く
2	いろいろな意味で不確かである	病気が今後どうなっていくのかという予後や変化の見通しが不確かである
3	一時的緩和を得るのにも比較的多大の努力が必要である	疼痛や不快，行動制限や機能障害の影響を受け，それらをコントロールすることや，自分と身内の不安，悲嘆に対して多大の努力を払わなければならない
4	重複疾患である	1つの慢性疾患がほかの病気を生み出す。たとえば，糖尿病から腎臓や心臓，目の病気へと進展する，感染症にかかりやすくなるというように疾患が重複していく
5	患者の生活にとって，極めて侵害的である	治療法や行動上の制限によって日課を変えることになる，家族の生活にまで影響する，仕事を続けていくことが難しくなる，満足している職業をあきらめる，復職が難しい，友人や地域活動から疎外される，病気をもっているからという目で見られる，趣味やレクリエーションまであきらめるなど，生活全般を侵害する
6	多様な補助的サービスを必要としている	ケースワーカー，心理的なカウンセリングや治療，セルフヘルプグループ（患者会，家族会など），理学療法や補助具を用いる訓練，職業的再訓練などが必要だが，最も必要なのは，教養があり，情も深い第三者からの簡単で一般的なカウンセリングで，これらの多様な補助的サービスを必要とする
7	費用がかかる	定期的な検査や通院，長く続く投薬，悪化すると入院や集中的な治療というように，医療費がかかる。貯蓄を使い果たし，さらに借金をするなど，経済的負担が大きい

＊**生活習慣病**：life-style related diseases. 食習慣，運動習慣，休養，喫煙，飲酒などの生活習慣が，その発症・進行に関与する疾患群をいう。

表3-6 生活習慣病

食習慣	2型糖尿病，肥満，脂質異常症（家族性のものを除く），高尿酸血症，高血圧症，虚血性心疾患，脳卒中，大腸がん（家族性のものを除く），歯周病など
運動習慣	2型糖尿病，肥満，脂質異常症（家族性のものを除く），高血圧症など
喫煙	肺扁平上皮がん，循環器病（先天性のものを除く），慢性気管支炎，肺気腫などの閉塞性肺疾患，胃・十二指腸潰瘍などの消化器疾患，歯周病など
飲酒	アルコール性肝疾患，アルコール精神病，アルコール依存症など

資料／厚生省「厚生白書（平成9年版）」，「疾病と生活習慣の関係」を参考に作成．

念は，1956（昭和31）年以降の，加齢に注目した「成人病」という概念に代わって，1996（平成8）年に厚生省（現厚生労働省）の公衆衛生審議会成人病難病対策部会でとりまとめられた意見具申である「生活習慣に着目した疾病対策の基本的方向性について」が厚生大臣に提出され，生活習慣に着目して新たに導入されたものである．その後，2008（平成20）年から実施された特定健診によって，メタボリックシンドローム*という言葉と共に普及してきた．

生活習慣病と関連のあるものとしては，表3-6 に示すような疾患が考えられるが，これらは慢性の経過をたどる代表的な疾患である．いずれも食事，運動，喫煙，飲酒という生活習慣の変更が必要なので，罹患すると生活への影響が大きいという特徴がある[6]．

2. 慢性疾患の治療の特徴

1 慢性疾患患者の治療とセルフマネジメント

慢性期にある人は，症状の増悪時には入院治療を必要とするが，通常はそれぞれの日常生活を継続しながら，定期的に外来を受診し，在宅において自己管理を行うという療養のしかたである[7]．がん性疾患も外来で化学療法を継続する人が増加している．

慢性疾患の場合，不可逆的な病理的変化があり決定的な治療法がないため，完全な治癒を望むことが困難である．したがって，慢性期にある患者は，治癒を目指すというよりも，病気の進行を予防し[8]，苦痛の緩和や症状をコントロールして，日常生活への影響を最小にすることを目指している．

慢性疾患の治療では，薬物療法や機能訓練のほかに，食事療法，運動療法，安静療法などがある．これらは，適切に食べる，飲む，動く，休む，排便や排尿を整えるといった療養法である．こうした生活行動を変容することが治療の一部であり，それを適切に管理（マネジメント）できるか否かが患者の病状を左右する．

---

* **メタボリックシンドローム**：metabolic syndrome．動脈硬化性疾患（心筋梗塞や脳梗塞など）の危険性を高める症候群のことである．世界的な流れのなか，わが国の8学会が，わが国における診断基準（必須項目は内臓脂肪蓄積で，血清脂質異常，血圧高値，高血糖の3項目のうち2つ以上がある）をまとめ，2005（平成17）年4月に公表した．

2 早期発見，早期治療，対症療法が大切

慢性期においては，病状は比較的安定しているが，症状が一定しているとは限らず，時に急性増悪や合併症を併発することもある。そのため，定期的な検診や受診と共に，自らの体調をセルフモニタリング*する必要がある。そうすることで，悪化を防ぐための早期発見が可能となり，早期に治療することができる。また，疾患に伴う症状に対しては対症療法を行い，苦痛の緩和を図る。

3 経済的負担

病院への交通費，薬代，検査費，リハビリテーションにかかる費用など，疾患が長期化することにより経済的負担も重くなる。特に高齢者の場合，年金などの少ない収入のなかから，衣食住の生活費と医療費（後期高齢者医療保険では社会問題になった）を支払うのは大きな負担である。

C 慢性期を経験している患者・家族の特徴

1. 病みの軌跡

1 様々に変化する行路を歩む

慢性期にある人は，長い療養生活を送るなかで，実は様々な局面を経験している。ストラウスは，慢性疾患をもつ人々を対象に継続的に調査を行った。その結果，慢性疾患には長い時間をかけて多様に変化していく行路がある[9, 10]ことを発見し，「病みの軌跡（trajectory of illness）」という言葉を用いてその考え方を示した。さらに，ストラウス，コービン（Corbin, J.），ウグ（Woog, P.）らによって，『慢性疾患の病みの軌跡；コービンとストラウスによる看護モデル』のなかで，慢性期の人々が歩む人生行路には次にあげる「9つの局面」があることが示されている。

その局面とは，①前軌跡期（病気の徴候や症状がない時期），②軌跡発症期（病気の徴候や症状の発症する時期），③クライシス期（生命の危機的時期），④急性期（病気やその合併症があり，入院が必要な時期），⑤安定期（「病みの行路」および症状がコントロールされている時期），⑥不安定期（「病みの行路」および症状コントロールができていない時期），⑦立ち直り期（「病みの行路」が上に向かう時期），⑧下降期（身体的・心理的状態が悪化する時期），⑨臨死期（数時間，数日，あるいは数週間という短期間に死に至る時期）。これらは，徴候の現れていない時期から始まり，発症し，時に生命を脅かされ，入院治療を要する時期もある。やがて症状が安定すると，以前送って

＊**セルフモニタリング**：self monitoring。自分で自分の病状や症状を監視することで，"自分で自分の状態に気づく"ことである。

いた日常の生活を継続しながら自宅での療養も続けるという生活になるが、また病状が不安定になるといった局面を繰り返す。そして、緩やかに病状が進行し、やがて死を迎えるという多様な行路をたどるというものである[11, 12]。

2 様々な問題に直面する

長い経過をたどる慢性期では、日常生活において様々な問題が生じる。ストラウスも日常生活における多様な問題を「8つの鍵となる問題」[13]、つまり①疾病進行の予防・管理、②症状の管理、③療養法の実践とその管理、④社会的孤立の予防、⑤疾病のプロセスで生じる変化への適応、⑥他人との付き合いや生活の変化を常態化する努力、⑦生活費や治療費などの財源、⑧かかわりある周囲の人への影響、として明らかにしているのは興味深い。

一般的には、以下のような問題が生じる。

▶ **身体的な問題** 苦痛や不快を経験し、それを管理していかなければならないという問題がある。増悪時は危機的状態になることもあり、医療的管理が必要になる。必要な療養法を実践するうえで生じる問題もある。

▶ **社会的な問題** 他者との交流が少なくなるという問題や、治療費や生活費を捻出しなけ

Column 慢性腎臓病のある患者

慢性腎臓病の場合、機能的ネフロンが減少し、腎機能が著しく低下しています。進行すると、水分やたんぱく質の代謝産物（尿素窒素やクレアチニンなど）を腎臓から排泄できないので、体内に水がたまって心不全になったり、尿毒症になることがあります。それを回避するためには、透析を行ったり、たんぱく質の摂取を控えるしか方法はありません。そのため患者は、水分やたんぱく質の摂取を制限する生活を送ることになります。

退院後、外来受診したEさんに、外来看護師が生活の様子を聞いてみるとEさんは、以下のように元気そうに話してくれました。

「たんぱく質を減らせと言われても、ほとんどの食べ物に含まれていて、好きなラーメンも、計算したら食べられるのは麺が数本だったよ。食べた気がしないよ。喉も渇くし。だけど、減らさないと、またからだがしんどくなるし、つらいから、入院中に看護学生さんが一生懸命、一緒に考えてくれたことを実行しているよ。市販のたんぱく質を減らした治療食を買って取り入れながらやっている。毎日のことだから結構、食費はかかるんだ。水は朝、500mLのペットボトル2本を用意して、それを飲んでいるよ。工夫するしかないんだよなあ。体重も増え過ぎてないか、毎朝量っているよ。生活のしかたを学生さんにいろいろと教えてもらって、よかったよ」

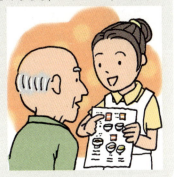

ればならないという経済的な問題が生じることもある。また，病状が重くなると他者との交流が少なくなり社会から孤立する場合もある。

▶ **心理的な問題**　長い療養生活の過程においては，自分と家族のこころが様々に揺れ動くといった心理的な問題もある。長く続く慢性期を生き抜くには，行動の原動力となる心理をマネジメントすることが鍵となる。

▶ **発達段階に伴う問題**　一般に以下の問題が生じる。

①乳児期から小児期に慢性疾患を発病すると，子どもには想像もできない治療や療養を強いられる。

②青年期では，病気を抱えながら，対処能力が未熟な状態のなかで，自分を支え，学校や社会に適応し，配偶者を見つけるなどの人生の発達課題を達成しなければならない。

③壮年期では，自分の病状のコントロールや対応に加え，子どもや年老いた親の介護，職場における重要な役割などの多重役割を担うことになり，ストレスを感じることも多くなる。

④慢性疾患を抱える率が最も高くなる老年期になると，病気による影響のほかに，加齢による心身機能の衰えが加わる。そのため，実際には，慢性疾患が進行しているのか，加齢による機能低下なのか区別がつかない場合もある。

3　病の経験から得るもの

病むことで失うものもあるが，得るものもある。病と付き合いながら人生を歩むのは，困難に向き合いながら，自分の行路を振り返りつつ，これからどう生きていくかという方策を新たに発見するという「生み出す作業」でもある。そして，自分の生活の「ありよう」を再び常態化する，つまり，病と共に生きることを「ふつうのこととして扱う」という次の段階へと進む人もいる。

こうした作業には時間もかかり，患者や周囲にいる人の多大な努力を要するが，このよ

今に生きるこれまでの様々な経験

　Fさんは，幼児期から気管支喘息を抱えて過ごしてきました。そのFさんは，今年，大学を卒業し，看護師として病院に就職しました。彼女は，小学校時代，無理をすると息ができなくなり何度か救急車で運ばれることもあり，運動会に参加できないこともありました。中学校時代には大きな発作もなく過ごしていたものの，大学受験の頃には，呼吸が苦しく，内服薬と吸入薬を頻繁に使うことも経験したのです。就職後は，睡眠時間を十分とるように心がけ，発作の予防に努めています。そんな彼女に対し患者さんが，「あなたは，からだのつらさをよくわかってくれる」といった言葉をかけてくれることがあります。そんな患者さんの言葉を聞いて彼女は，いろいろな時期があったが，その経験も無駄ではなかったと実感しています。

うな病の経験をとおして人として成長していく（本章IV-C-3「自己概念の揺らぎ」，4「病との共存：コンプライアンスとアドヒアランス」参照）。

2. 疾病の受容過程

1 ゆっくり現実を認識し始める

「病みの軌跡」の初期は，自分に何が起こっているのかよく理解できないことも多い。症状が軽く生活への支障も少ないため，慢性的に進行すると言われても，そのイメージがつきにくく，自分は大丈夫ではないかと思ってしまう。また，何とか健康な状態に戻りたい，どうにかしたいと考え，病院や医師を変えてみたり，様々な補完代替医療*を試みる人もいる。しかし，自身の体調の変化や検査結果に基づいた医療者の説明によって，徐々に自分に起こった現実に気づくようになる。こうした行動や，試行錯誤の時間は，患者が自分に起きていることを理解し納得するうえで必要である。

2 混乱と受容の繰り返し

患者にとって，生涯をとおして病と付き合うことを受け入れるのは容易なことではない。場合によっては生涯，受容ということはないのかもしれない。病状が安定しているときには，気持ちも前向きになるため，うまく病気と付き合えているといえるであろう。しかし，病状が不安定になったり進行したりすると，すぐに気持ちが動揺し，どうしていいかわからなくなる。どのような受容のプロセスをたどるかは，一人ひとり異なる。しかし，患者の多くはこのような混乱と受容を繰り返し，やがて折り合いをつけて，病と付き合いながら生きる自分へとシフトしていく。

3. 自己概念の揺らぎ

1 これまでの自分が揺らぐ

人は，自分のことをどうとらえているかという自己概念が基本にあり，それが，思考や感情，行動の土台となってその人を動かしている。病という新しい出来事と向き合うことにより，人は，様々な喪失（その人にとって大事なものを失う）を体験することになる。こうした喪失体験は，自己のイメージ，価値，役割に変化をもたらし，それまでの自己概念に影響を及ぼすことになる。

健康時に考えていた人生設計を修正する必要に迫られることもあり，それまで当たり前と思っていた将来がそうではなくなるといったように，人生を根底から覆されるような体

---

* 補完代替医療：現代西洋医学で，科学的検証や臨床応用がされていない医学・医療体系の総称で，世界の伝統医学，民間療法，保険適用外の新治療法を含む。具体的には，中国医学（中薬療法，鍼灸，指圧，気功），インド医学，免疫療法（リンパ球療法など），薬効食品・健康食品，ハーブ療法，アロマセラピー，精神・心理療法，温泉療法などが含まれる。わが国では，漢方薬，鍼灸，柔道整復は保険適用されている。

験をすることもある。

2 新しい自分へ

人は自己概念が揺らいだとき，自己を再構築していくというプロセスが必要になる。それは，
　①この体験は，自分の人生にとって何か意味があるのかもしれない。
　②乗り越えてみようか，自分ならできるかもしれない。
　③食事管理は妻の仕事だと思っていたが，自分もやってみようか。
　④病気をもっているが，私という個人の価値は何ら変わらないんだ。
といったように，自分自身と向き合いながら新しい自己をつくり上げていく過程である。しかし，このように自己を再構築するという取り組みは，だれもが確実にできるわけではない。新たな自己を発見していく過程は困難を伴うものであり，一度取り組みに失敗してしまうと無力感や失望感が大きい人もいる。

4. 病との共存：コンプライアンスとアドヒアランス

1 現実的な感覚が共存の始まり

自己概念の揺らぎを経験しながらも，ある程度，病気や治療の理解が進んでくると，自分なりの病との付き合い方を模索するようになる。それは，
　①現実として，自分の身に起こったようなので，医療者が勧めてくれる療養法を試してみよう。
　②医師の説明でここがわからないので，もう一度聞いてみよう。
　③家族にも食事の協力をしてもらおう。
などと，起こった事実に対して現実的な感覚をもてるようになってくる。この段階は，「病

自己概念が揺らぎ，自尊感情が低下した患者

　肺気腫をもつGさんが，それまでの自分と病気になってからの自分の，自己イメージのギャップに苦しんでいました。
　「若い頃はばりばり仕事をしていた。体力にも自信があった。今では酸素ボンベをつけて呼吸しないといけないからだになった。見苦しいし，情けない。一生懸命に仕事をしてきた代償がこのからだなのか。何のために一生懸命やってきたのかわからない。家族のためにただ働いてきただけなのに……。大学生の娘の学費も稼げなくなったら父親失格だ。会社でも，あいつはもうダメだと思われて，昇進も無理だろう。こんな状態になって，生きる意味がない」。このように，病を経験することにより自己概念が揺らぎ，自尊感情が低下することは少なくありません。

みの行路」を自ら歩み出したということでもあり，病との共存生活における始まりであるといえる。

2 自分で選択し，日々，判断して生活する

一般に療養に対する患者の姿勢には，コンプライアンスとアドヒアランスという2つの考え方がある。

コンプライアンスは，指示された療養法に従う能力のことで，医療者が指示する療養法を患者が守ることであり，患者よりも医療者が主体となる概念である。

一方，アドヒアランスは，医療者の指示に一方的に従うのではなく，患者自らが積極的に治療計画に参加し，決定したセルフケア行動に取り組むことを指す。患者が自分を支え，行動に責任をもち，継続的に努力するといった患者が主体となる概念である。

外来通院や在宅療養が中心となる慢性期の場合は，アドヒアランスが重要となる。なぜなら，今日は何を食べ，どんな服を着るか，通勤はどういう方法がいいのか，今日の体調なら仕事ができるか，それとも病院に行ったほうがいいか，友人と遊びに行ってもいいか，子どもの遊びに付き合えるかなど，その日の体調に合わせて，必要な療養法も考慮しながら，自分で時々の判断をして生活する必要があるからである。

3 生活や習慣を変更するのは難しい

患者にとって，病とうまく付き合いながら生活管理することは簡単なことではない。

▶ **疾患によって生じる問題**　たとえば，疾患の種類によって以下のような問題が生じる。

❶**慢性心不全の患者の場合**：心臓に負担をかけるほど活動してはいけないが，心機能を高めるまたは維持するためには安静にしているだけでもいけない。

❷**糖尿病をもつ患者の場合**：食事はもちろん，たばこやアルコールといった嗜好品も含めて，何をどれだけ摂るのかということについて，適切な知識と，それを実行する意志が必要である。特に，飲酒や喫煙を好む人にとって，それを制限されることはストレスとなる。

▶ **一般的な問題**　慢性疾患の一般的な療養法として，規則正しい生活を送るということがある。子ども時代から，夜遅く寝て朝ゆっくり起き，朝食は食べないといった生活が習慣化している人や仕事や子育てに追われている人にとって，「生活パターンを変える」というのは想像以上に努力を要するものである。また，できたとしてもそれを継続させるためには，患者の強い意志と家族や友達などの協力・支援が必要となる。それがない場合には，頻繁に入退院を繰り返す可能性が高くなる。

5. 慢性疾患をもつ患者の家族の経験

在宅で療養する患者が，共に生活している家族に及ぼす影響は大きい。これまで，あまり注目されてこなかったが，実は，家族も患者と共に慢性期の病を次のように経験してい

るのである。

1 各種の療法が家族に及ぼす影響

　薬物療法が必要な患者が家族にいる場合，薬をきちんと飲んでいるか，飲み忘れていないだろうか，副作用は出ていないだろうかと心配する。

　食事療法が必要な場合は，家の中で調理を担当している人が，患者の状態に合ったメニューを工夫したり，勉強しなければいけない。またほかの家族員も，自分だけ自由に制限のない食事をすることにためらいがあり，食べたくても遠慮してしまうこともある。さらに，塩分が制限されている患者がいると，家族はついつい塩分を摂り過ぎないよう患者に干渉してしまう。

　このように，うまく自己管理ができない患者をみると，なぜ守れないのかと責める気持ちを抑えきれず，いらいらしてしまったり，時には口論となることもある。

2 長期療養が家族に及ぼす影響

　家族は，患者の揺れる気持ちにも付き合わなければならない。

　療養が長期になると，患者は，生活を管理することが嫌になったり，落ち込んだりすることもある。そのようなとき家族は，自分までが弱音を吐くわけにいかないと思い，しっかりしなければと気丈に振る舞うことがある。反対に，何でこんなことになったのだろうと情けなくなったり，患者がこうなる前に，もう少し何かしてあげられることはなかったのだろうかと，自分を責めることもある。

2型糖尿病のある患者

　Hさんは血糖コントロールのため，5回目の入院となりました。看護学生が担当させてもらうことになり，学生が入院前の生活を聞いてみると，Hさんは次のように答えました。

　「仕事は営業で，夜は接待があって外食になるし，昼は外だからコンビニのおにぎりを買って食べたり，ファミリーレストランで食事することが多かった。子どもの頃からご飯が大好きで，ついついおにぎりを買ってしまう。仕事は自動車で回っているから歩くことも少ない。接待でお酒を飲まないわけにもいかないし。この前の退院後は，決まった時間に食事をしようと思ったけれど，お客さんの都合もあるから，3か月くらいしか続かなかった。稼がないわけにもいかないので仕事優先になってしまう。妻も，小さい子どもにかかりっきりになっているので面倒はかけられない。営業もストレスがたまるから，また，たばこを吸い始めてしまった。わかってはいるんだけど，難しいなあ」

　Hさんの話を聞いて，看護学生は，生活や習慣を変えることの難しさを実感しました。

時には，家族も感情のコントロールができなくなり，陰で泣いたり，患者に当たってしまうこともある。特に，患者に「死にたい」と言われてしまうと，どのように対処していいかわからず，混乱し苦しむことになる。

3 自分の存在価値の確認

患者の状態が安定し，患者が心理的にも落ち着いていると，家族も安心でき，肩の荷が下りたような気持ちになる。そんなとき，患者の笑顔が見えると，一緒に努力してきてよかったと思える。

このように，家族もまた，患者と同じように気持ちの揺れを経験することにはなるが，そこから得るものもある。たとえば，

① 患者の食事療法がきっかけで，家族も食事に気をつけるようになる。
② 患者ががんばって病と向き合っているのをみて，家族もがんばろうと思える。
③ 患者ができなかったことができるようになったときの笑顔に元気をもらう。
④ 「ありがとう」という言葉に，家族は自分が必要とされていることを感じる。

などである。家族は，こうした日常のなかでの「ささやかな喜び」によって，自分の存在価値の確認をしたり，生きがいにつなげたりすることができる。

D 慢性期を経験している患者・家族への援助

▶ **チームによるアプローチ** 慢性期の患者に対しては，生涯続く療養を支えるために，継続的な看護が必要になる。外来・病棟・在宅といった場で，多職種がチームとなって連携をとり，情報交換をしながら，適切なケアを患者や家族に提供する。看護師は，患者や家族が「どのように生きていきたいのか」「どういう生活を送りたいのか」を理解し，その実現に向けて，患者や家族とよく話し合うことが重要である。また看護師には，チームでの調整を行う役割もある。

▶ **自己管理のための援助** 健康状態は，全身に影響が出ている場合が多いので，全身的なモニタリングとアセスメントを行いながら，療養上必要な自己管理が遂行できるように，情報提供する。また，実行可能な方法を一緒に考えたりして，生活全般のQOLの充実に焦点を当てて援助していく。

▶ **「ふつう」の生活ができるような支援** 患者が慢性疾患をもちながらも，その人らしい「ふつう」の生活ができるように支援することが大切である。また，患者が自分で生活上の問題に気づき，病気と折り合いをつけながら暮らしていけるよう援助することも重要である。

決意，実行（行動変容），その継続について，バランスのとれた方法で行えるよう支援していく。

1. 疾患の理解と受容過程への援助

1 「病みの軌跡」を振り返る支援

慢性期では，どういう行路を経て現在に至ったのかを知ることが，今後の行路を方向づけるうえで必要な作業となる。いつからこの病気が始まり，今どんな状態なのか，これまでの生活のなかで，この道につながった暮らし方や考え方や出来事は何だったのかということについて，インタビューをとおして一緒に振り返ることは有効である。

患者が，自分はどこから来て，どこに行こうとしているのかを見つけることができるように，長い人生のなかでとらえることを支援する。病状が進行し入退院を繰り返している人のなかには，この振り返りの作業をていねいに行うことができない人もいる。何度も入院してくる患者に対しては，細やかで意図的なかかわりが必要である。

2 病気や治療の理解と生活管理方法の学習の支援

生涯にわたり付き合っていく必要がある自分の病気については，その相手についてよく知り，付き合い方を学習する必要がある。

そこで看護師は，患者が病気や治療，生活管理をどの程度理解しているかについて把握する。そして，医師の治療方針や説明内容を踏まえたうえで，不足があれば説明をする。また，療養法を生活にどう取り入れるのか，これまでの生活とどう折り合いをつけるのかについては，具体的な実践方法を学習できるよう教育的にかかわる。

3 自分の状態を受け止めるための支援

患者は，過去の自分の軌跡を理解し，病気や治療・療養に関する認識が深まることにより，現在の生活における問題点と改善策について考えられるようになる。この過程で，否定，怒り，抑うつといった否定的な感情や自己概念の揺らぎを経験することもあるが，看護師は患者が現在の自分をありのままに受け止められるようにかかわる。

心理的な抵抗がある場合には，どこにこだわっているのか，何が嫌なのかを一緒に検討する。すなわち，気にかかる状況を一つ一つ解きほぐし，変えがたいこと，工夫できることを整理していく。このようなプロセスをとおして，健康観が修正されたり，病を経験していることも含めて「私」であるという認識を育てることができる。

自己概念への援助については新見の記述[14]を参照してほしい。

2. 選択・判断・決定の支援

1 アドヒアランスの支援

患者がある程度，自分の状態を受け入れられるようになったら，日々の生活のなかで有

効な療養法を取り入れていけるよう支援する。患者が必要な療養を長く継続することができるようにするためには、患者自身でその方法を選択し、責任をもつというアドヒアランスを支援することが大切である。

実際の生活では、試行錯誤を繰り返すなかで、患者が自分なりの療養法を見つけていくことが多い。そのため看護師は、患者のその時々の考えや思いに耳を傾けるとともに、参考になる方法を提案するなどの支援を行う。

2 ゆとりをもてるような支援

生涯続く慢性期の行路は、長いスパンでとらえることが必要である。一度選択した療養法であっても、状況によっては変更していくこと、病状や心理状態が少々揺れ動いたとしても、それも過程であり、やがて落ち着くだろうというように、ゆとりをもったおおらかさも必要であることを伝えていく。

患者がゆとりを失っているときには、静かに傾聴し、一人でがんばりすぎないように、多くの人の助けを受けながら管理することが大切であることを伝えていく。

3. 病と共存する生活への援助

1 セルフモニタリング

患者が自らの状態や問題に気づけるように、身体情報として何を観察し、測定すればよいのかについて指導する。

血圧、血糖、透析時の体重や血液検査データ、症状など、病状や体調の変化を客観的に知ることの重要さを説明し、それらを記録して経時的に観察することも有効であることを指導する。

2 セルフケア行動の支援

慢性疾患をもつ患者は、指示された療養法を生活のなかで実践する。セルフケア行動の支援については、オレム（Orem, D. E.）の看護のセルフケアモデルを活用することができる。

❶セルフケアの要件

オレムが言うセルフケアとは、個人が自分の健康や安寧を維持するために自分で行う諸活動である。その活動内容として、以下のものがあげられる。

❶普遍的セルフケア要件：生命の維持、人間の構造・機能の統合性の維持、一般的な安楽に関して行うべきことなどがある。

❷発達的セルフケア要件：人間の発達過程やライフサイクルに関して、発達を阻害する条件の予防や影響を軽減することである。

❸健康逸脱に対するセルフケア要件：病気や障害に関連して個人が行うべきことである。慢性期においては、普遍的なセルフケアや発達的なセルフケアを行いながら、逸脱した

健康に対して，どのようにセルフケアしていくかを考えながら生活することになる。

特に，健康を逸脱した状態にある慢性期の人には，次の6つのセルフケア要件が必要であり，それらを踏まえた看護師の支援が必要である。

その要件とは，①疾病の状態に応じて適切な医学的援助を得る，②疾病による身体上あるいは生活上の影響を認識し注意する，③病気の予防・治療によって人間の総合的機能を調整し，疾病により起こる障害を代償するためのリハビリテーションを効果的に実施する，④治療による影響をよく理解しその影響をコントロールする，⑤自分の健康状態と専門的なヘルスケアが必要であることを受け入れて自己概念を修正する，⑥病理的状態や医学的な診断と治療からの影響のなかで，人間としての発達を促すような生活のしかたを学ぶ[15]，である。

❷ 看護師による支援

セルフケアの要件を患者や家族が行う際に，その能力に不足がある場合，看護師が専門的な知識や技術を用いてその不足を補う。そして，「病みの行路」を歩むのはあくまでも本人であるため，患者自身でセルフケアができるように少しずつ支援していく。

▶ **行動の変化を支援するためのステージ**　行動を変化させていくときの支援方法として，プロチェスカ（Prochaska, J. O.）らは，「行動の変化ステージ」という考え方を提示している[16]。それには，前熟考期，熟考期，準備期，実行期，維持期，完了期という6つのステージがある。看護師が，患者や家族がどの時期にいるのかをアセスメントし，各ステージに応じた支援を行うことによって，行動変容を促していく。

たとえば前熟考期では，まだ行動を変えようという気持ちがない時期であるため，看護師は，患者が取り組もうとしない理由を知る必要がある。そのため，情報収集をしたうえで，行動を変えるメリットとデメリットを明らかにし，患者が選択，決定できるようにかかわったり，治療や療養法の有効性に関する知識を提供する。

▶ **総合的把握**　慢性期の療養法は総合的にとらえる必要がある。看護師は苦痛の緩和や症状コントロール，自己管理技術の学習支援を行いながら，それぞれ関連している生活場面を調整して，患者が総合的に生活を再構築できるようにかかわる。

たとえば，糖尿病がある人は，

・落ち込んでいると食欲が低下する。

・食事量が少ないとエネルギーが得られず，活動が低下する。

・活動しないとからだは適切な疲労が得られないために眠りが浅くなる。

・食事量の少なさと活動不足，糖尿病による神経障害によって便秘をする。

というように，病態は生活全体と関連しているというとらえ方である。看護師は，患者にとって各療養法のバランスがとれるよう調整することが必要である。

3 継続への支援

❶ 自己効力感

慢性疾患をもつ患者の療養継続に影響を及ぼすものに，自己効力感（self-efficacy）がある。これは，バンデューラ（Bandura, A.）が社会的学習理論（1977年）のなかで提唱した。

▶ **結果予期と効力予期**　バンデューラの理論によると，人の行動には結果予期と効力予期という先行要因があり，これらが高まると人は行動に移るというものである[17]。

- 結果予期：自分が行動することによって，いい結果がもたらされるだろうという予測・期待のことである。
- 効力予期：自分がそのことをできそうだという確信のことで，自己効力感という言葉が用いられてきている[18〜20]。

慢性期の患者の場合，いかに療養を継続するかということが大きな課題となるので，この考え方が活用できる。結果予期については，行動を変えることとその成果との関係を繰り返し説明し，行動を変える必要性や意味が見いだせるようにかかわる。

▶ **自己効力感を高める方法**　この理論では，自己効力感を高めるためには，以下の4つの方法があるとしている。

- 遂行行動の達成：行っている行動の成功体験をすること。
- 代理的体験：人が行っていることを見たり聞いたりすること。
- 言語的説得：医療者，家族，同病者（同じ病気をもつ人）などが言葉をかけること。
- 情動的喚起：体調の良さや爽快感を味わうこと。

これらの方法によって，自分にもできそうだという感覚が高まるといわれているので，そこを援助することも有効である。

同じ疾患をもつ患者ががんばっている姿を見ること，体験を語り合うことで気持ちをわかり合えることが励みになり，行動につながることもある[21]。また，成功体験は最も効果的であるといわれているため，達成可能な小さな目標設定を積み重ねることがコツである。

人は，自分の行動に意味を求める。結果が良いという確信がなければ行動はしない，また，自分ができると思わなければやろうとはしない。慢性疾患の場合，厳しい食事制限，水分制限でも，努力する価値があるという自分にとっての良い結果を予測すること，自分にもできそうだという感覚をもてることで行動につながる。そして，「病みの軌跡」を自分で方向づけられる，管理できるという感覚をもてることが重要である。

❷ エンパワーメント

▶ **無力感への対処**　病と共に生きる慢性期の患者は，その行路のなかで無力感を経験する（療養の実行や継続において，自分の力のなさを感じる）ことがある。療養を継続するためには，この時期をうまく乗り越えることが必要になる。

このような場合，エンパワーメント（empowerment）という考え方が活用できる。無力

感に陥っている人は，一時的にパワーレスネス（力が弱まっている）になっているだけなので，もともと本人がもっている力を引き出せるようにかかわるというものである。

▶ パワーレスネスからの脱却への援助
- 患者が自分のパワーレスネス（力のなさ）に気づき，そこから脱却したいという感情をもてるよう動機づけをする。
- それに合った目標設定をする。
- 目標達成を可能にする資源（体力，経済力，知識・情報，組織，時間，信用，愛情など）があることにも気づく。
- これらを自分のパワーにして効果的に活用する行動がとれる。

というプロセスを支援し，本人の潜在能力を発揮できるようにかかわる[22]。

❸ 視野を広げる支援

慢性期を生きる患者にとって，長い経過の間には，考え方や行動範囲が狭くなってしまう時期がある。療養の継続にとっては，ストラウスらも「最も必要なのは，教養があり，情も深い第三者からの簡単で一般的なカウンセリング」[23]と述べているように，社会とのかかわりを絶やさないことが重要である。他者との何げない会話のなかから，

- 大変なのは自分だけじゃない。
- 人にはそれぞれ別の大変さがある。

など，自分や自分の家族だけという世界に閉じこもらないで，視野を広げることが継続の推進力になることもあるので，他者とかかわる機会をつくることも一つの方法である。

4 QOL充実への支援

❶ 包括的アプローチ

慢性期にある患者は，自分の生活をどのように調整できるかが課題となるため，生活全般を含めた包括的支援が重要となる。

たとえば，糖尿病患者の支援では，医師，看護師，栄養士，薬剤師などがそれぞれの専門性をもって身体的・心理的支援を行う。

慢性閉塞性肺疾患（COPD）の患者に対しては，医師，看護師，理学療法士（PT），ソーシャルワーカー（SW），薬剤師，栄養士，精神科医などの多職種が，同時にかかわる呼吸リハビリテーションの考え方が発展してきている。

患者のQOLは，包括的なアプローチをしていくことで充実する。

❷ 家族への支援

患者と生活を共にしている家族も，多様な行路を経験している。患者の病状が変化し，気持ちが揺らいだとしても，家族は，患者と共に最善策を模索しながら，自分の生活も続けていくという覚悟がもてるように支援する。

患者と家族のQOLは切り離して考えることはできないため，看護師は両者のQOLが維持できるようにかかわることが大事である。

V 人生の最終段階にある患者の看護

人は，例外なくいつかは人生の最終段階を迎える。人生 100 年時代となった現在，多くの人は老年期に人生の最終段階を迎えるであろうが，乳幼児・小児期から成人期といった段階で，それを迎えてしまう人もいる。

A 人生の最終段階における医療

「人生の最終段階」とは，従来，用いられていた終末期に代えて使用されるようになってきた。終末期は，疾患の進行により，近い将来に死を迎えることを医学的に判断された時期を意味していたが，もっと広い意味で，人生の終わりという意味を込めて「人生の最終段階」という言葉に変わりつつある。

厚生労働省は，2007（平成 19）年，平成 18 年 3 月に富山県射水市でおきた医師による「人工呼吸器取り外し事件」を契機として，「終末期医療の決定プロセスに関するガイドライン」を発表したが，2015（平成 27）年 3 月の改訂では，「人生の最終段階における医療の決定プロセスに関するガイドライン」へと名称を変更している。その理由として，最期まで本人の生き方を尊重（尊厳）した，医療を目指すことが重要であるという考え方を示している。この考え方は，人生の最終段階において，患者の家族や医療者の思いではなく，患者自身の意向を最大限尊重し，医学的視点のみでなく，まさに生活者であるその人の生き方にまなざしを向けた医療・ケアを行うという意味であろう。

その後，本ガイドラインは，2018（平成 30）年 3 月，高齢多死社会の進展に伴い，地域包括ケアの構築に対応する必要があることや，英米諸国を中心として ACP（advance care planning）の概念を踏まえた研究・取り組みが普及してきていることなどを踏まえた改訂が行われている[24]（表 3-7）。

1. 人生の最終段階の迎え方

曹洞宗の僧であった良寛の辞世の句ともいわれている「散る桜　残る桜も　散る桜」のように，人は，誕生した瞬間から等しく死に向かって生きている存在であり，だれもが確実に人生の最終段階にたどり着く。しかし，その迎え方は一様ではない。通常，人生の最終段階というと，がんや難病，植物状態の患者のように，死に至るまで比較的長い経過をたどる場合をイメージするが，救急や集中医療の現場も同様である。

▶ 学会などによる終末期医療に関するガイドライン　日本救急医学会は 2007（平成 19）年 11 月，「救急医療における終末期医療に関する提言（ガイドライン）」[25]を，2014（平成 26）年には，本ガイドラインを基本とし，日本集中治療医学会，日本循環器学会と共同で，「救急・集中治療における終末期医療に関するガイドライン～3 学会からの提言～」[26]を公表し

表3-7 人生の最終段階における医療・ケアの決定プロセスに関するガイドライン

厚生労働省　改訂　平成30年3月

1　人生の最終段階における医療・ケアの在り方
① 医師等の医療従事者から適切な情報の提供と説明がなされ，それに基づいて医療・ケアを受ける本人が多専門職種の医療・介護従事者から構成される医療・ケアチームと十分な話し合いを行い，本人による意思決定を基本としたうえで，人生の最終段階における医療・ケアを進めることが最も重要な原則である。

　また，本人の意思は変化しうるものであることを踏まえ，本人が自らの意思をその都度示し，伝えられるような支援が医療・ケアチームにより行われ，本人との話し合いが繰り返し行われることが重要である。

　さらに，本人が自らの意思を伝えられない状態になる可能性があることから，家族等の信頼できる者も含めて，本人との話し合いが繰り返し行われることが重要である。この話し合いに先立ち，本人は特定の家族等を自らの意思を推定する者として前もって定めておくことも重要である。

② 人生の最終段階における医療・ケアについて，医療・ケア行為の開始・不開始，医療・ケア内容の変更，医療・ケア行為の中止等は，医療・ケアチームによって，医学的妥当性と適切性を基に慎重に判断すべきである。

③ 医療・ケアチームにより，可能な限り疼痛やそのほかの不快な症状を十分に緩和し，本人・家族等の精神的・社会的な援助も含めた総合的な医療・ケアを行うことが必要である。

④ 生命を短縮させる意図をもつ積極的安楽死は，本ガイドラインでは対象としない。

2　人生の最終段階における医療・ケアの方針の決定手続
人生の最終段階における医療・ケアの方針決定は次によるものとする。

(1) 本人の意思の確認ができる場合
① 方針の決定は，本人の状態に応じた専門的な医学的検討を経て，医師等の医療従事者から適切な情報の提供と説明がなされることが必要である。

　そのうえで，本人と医療・ケアチームとの合意形成に向けた十分な話し合いを踏まえた本人による意思決定を基本とし，多専門職種から構成される医療・ケアチームとして方針の決定を行う。

② 時間の経過，心身の状態の変化，医学的評価の変更等に応じて本人の意思が変化しうるものであることから，医療・ケアチームにより，適切な情報の提供と説明がなされ，本人が自らの意思をその都度示し，伝えることができるような支援が行われることが必要である。この際，本人が自らの意思を伝えられない状態になる可能性があることから，家族等も含めて話し合いが繰り返し行われることも必要である。

③ このプロセスにおいて話し合った内容は，その都度，文書にまとめておくものとする。

(2) 本人の意思の確認ができない場合
本人の意思確認ができない場合には，次のような手順により，医療・ケアチームの中で慎重な判断を行う必要がある。

①家族等が本人の意思を推定できる場合には，その推定意思を尊重し，本人にとっての最善の方針をとることを基本とする。

② 家族等が本人の意思を推定できない場合には，本人にとって何が最善であるかについて，本人に代わる者として家族等と十分に話し合い，本人にとっての最善の方針をとることを基本とする。時間の経過，心身の状態の変化，医学的評価の変更等に応じて，このプロセスを繰り返し行う。

③ 家族等がいない場合及び家族等が判断を医療・ケアチームに委ねる場合には，本人にとっての最善の方針をとることを基本とする。

④ このプロセスにおいて話し合った内容は，その都度，文書にまとめておくものとする。

(3) 複数の専門家からなる話し合いの場の設置
　上記(1)及び(2)の場合において，方針の決定に際し，
・医療・ケアチームの中で心身の状態等により医療・ケアの内容の決定が困難な場合
・本人と医療・ケアチームとの話し合いの中で，妥当で適切な医療・ケアの内容についての合意が得られない場合
・家族等の中で意見がまとまらない場合や，医療・ケアチームとの話し合いの中で，妥当で適切な医療・ケアの内容についての合意が得られない場合等については，複数の専門家からなる話し合いの場を別途設置し，医療・ケアチーム以外の者を加えて，方針等についての検討及び助言を行うことが必要である。

出典／厚生労働省，https://www.mhlw.go.jp/file/04-Houdouhappyou-10802000-Iseikyoku-Shidouka/0000197701.pdf

表3-8 学会等による終末期医療に関するガイドライン

厚生労働省	2007（平成19）年5月	終末期医療の決定プロセスに関するガイドライン
日本救急医学会	2007（平成19）年11月	救急医療における終末期医療に関する提言（ガイドライン）
日本学術会議	2008（平成20）年2月	終末期医療のあり方について―亜急性型の終末期について
日本医師会	2008（平成20）年2月	終末期医療に関するガイドライン
日本病院協会	2009（平成21）年5月	終末期医療に関するガイドライン～よりよい終末期を迎えるために～
日本小児科学会	2012（平成24）年4月	重篤な疾患を持つ子どもの医療をめぐる話し合いのガイドライン
日本老年医学会	2012（平成24）年6月	高齢者ケアの意思決定プロセスに関するガイドライン 人工的水分・栄養補給の導入を中心として （終末期に限定していない）
日本救急医学会，日本集中治療医学会，日本循環器学会	2014（平成26）年11月	救急・集中治療における終末期医療に関するガイドライン～3学会からの提言～
厚生労働省	2015（平成27）年3月 2018年3月改訂	人生の最終段階における医療・ケアの決定プロセスに関するガイドライン

ている。その背景には，2007（平成19）年提言を出した頃には，想定していなかった状況が追加されるなど，医療現場を取り巻く環境の変化を反映している。このように，救急・集中医療の現場においても，終末期であるという判断や対応に関しては，主治医だけでなくチームの総意としてかかわるとともに，揺れる患者や家族の感情と向き合い，真摯に対応することが重要であるとしている。

　救命困難と判断される重篤な状態のなかで人生の最期を迎える人もいる。事故，災害，重篤な疾患により終末期を迎える人の特徴は，死が迫っているとわかってから死に至るまでの経過が短く，患者やその家族は死への準備をする時間がほとんどない状態にあるということであろう。

　先に述べた複数のガイドラインのほかにも，日本小児科学会から日本老年医学会まで，各領域の学会などによる，終末期医療に関するガイドラインが策定されている。それほどに，人生の最終段階における医療に関するガイドラインを求める現場のニーズが高かったということであろう（表3-8）。それぞれのガイドラインの主な規定には，終末期の定義とその判断，方針を決定する際の手続き，事前指示書の取り扱い，家族の定義などがある。

2. 患者の事前指示

　人生の最終段階における医療者と患者のコミュニケーションは重要であるが，意識障害や苦痛により，意思決定が困難な状態に陥ることも少なくない。従来，多くの病院では，DNAR（＝ Do Not Attempt Resuscitation）やナチュラルコースといった指示が出されていた。しかし，患者がその時点で本当にそれを望んでいるか確認できない，指示の解釈が医療

者によって異なり，必要以上の生命維持治療が制限されてしまう可能性などが問題となっていた。そこで，指示を実践する際の混乱を改善するために，医療処置に関する具体的指示が記載された書類と，その前提として，患者の意向を尊重するために事前に意思を確認できる存在の必要性について議論されるようになった。

▶ **事前指示**　事前指示（advanced directive：AD）は，「自分のことは自分で決めたい」という意思を明確に表すものである。将来，自分が意識障害や認知症などにより判断できる能力を失った場合，自分に対して行われる医療行為について事前（決定能力がある時期）に意思を表示することである。

　事前指示には大きく2つのタイプがある。1つは，自分で判断ができなくなった場合の代理決定者を委任するものである。そしてもう1つは，終末期における積極的な延命治療を中止するというように，自分が希望（選択）する医療をあらかじめ医療者側に指示するものである。これを文書の形で表明したものを一般にリビングウィル（living will）という。ただし，この事前指示があれば問題がないというものではない。それは，あくまでも患者が健康な状態のときに考えたことであり，そのときに想像した自分の姿と，現実の今の自分の状態では異なった見解をもつ可能性もあるからである。

▶ **アドバンス・ケア・プランニング**　アドバンス・ケア・プランニング（Advance Care Planning：ACP）とは，本人が今後，どのような治療やケアを受けたいのかということについて，事前に家族や医療者など信頼できる人々と繰り返し話し合う自発的なプロセスをいう。ここがADと異なる点である。話し合いのプロセスは記述され，定期的に見直され，ケアにかかわる人々の間で共有され，必要な際にはすぐに参照できるように保存しておく。ACPで話し合う内容には，患者の気がかりや意向，患者の価値観や目標，病状の予後の理解，治療や療養に関する意向や選好，そのほかの体制などがある。

　ACPは，患者が意思決定できなくなったときに備えて，信用できる人もしくは人々を選定しておく。ACPでは，患者が最も価値を置いていることに基づいて，意思決定できるようにする。ACPは，病人だけでなく健康な成人も作成できるが，その存在や意義については広く周知されているとはいえず，今後の普及，啓発が課題である。

▶ **POLST**　POLST（Physicians order of Life-Sustaining Treatment：POLST）は，米国 Oregon Health and Science University の医療倫理研究所で考案され，1990年代後半頃から「生の終わり」を意識する多くの高齢者が使用している。POLSTは，主治医が患者自身から，人生の最終段階における治療について，患者の意向が医療に反映されるように本人の希望を聞いて作成し，保管しておく書類（医療指示書）である。

　ADとの相違点としては，POLSTの場合，特定の医療行為（心肺蘇生，医学的処置，抗菌薬，人工栄養剤など）についての希望の有無が具体的に明示されており，医療記録として目につきやすいところに保管されているため，患者以外の人にも発見されやすい。

　日本でも，日本臨床倫理学会により日本版POLST（DNAR指示を含む）が公開されている。

3. 医療者と患者・家族のコミュニケーション

▶ **寄り添う看護**　人生の最終段階に限らず，患者には最善の医療・看護を受ける権利がある。しかし，何がその患者にとっての最善であるのかを判断することは容易ではない。特に，人生の最終段階には，一人ひとりの患者の生き方とその人を取り巻く人々の思いが最も色濃く反映される時期であるといえよう。その意味でも先述した，ACP の存在と重要性について，患者と家族に説明し，事前の話し合いができる環境を提供することに努め，患者の意向を最大限尊重する必要がある。そのために看護師は，「患者のために（外側から）考える」のではなく，「患者の立場から（内側から）考える」ことが重要である。患者を外から眺めているだけでは，思いに寄り添うことはできない。今，患者が見ている世界を共に見ようとするとき，患者は寄り添ってもらえたと感じるであろう。

▶ **何げない会話の大切さ**　看護師は，患者の最も身近にいる存在として言語的，非言語的コミュニケーションをとおして理解し，味方であることを保証することで，患者が最善の選択をするための支援ができるであろう。人生の最終段階であっても，特別なコミュニケーションが必要なわけではないが，次に述べるような基本的なコミュニケーションスキルは不可欠である。

「患者さんは特別な人ではない，普通の人」

　患者さん（男性，63歳）はパン職人で，何十年も朝から晩までパンを焼いていたが，肝臓がんになり入院した。病状はかなり進行しており，退院して仕事に戻ることは難しい段階であった。看護学生は，苦しそうにしている患者さんと最初に会ったとき，どのようにかかわればよいかわからずとまどっていた。そのとき教員から「不安な気持ちはわかるけれど，患者さんは特別な人ではない，普通の人。あなたのおじいさんだと思ってかかわってみたら？」と助言をもらった。学生は患者さんに，「なぜ，パン職人になったのか」「仕事についてどのように思っていたのか」「やり残していることはないのか」といったことを聞いてみた。すると，患者さんは，40年近くのパン職人としての人生を振り返るように話してくれた。そこからわかったことは，パン職人であることに誇りをもっていること，もうパンが焼けないかと思うと寂しいこと，仕事が忙しくて妻といつか一緒に行こうと話していたヨーロッパに行けなかったことなどであった。

　そこで学生は，患者さんが行きたいと思っていたヨーロッパの地図と写真集を持ってベッドサイドに行き，2人で旅行する計画を立てることにした。患者さんは，学生の提案を受け入れ，2人は，毎日少しずつ疲れない程度に楽しそうに地図の上で旅を続けた。

　しばらくして，患者さんは亡くなった。学生は「患者さんからはたくさんのことを教えていただきました。この実習で，私は，看護師は患者さんの人生というマラソンの最後の伴走者だと思いました」と話した。

- 静かな場所を選ぶ。
- 椅子に深く座る（しっかり聴く準備があることを示す）。
- 目の高さ，視線を合わせる。
- 日常用語を用いる。
- 必要に応じて，相手の話を繰り返す，要約する。
- 沈黙を恐れずに活用する。
- ユーモアを活用する。

　また，患者は，看護師が日々の何げない会話を大切にしてくれたり，自身の語りを聴いてくれることを求めている。たとえば，患者がしみじみと窓の外を見て「今日は，雨ですね」と言ったとき，「そうですね」と答えるだけで終わることもできるが，「雨の思い出って何かありますか?」と返すことで，「私は，昔仕事をしているときは，晴れ女って言われていたんですよ。あの頃は，よく皆で休みの日は出かけていました……」といったように，患者が懐かしそうに思い出を語り始めることも少なくない。このように，聴き手がいることで，患者は自分の人生を物語る意味を見いだすことができるであろう。

　看護師には，専門的な知識と技術を用いて患者の身体的苦痛に対処するだけでなく，人生の最終段階にある患者が一人の人間としてその人らしく最期まで生き抜くことができるよう最善を尽くす。

「最期まで自分らしく生きたい」

- 患者：40代，男性，カメラマン

　患者は，肝臓がんの末期状態だった。医師は，治療法の選択について患者と妻に説明したが，それを聞いた患者は，「治療しても長くないことはわかっている，このままベッドの上でつらい治療を受けながら，何もしないという選択はしたくない。覚悟はできているから，残された短い時間は，自分の好きなことをして，死んでいきたい。そして，元気な自分の姿を周囲の人に記憶してもらって，だれにも会わずに最期を迎えたい」と語った。数回の話し合いを続けた結果，患者の意思が強いことを知った妻と医療者もそれを受け入れた。

- 患者：80代，女性

　患者は，肺がんと診断され，入院治療を勧められた。しかし，患者は，入院治療でなく，在宅医療を選択した。患者は，「80すぎるまで生きることができた。入院してつらい治療を受けたり，周囲に遠慮しながら療養することは望まない。最期まで住み慣れた家で自分の好きなことをしながら寿命がきたら，静かに死んでいきたい」と話した。家族が入院を勧めてもその意思は変わることがなかった。家族は，「これでいいのだろうか」と迷いながらも，庭で花の手入れをしたり，趣味の大正琴を楽しそうに弾いている姿を見ると，これも一つの選択なのだと思えるようになった。

B 看護師にとって患者の死とは

人生の最終段階を病院で迎える人が多い現在，死は，日常から切り離されたところにある。身近な人の死を経験したことがない看護師は，死にゆく患者とどのように向き合っているのか。

1. 二人称の死

人の死のとらえ方に，一人称（自分）の死，二人称（身近な人）の死，三人称（かかわりが薄い人）の死[27]という考え方があるが，看護師は，患者の死をどのような関係性の死として，受け止めているのであろうか。看護師は，患者から「なぜ，私は死ななければいけないのか」と問われることがある。そのとき，どのように答えるだろうか。患者とのかかわりが「三人称」的であれば，「あなたの病気はすでに進行しているので，これ以上の治療は難しいと思います」と答えるか「私にはわかりません」と逃げるかもしれない。しかし，それは，患者の問いに対する答えになっているであろうか。患者は，まさに全人的な苦悩をもって「なぜ，……」と問いかけているのであり「三人称」的なかかわりでは見放されたと感じてしまうであろう。

しかし，二人称の死としてとらえることができるならば，答えのない問いを投げかけざ

Column　人称による死

人の死には，自分との関係性から見た「一人称の死」「二人称の死」「三人称の死」という考え方がある。

- 一人称の死（私の死）：自分自身の死である。自分の死は，まだ，だれも経験したことがないため，人は死とは何かを経験として語ることはできないが，自身がどのような死にゆくか，その過程については意思を示すことはできる。
- 二人称の死（あなたの死）：「私」に対する「あなた」の存在，すなわち，身近な人の死である。親子，兄弟姉妹，夫妻，恋人や友達といったように，自分と心情的に密なかかわりのある人の死である。自分の人生に深く濃いかかわりをもった人を失うことは，「私」にとって深い悲しみと喪失感をもたらし，生活に及ぼす影響も大きい。「二人称の死」という言葉は，哲学者であるジャンケレヴィッチ（Jankelevitch, V.）が提唱した。
- 三人称の死（彼・彼女の死）：同じ人間の死ではあるが，直接的なかかわりがない人，すなわち遠い存在の人の死である。一般に，感情を揺さぶられることは少なく，第三者の立場から冷静に受け止めることができる。テレビのニュースで事故や災害などで死亡した人のことを知ったとしても，涙を流したり眠れなくなることは稀であり，日常の生活に影響を受けることはほとんどない。

るを得ない患者のそばにいて，苦悩を理解することに努めるであろう。どちらのかかわりが，ナイチンゲールがいうところの「本当の看護（What It Is）」であり「そうでない看護（What It Is Not）」なのかは明白である。

2. 人生の最終段階にある人とかかわることの意味

　人間の死が日常から切り離されたところに存在するようになった現在において，看護師は人生の最期を迎えている人とかかわることに困難やストレスを感じることがある。特に一人の人間として「二人称の死」すなわち身近な人の死を経験していない場合，患者の死を自分に引き寄せてとらえることにとまどいや恐怖を感じることもあるだろう。しかし，人生の最終段階にある患者は，看護師にとまどいや不安だけでなく，人としての成長の契機を与えてくれる。

　看護師にとって，患者の死は自身の生活や人生に影響を及ぼすという意味において，遠い人の死ではない。看護師であるということは，人の死を避けて通ることのできない仕事を自分の意思で選択したということにほかならない。看護師にできることは，何かを行うというより，人生の最終段階にある人の意向や希望を尊重し，その人らしい人生をまっとうできるよう支えることであろう。

C 死にゆく過程における身体的な変化

1. 適応反応と代償機能

　人間は，誕生してから死に至るまで，絶え間なく様々な身体的・精神的ストレスに曝（さら）されている。こうしたストレスは，適応可能な範囲内であればよいが，対処可能なレベルを超えてしまうと生活が脅かされ，生命を維持することさえもできなくなることもある。また，人間は，常に自分自身のからだを安定させる方法で対処しようとするが，からだはすぐにそれに適応できるとは限らない。

　たとえば，これまでほとんど運動していなかった人が健康診断で肥満を指摘され，運動を勧められジョギングを始めたとする。しかし，いきなりジョギングを始めると，心拍数は増加し，筋肉の痛みを覚える。これは，からだが変化に適応できていないことを意味している。ところが，少しペースを落としたり，筋肉痛を我慢しながらジョギングを続けているうちに，からだが徐々に慣れてきたことを実感できるようになる。そうなると，ジョギングは苦痛なものではなくなり，人によっては楽しく感じられるようになることもある。このように，からだは，細胞レベルで外からの変化に対して適応しようとしている。

 身体の代償機能　疾患による身体への変化（刺激）が大きい場合は，適応することが困難となり，主観的な症状や検査データや測定値の異常として客観的に現れるようになる。それでも，からだは生命を維持するために，変化に適応しようとする。たとえば，発熱した

経験はだれもがもっているが、これは、からだが病原体と闘っているということであり、それを発熱という形で知ることができる。また、心不全では、心機能低下により心拍出量が減少するが、それを補うために、からだには、心拍数を増やして交感神経を活性化するといった代償作用を認めることができる。すなわち、自分のからだは回復するために闘っているのである。

このように、人間のからだは、常に、本能的に生存するために適応し代償しようとしている。したがって、人間のからだには、生命の危機を伴うような重篤な状態になると生き残ることに向けて必要な器官の優先度に応じた代償作用がみられるようになる。すなわち、脳、心臓、腎臓、肺といった人間の生存を維持するうえで不可欠な臓器では、優先的に代償行為が行われる。こうした重要臓器に対して、消化器、皮膚・筋骨格系のように代償行為の優先度が低い臓器の機能低下は早い。

▶**人生の最終段階にある人の適応・代償機能の低下**　人生の最終段階にある患者が「食べ物がのどを通らなくなった」とか「食べられなくなった」と言った場合、それは、重要臓器への血液供給が優先されるため、消化器系の臓器まで送られていないか、送られていたとしても著しく減少していることである。

このような状態にある患者に対して、無理に食べることを勧めたり、水分を補給したりすることは適切ではない。なぜなら、そうした行為は、すでに機能低下を生じている心臓、肺、腎臓といった生存に不可欠な重要臓器にさらなる負担をかけてしまうことになるからである。特に、腎機能が低下している場合は、血液内の毒素が増加し、それが心臓に影響を及ぼすことになる。また、皮膚・筋骨格系への血流も減少するため、皮膚が損傷を受けるリスクは高くなる。

2. 患者の症状と看護

身体各臓器の機能低下は、患者が死に近づいていることを意味するが、それは具体的な症状として現れる。

▶**感覚の異常：痛み**　患者にとって、痛みは大きな問題となる。痛みとは、組織が損傷することによって、細胞内からカリウムイオンが放出され、これが感覚神経の感覚受容器を刺激することによって生じる不快な感覚性・情動性の体験である。

痛みの原因には、がんによるもの、からだが動けないことによるもの、神経障害によるものなど様々である。がん性疼痛は、がん患者の7割くらいが痛みを経験するといわれているが、痛みは、我慢することによるエネルギーの消耗が激しくなるため、適切な鎮痛薬が必要となる。鎮痛薬は、呼吸抑制などの副作用を招くことがあるため、患者の状態をよく観察し、医師と相談のうえ、適切な量を投与できるよう調整する。

▶**呼吸機能の低下：呼吸パターンの異常と呼吸困難**　呼吸異常は、肺疾患が原因となる場合もあれば、末期に代償機能が低下して起こることもある。努力呼吸やチェーン-ストークス（Cheyne-Stokes）呼吸などは、終末期に現れやすい呼吸である。呼吸数、呼吸パターン

を注意深く観察する。

▶ **消化機能の低下：悪心・嘔吐**　末期にみられる症状で，原疾患が原因で起こることもあるが，重要臓器に血液が流れるために消化器系の血流が減少して起こる場合もある。

　看護するうえでは，悪心・嘔吐を引き起こしやすい食べ物や飲み物は避ける。症状に応じて制吐薬を医師が指示するため，正確に観察する。嘔吐するとにおいが残り，それが次の悪心を引き起こすことがあるため，換気などの環境調整を行う。

▶ **運動機能の低下：ふらつき，転倒**　筋骨格系への血流の減少や重要臓器の機能低下などによって生じる。患者は，元気なときの自分のイメージで動こうとしてふらついたり，転倒したりすることがある。看護師は，患者の安全を確保するための注意深い観察をもとにアセスメントし，移動に車椅子を使用する，付き添うといった対応を検討する。その際，患者の自尊心を傷つけることのないよう，安全を理由に援助が過度にならないよう留意する。また，在宅であれば，家族に対して患者の状態を説明し，事故防止のため，手摺りの設置や歩行の見守りなどの方法を指導し，協力を求める。

▶ **排泄機能の低下：失禁**　神経系統の機能の変化や泌尿器系の臓器への血流減少によって生じる。排泄は，人間の尊厳と深くかかわっているものである。特に，失禁状態になることは，患者の尊厳を深く傷つけることにつながることを理解したうえでかかわる必要がある。尿失禁の場合，尿パッドの使用や膀胱留置カテーテルの挿入，便失禁の場合はおむつの着用など，必要に応じたケアを行うが，患者の羞恥心，尊厳に対する細やかな配慮が求められる。

▶ **感情の問題：不安，恐怖，興奮，情緒不安定**　不安，恐怖，興奮，苛立ち，情緒不安定といった症状は，死にゆくことに関連して生じやすい。そのほかにも，血中毒素の増加といった身体症状によって生じる場合もある。

　患者の気持ちが落ち着くように，思いを表出できる環境を整える必要があるが，重要なことは，患者が苦悩している世界を理解するように努めることである。症状が強い場合は，必要に応じて，抗不安薬や鎮静薬の使用について医師と相談する。

▶ **意識障害**　からだの消耗が激しい場合や死が近づいた患者は眠る時間が長くなる傾向がある。看護師は，患者の安楽に向けて，環境を整えることが必要である。たとえば，自分で動くことが困難なために生じる痛みがある場合は，体位変換を適切に行い，皮膚損傷のリスクがある場合は，エアマットなどの使用を検討する。

▶ **そのほか**　死が近づくと四肢の冷感や脱水症状を認める。冷感に対しては，タオルで温めることで，一時的ではあるが皮膚温は上昇する。脱水症状に関しては，口唇を湿らせたり，リップクリームを塗るなどのケアを行う。

D 人生の最終段階を生きるということ

1. 苦痛の緩和と癒やし

　人は，いずれ自分にも死が必ず訪れることを知ってはいるものの，死を今現在の自分に引き寄せて考えることには不慣れである。からだがぎりぎりの状態まで適応に向けた代償機能を働かせたとしてもなお，回復の見込みがない場合，看護師にできることは苦痛を緩和し癒やすことである。

　16世紀に活躍した，フランス人外科医のパレ（Paré, A.）は，医師の役割について「時に治し（to cure sometimes），しばしば和らげ（to relieve often），常に慰める（to comfort always）」ことであるという言葉を残している。これは，医療技術が飛躍的に進歩した現代においても，医師をはじめとする医療者が目指すべきものであるといえよう。特に，人生の最終段階にある人に医療者ができることは，痛みを和らげ，孤独を癒やし，慰めることである。疾患を治療すること，身体的苦痛を完全に取り除くことはできない状況にあったとしても，慰め，癒やそうと努めることはできる。患者と対話し，背負っている荷物が何であるかを理解できれば，その荷物のいくらかは肩代わりすることができるであろう。

2. 療養する場の選択

　人生の最終段階をどこで過ごすか，それは人それぞれである。苦痛を緩和し，患者のQOLを高めようとする医療施設にホスピスがある。また，病院の中に，緩和ケア病棟があり，医療者で緩和ケアチームを作り，全人的ケアを目指している。

　また，最近では，在宅における療養を希望する人も少なくない。人生最期の時間を住み慣れた家で，自分のペースで，自分らしく過ごしたいと考えるのは自然なことである。しかし，病状の急変に対する対応や家族の負担，在宅療養に必要な医療機器の整備などの問題もあり，環境を整えるための調整が必要である。

3. チームによる支援

　人生の最終段階にいる人を支援するうえにおいて，患者の家族や知人，医療者，介護・福祉関係者など，適切なチームメンバーによるチームアプローチが成功の鍵となるであろう。その際，重要なことは，患者第一主義のもと，チームメンバーが患者の尊厳を守り，その人らしさを尊重することである。

E 死へのプロセス

1. 患者への援助

1 患者の苦悩に対するかかわりの困難さ

　患者の身体症状を緩和するには，専門的な知識と技術が求められるが，家族に対しても患者のからだがどのような状態にあるのかを理解できるように説明し，協力を得ることが重要である。

　死にゆく過程は，患者にとって自分が生きることや死ぬことについて思考する孤独な経験であり，そこからくる苦悩は極めて個人的なものである。そこに一人ひとりの人生が映し出され，それを理解しケアすることは容易なことではない。しかし，何もできないわけではない。死にゆく人は，特別な人ではなく，普通に生活している人であることを忘れてはならない。故に，患者のそばに寄り添い，語りに耳を傾け，率直に語り合うことは患者を癒やすことにつながるであろう。

▶ **キュブラー＝ロスの「死の受容段階」**　死にゆく患者を理解するうえで役に立つ理論の一つが，精神科医であるキュブラー＝ロス（Kübler-Ross, E.）が200人の末期患者と面接し，その心理状態をまとめた「死の受容段階（死の受容に関する心理的変容）」(表3-9)である。

　しかし，すべての人がこの理論のように進むわけではない。ある段階にとどまってしまう人もいれば，ある段階をスキップする人もいる。また，日本人の場合，自分の感情を率直に表現することを控える文化があるため，患者の苦悩はいっそう深くなる可能性がある。特に男性は，人前で泣いてはいけない，大声を出してはいけないといった感情規則にとらわれていることもあるため，注意深い観察が必要である。患者が自分の気持ちをありのままに表現できるように信頼関係を築くことが重要である。一人ひとりの人生があるように，画一的な良い死に方があるわけではない。大切なことは，その人らしい死に方を尊厳をもって迎えることができるように支援することである。

表3-9　キュブラー＝ロスの「死の受容段階」

否認と孤立	想定外の衝撃的な出来事から受けるショックを避けるために「まさか自分が本当に死ぬわけはない」と否認する。この時期は精神的に周囲から孤立していく段階
怒り	死が否定できない厳しい現実であることを認めざるを得なくなると，次は，「何で自分だけが死ななければならないのだ」という怒りの感情を経験する。その怒りは身近にいる看護師に向けられることもある
取り引き	次は，どうにかして生きるための方法を考え，「もう財産はいらないから命を助けてほしい」というような取り引きを行う
抑うつ	病気が悪化し，死を回避することができないことを知って，無力感・絶望感からうつ状態に陥る
死の受容	死の現実からは逃れられないことを理解し，その現実を受け入れながら，残された人生を静かに見つめ，前向きに生きようと決意する段階

2. 家族への援助

▶ **悲嘆作業への支援**　終末期においては，患者と共に家族への支援が重要となる。患者が急性型の終末期を迎えた場合や若い人の場合，残された家族の悲嘆（ひたん）は深く，喪失感を経験する。看護師は，それぞれの患者と家族を取り巻く環境を理解し，適切な支援を行う必要がある。

▶ **家族と共に患者を支援すること**　人生の最終段階をどこでどのように過ごすか，どのような治療法を選択するかということについては，最大限患者の意向を尊重することが望ましいが，家族の存在が重要であることは言うまでもない。患者の家族もまた，身体的・心理的・社会的に多くの荷物を背負っている。患者が病院で療養している場合，身体的・心理的な負担は在宅で看取るよりも小さいかもしれないが，病院に通わなければならないし，経済的な負担もある。

一方，住み慣れた自宅で患者が終末期を迎える場合，家族は病院に通う負担は軽減されるが，医療処置があればその技術を身につけなければならないし，急変時に備えることも必要となり，緊張度も増すであろう。また，患者に真実を知らせていない場合，嘘をつき続けるという大きな負担を背負い続けることになる。

どちらにしても，遠くない時期に死が訪れる患者をケアすることは，家族にとってはつらい経験である。看護師は，患者とその家族を取り巻く個別的な環境を理解し，可能な限りの医療資源や福祉資源を活用することを提案し，重荷を軽減するための支援を行う。

また，こうした厳しい状況のなかにあっても，看護師の笑顔とユーモアによって家族の

ユーモアのある温かい時間

会社員のAさんは，70代の父親を自宅で看取るために介護休暇を申請した。そのことを知った看護師の友人は，「つらいときこそ，家族で笑いあいましょう」とAさんにメールした。

Aさんの父親は，胃がんで入院していたが，容態の悪化に伴い「もう治らないのはわかっているから，できれば家に帰りたい」と言った。母親はそうしたAさんの父親の気持ちを受け入れ，自宅で療養してもらいたいと思ったが，一人で介護するのは難しいと悩んでいたところにAさんが介護休暇をもらえることがわかり，覚悟を決めた。

しかし，Aさんも母親も人生の最終段階を迎えた父親と，どのようにかかわればよいのだろうかという不安をもっていた。そんな時，友人から「普通に話して普通に笑うこと」が大切だと思うという言葉をもらったのである。

実際，父親はAさんや母親と過ごす時間がうれしいようで，冗談を言って笑ったり，昔の思い出を語ってくれたという。Aさんは，「私の方が父に救われた気がする」といい，最期の濃い時間を家族で過ごすことができたことに感謝し，「どんなときでもユーモアは大切ね」と友人に語った。

緊張を和らげ，苦痛を軽減することもできるであろう。

VI リハビリテーションと看護

リハビリテーションとは

　リハビリテーション（rehabilitation）というと，機能回復訓練をイメージする人が多いだろうが，その語源は，ラテン語のハビリス（habilis）であり，「適した」「ふさわしい」という意味がある。そこに「再び」という意の「re」がついていることから，rehabilitationの本来の意味は，人が，何らかの原因により障害がある，望ましくない状態に陥り，日常生活行動や社会的役割に支障をきたしたところから，再び，その人にふさわしい生活をとり戻し（復帰），人間としての尊厳を回復することであるといえる。したがって，リハビリテーションは，障害を抱えながら生きる「生活者」を支える医療・看護であるといえる。

　今後，人口の超高齢化，様々な技術革新，価値観の多様化により，QOLの実現を目指すリハビリテーションの重要性はさらに高まるであろう。特に，地域包括ケアの実現に向けて，高齢者や障害者が地域でその人らしい生活を送るうえで，リハビリテーションはその中心的役割を果たす位置にあるという認識を共有する必要がある。

1. 現代における「リハビリテーション」の定義

　リハビリテーションは，先の2つの世界大戦による多くの戦傷者の社会復帰を目指すところから発展してきた。

▶ **国連による「リハビリテーション」の定義**　1982年の国際連合第37回総会において，「障害者に関する世界行動計画」が決議された。この計画における「行動」として，予防，リハビリテーション，機会均等化の3項目が分類され，定義された。この行動計画における「リハビリテーション」は，「身体的，精神的，かつまた社会的に最も適した機能水準の達成を可能とすることによって，各個人が自らの人生を変革していくための手段を提供していくことを目指し，かつ，時間を限定したプロセスである」と定義されている。リハビリテーションにおいて，QOLが重視されるようになったのはこの頃である。

▶ **わが国の「リハビリテーション」の定義**　わが国においては，1981（昭和56）年，厚生省（現厚生労働省）が「厚生白書」の中でリハビリテーションについて，「障害者が一人の人間として，その障害にもかかわらず人間らしく生きることができるようにするための技術および社会的，政策的対応の総合的体系であり，単に運動障害の機能回復訓練の部分だけをいうのではない」と述べている。

これは、リハビリテーションという概念を「全人間的復権」の理念に基づくものとしてとらえ、機能回復訓練であるとしたそれまでの通念を明確に否定するものであった。

2. 医療におけるリハビリテーション

▶ **日本リハビリテーション医学会**　翌年に、東京オリンピックとパラリンピックを控えた、1963（昭和38）年、種々の領域を統合させて一つの組織とし、日本におけるリハビリテーションに関する医学・医療の発展と社会に貢献することを目的として、「日本リハビリテーション医学会」が設立され、2012（平成24）年に公益社団法人に移行した。わが国で大学病院におけるリハビリテーション医学の診療施設が東京大学医学部附属病院に開設されたのも 1963（昭和38）年であった[28]。

▶ **リハビリテーション看護学会**　2002（平成14）年、一般の人々に対して、リハビリテーション看護の知識および技術の教育普及活動を行うとともに、リハビリテーション看護を行う者の育成に関する事業を行い、もって、リハビリテーション看護の向上・発展に寄与することを目的に、NPO法人「リハビリテーション看護学会」[29]が設立された。本学会では、リハビリテーション看護を、「疾病・障害・加齢等による生活上の問題を有する個人や家族に対し、障害の経過や生活の場にかかわらず、可能な限り日常生活活動（ADL）の自立とQOL（生命・生活・人生の質）の向上を図る専門性の高い看護」と定義している。

B 自分らしい生活を取り戻す

人は、だれでも生活の過程で身につけた習慣、人生観や価値観といったライフスタイルをもっている。平たくいえば、その人らしい生き方ともいえる。しかし、人生には、病気による発作や事故など、ある日突然、想定しないことや望まないことが自分の身に降りかかることがある。ここでは、脳梗塞で右片麻痺になった患者の例をとおして考えてみよう。

▶ **発病前の生活**　Aさん（女性、40代）は、会社員の夫と高校生の娘と3人暮らしであった。Aさんは、おしゃれで、明るく、娘の友達が遊びにくると得意のケーキを作ってもてなしていた。家族は仲良く、自分では幸せな人生を歩いていると思っていた。

▶ **発病により一変した生活**　Aさんは、ある朝、左側の手足から力が抜けて、自力で起き上がることができなくなっていることに気づいた。すぐに病院に行き磁気共鳴画像検査（magnetic resonance imaging；MRI）を受けたところ、脳梗塞と診断され、医師から「後遺症が残ります。リハビリテーションでどこまで回復するかは何とも言えません」という説明を受けた。

Aさんは、脳梗塞により、自分の足で歩くこともできない状態となり、妻や母親としての役割を果たすことが難しくなっただけでなく、それまでは当たり前にできていたトイレでの排泄、食事、更衣なども他者の援助が必要であった。入院中は、看護師の援助を受けたが、大人がそれまで自分で何の問題もなく当たり前にできていたことの一つ一つの生活

行動について，他者に援助を求めるということが，どれほど気を遣い，情けないことなのかを思い知った。

その後，リハビリテーションとして理学療法士（PT）による下肢の機能訓練，作業療法士（occupational therapist；OT）による手の訓練が開始された。

Aさんは，「何で今，自分がこんな病気になったんだろう！」「こんな姿では娘がつらい思いをするのでは」と落ち込み，悩んだ。鏡に映る自分の姿を見て，尊厳が失われていくような感覚に陥ったときに，娘とあまり年齢が変わらない若い看護師から子どもに話すような言葉遣いをされて深く傷ついた。

▶ **人間としての尊厳を取り戻した生活**　Aさんは，しばらく悩んだり落ち込んだりしていた。しかし，落ち込んでばかりいると娘や夫もつらい思いをするのではないかと考えるようになった。Aさんは，家によく遊びにきていた娘の友達が見舞いに来たいと言っていることを知り，勇気をもって受け入れる決心をした。娘とその友達が見舞いに来たとき，Aさんは，利き手である右手できれいに化粧し，病衣でなくおしゃれなスポーツウェアを着ていた。Aさんは「娘は，病人であってもできるだけきれいにしてほしいと思うだろう」と考えたうえでの選択であった。

このことをきっかけにして，Aさんは「元の生活に戻れるようにがんばろう」と思えるようになった。それまで医療者にはできるだけ迷惑をかけたくないと思っていたAさんが，その後は，どうしたら元の生活に近づけるか，主治医，PT，OT，看護師，栄養士などに積極的に質問するようになった。こうしたAさんの変化に，夫と娘も「また，おいしいケーキを作ってほしい」と言い，明るさを取り戻した。

退院後，外来で出会ったAさんからは，「リハビリテーションは苦痛に満ちたものだったし，病気をして失ったものは多い。だけど，当たり前の大切さや，家族のありがたさを，病気をしたことで改めて知ることができた。同じ病気の患者さんと励ましあったり，身をもって人の優しさを感じたり，得たものは小さくないと思えるようになったことは自分でも大きな変化だと思う。今は，病気になる前の自分とは少し違う，新しい自分と出会えたような気がする」という言葉を聴くことができた。

生活者としてのリハビリテーション

1. 全体的存在としての人間の理解

看護は，人間を要素（臓器）還元的な存在ではなく，一人の全体的存在としてとらえているが，この人間観は，リハビリテーションにおいても極めて重要な考え方となる。なぜなら，全体的存在として人間を理解するということは，心身機能にとどまらず，生活者としてのその人に関心を寄せることを意味するからである。

リハビリテーションには，同じ障害があっても，その人の年齢，性別，生活のしかたな

ど，個別性が現れる。

2. 国際障害分類と国際生活機能分類

生活者としてのリハビリテーションを考えるうえで注目されているのが，国際生活機能分類（International Classification of Functioning, Disability and Health；ICF）である。これは，従来用いられていたWHOの国際障害分類（International Classification of Impairments, Disabilities and Handicaps；ICIDH）の改訂版として，2001年のWHO第54回総会において承認されたものである。

▶ **ICIDHの考え方：障害に注目** ICIDHにより，広く世に認知されるようになったのが障害の概念である。ICIDHでは，身体レベルの機能障害（impairment），個人レベルの能力障害（disability），社会レベルの社会的不利（handicap）という3つのレベルで障害を分類していた。たとえば，麻痺があるというのは身体レベルの障害である。それにより，更衣や歩行ができなくなるというのは生活能力の低下を意味する個人レベルの障害であり，能力低下を理由に失業するといった社会的不利益をこうむるという考え方である。

こうした考え方は，障害者のマイナス部分あるいは弱みだけに焦点が当たっているとの批判があり，それがICFへの改訂につながった。

▶ **ICFの考え方：生活機能に注目** ICFでは，人が生きていくための機能全体を「生活機能（functioning）」としてとらえている。生活機能の要素「生活機能」には，身体・精神の働きとしての「心身機能・身体構造（body functions and structures）」，生活行為としての「活動（activities）」，家庭や社会生活における役割としての「参加（participation）」の3要素が含まれている。

ICFは，人が社会のなかで生き，生活することを総合的にとらえようとするものであり，「生活機能」は，「健康状態」，「環境因子」，「個人因子」に影響されるとしている。生活機能を低下させるものは，その人にとっての障害となる。

▶ **障害の分類** 障害は，生活機能の3要素に対応して，「心身機能・身体構造」に問題が生じる「機能障害」，「活動」に問題が生じる「活動制限」，「参加」に問題が生じる「参加制約」という3レベルからなっている。

こうした生活機能と障害に影響を及ぼすものに，「環境因子」と「個人因子（personal factors）」といった「背景因子」があり，これらの生活機能の構成要素はそれぞれ相互に作用し合っている（図3-3）。

ICFは，リハビリテーション医療だけでなく，保健や介護・福祉職などの専門家，そして利用者と家族も含んだ関係する人々すべてが用いる共通言語である。ここでいう共通言語とは，人間が生活すること，生きることの全体像に関する共通したとらえ方であるといえる。リハビリテーションは，生活機能を高める有力な手段となるが，患者の障害だけでなく，強みに注目し，それを高めることに力を入れることで「その人らしさ」を取り戻すことを支援することができるであろう。

VI　リハビリテーションと看護

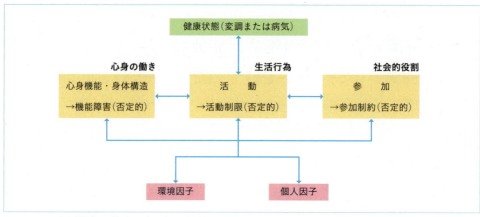

図3-3 ICF生活機能の構成要素の相互関係

D リハビリテーションの種類

　リハビリテーションには，患者，医療者，介護・福祉関係者はもちろん，家族，友達，地域の人々，患者が学生であれば学校関係者，社会人であれば職場関係者などの幅広い人たちがかかわることになる。
　リハビリテーションの分類には，医学的リハビリテーション，教育的リハビリテーション，職業的リハビリテーション，社会的リハビリテーションの4領域がある。

1. 医学的リハビリテーション

　医学的リハビリテーションは，患者の生活機能向上に向けて病院などの医療機関で行われるもので，リハビリテーション医学もこのなかに含まれる。
　理学療法，作業療法，言語療法といったリハビリテーション医学の方法は，一般に「訓練」といわれているが，その本質は，患者のもつ強みや可能性を引き出して発展させる「教育」という意味をもつ。
　戦争は，リハビリテーション医学の発展においても影響を及ぼしている。上田によれば，歴史的にリハビリテーションは，1917年のアメリカで始まったとされる。アメリカは，第1次世界大戦（1914～18年）によって多くの障害を負った軍人を社会に復帰させる責任と必要性に迫られた。そのためにアメリカ退役軍人病院で，生活を再構築するという目的で「身体再建およびリハビリテーション部門（Division of Physical Retraining and Rehabilitation）」を創設した。それ以後，障害者のための杖や車椅子，義手・義足などが開発・改良されていった。それと共に，元の生活に戻るためには単に身体機能の回復だけでなく，全人的なリハビリテーションの必要があるという認識が広まった。
　医学的リハビリテーションは，疾病の状態に応じて次の3段階に分けられる。

▶急性期リハビリテーション　急性期は，生命の危険，障害の進行・悪化が起こり得る時期

である。この時期には，疾患およびリスクを管理しながら，早期に廃用症候群の予防とADLの訓練を主とした適切なリハビリテーションを開始する。

▶ **回復期リハビリテーション**　差し迫った生命の危機から脱し，障害の悪化が回避されて様々な刺激や運動負荷に耐えられる状態となり，日常生活を行ううえでの機能改善が期待できる時期に行うリハビリテーションである。

▶ **維持期リハビリテーション**　日常生活を行ううえで，おおよそ目標が達成され，危機管理の必要がほとんどなくなった時期に行うリハビリテーションである。

2. 教育的リハビリテーション

教育的リハビリテーションは，しつけや学校教育などをとおして，障害がありながらも自立しようとする人々を援助することを目的としている。

先天的障害者や後天的に障害を受けた障害者に対して，特別支援教育学校，特別支援教育学級，肢体不自由施設などで行われる教育的支援である。

運動機能や行動，認知，情緒言語などの心身の障害に対して，その障害特性や発達段階に応じた教育を行うための教育的支援や職業指導を行う。

3. 職業的リハビリテーション

職業的リハビリテーションは，身体的・精神的障害によって喪失した就労の場を再獲得し，自立するための支援，あるいは社会的活動への参加に向けての支援を行う。

職業訓練校や地域障害者職業センターなどで，障害者がその障害の特性に合った職業に就き，定着できるようにすることを目指す。

職業的リハビリテーションには，職業準備訓練および職業訓練，職業紹介，職業相談指導，能力評価，就職後のフォローなどがあるが，目標達成のための計画は具体的でなければならない。

4. 社会的リハビリテーション

障害者はその身体的状況によって，物理的・制度的・心理的バリアを経験している。たとえば，
- 心臓の機能が低下しているために走れない。
- 麻痺があるために衣服の着脱ができない。
- 車椅子を必要とするために階段があるところへは行けない。
- 目が見えない人との結婚を反対される。
- 精神障害があるから会員になれない。

といったようなことである。社会的リハビリテーションは，こうした障害者のバリアを解消していくことにより，社会生活力を高めることを目指すものであり，医学的・職業的・教育的リハビリテーションの土台となる。

「社会生活力」とは，様々な社会的な状況のなかにあって，障害者が自らのニーズを満たし，一人ひとりが豊かな社会参加を実現する権利を行使する力を意味する。

E リハビリテーションと看護

リハビリテーションに，チーム医療は欠くことはできず，多くの職種がかかわっている。これまでのチーム医療では，医師がその中心にいることが多かったが，今後は，それぞれの職種が専門性を発揮し，職種を超えて，連携と協同によるアプローチが求められる。何より優先すべきは，患者の意向であることをすべての職種が認識する必要がある。

1. チーム医療としてのリハビリテーション

患者中心のリハビリテーションを行ううえでは，多様な患者のニーズに対応するために多くの専門職チームによるアプローチが行われている（図3-4）。

1 リハビリテーションチーム

チームは，中心にいる患者と，患者を支援する保健・医療・福祉の専門職，家族，友人や地域住民，ボランティアなどで構成される。リハビリテーションにかかわる専門職には，医師，看護師，理学療法士（PT），作業療法士（OT），言語聴覚士（ST），医療ソーシャルワーカー（MSW）などがいるが，それぞれの専門性に基づく重要な役割を果たしている。

▶ 医師　現在，リハビリテーション専門医の制度が設けられているが，リハビリテーションだけを専門とする医師はまだ多くない。医師は，チームメンバー間の意見調整や，リハビリテーション全体にかかわるコンサルテーション的な役割を担っている。

▶ 看護師　リハビリテーションチームのなかで，患者の身近で観察し，ケアしている看護師は，情報提供や多職種間の意見調整などを行う。具体的には，褥瘡などの二次障害防止

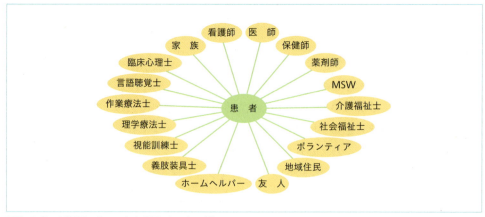

図3-4　リハビリテーションにおけるチームの例

のための体位変換などを実施し，ADL の維持・向上に向けての指導・訓練，および家族への指導などがある。また，患者の障害受容の過程にかかわり，揺れ動く患者の気持ちを理解しながら，障害を前向きにとらえられるように支援する。そのためには，患者を生活者として理解する強い味方であることを保証することである。

▶ 理学療法士（physical therapist：PT） 医師の指示のもと，身体に障害のある患者に対して，物理療法，運動療法を用いて，歩行を中心とした基本的動作能力の回復を図る。また，義肢や装具の装着訓練も行う。

▶ 作業療法士（occupational therapist：OT） 理学療法士と共に，リハビリテーションの中核的な役割を担っている。医師の指示のもと，身体・精神に障害のある患者に対して，生活するうえで必要な様々な作業を用いて治療する。患者のもてる力を引き出し，代償機能の獲得，応用的動作能力の向上を目指す。

▶ 言語聴覚士（speech and hearing therapist：ST） 1997（平成 9）年に国家資格として「言語聴覚士法」が制定された。脳卒中，知的障害，難聴そのほかの原因により，失語症，構音障害，言語発達の遅れ，音声障害などの障害，発音の獲得の遅れなどのある患者に対しては，検査・訓練・相談などを行う。

▶ 医療ソーシャルワーカー（medical social worker：MSW） 身体的・精神的・環境的な生活障害がある患者とその家族に対して，人間関係や社会生活を様々な角度から評価し，社会資源を活用して環境の調整や問題解決ができるように支援する。

▶ 社会福祉士（certified social worker） 1986（昭和 61）年，「社会福祉士及び介護福祉士法」の成立により国家資格として制度化された。福祉問題が複雑・多様化かつ困難化するなかで，様々な問題に対応するための新しい福祉の担い手としても期待されている。

▶ 介護福祉士（certified care worker） 介護を専門とする国家資格である。身体的あるいは精神的な障害により，日常生活を営むうえで支障がある患者に対して，心身の状況に応じた介護を行う。

▶ ホームヘルパー（home helper） 在宅の高齢者や障害者に身体介護，家事サービスを提供し，在宅における生活の維持，身体機能の低下の防止を図る。

2 チームメンバーの姿勢

リハビリテーションは，患者が障害を残し，発病前と同じ状態に戻ることができなかったとしても，患者の強みや残された能力に注目し，新しい生活を送るための能力を獲得できるように支援する。

新しい生活に何を求めるか，一人ひとりで「希望」の形は異なる。それぞれの人が望む生活を送れるようなリハビリテーションを行う必要がある。その人らしい生活の再構築に向けて支援するためには，すべてのチームメンバーが患者にとっての「当たり前の生活」を取り戻せるように支援することが重要である（表 3-10）。

表3-10 「当たり前の生活」

> 「しあわせ」とは，「当たり前」のこと
> 「しあわせ」とは
> あたりまえ
> こんなすばらしいことを，みんなはなぜ喜ばないのでしょう
> あたりまえであることを
> お父さんがいる　お母さんがいる
> 手が二本あって，足が二本ある
> 行きたいところへ自分で歩いて行ける
> 手を伸ばせばなんでもとれる
> 音がきこえて声がでる
> こんな幸せがあるのでしょうか
> しかし，誰もそれを喜ばない
> あたりまえだ！といって笑ってすます
> 食事が食べられる，夜になるとちゃんと眠れ，そしてまた朝が来る，
> 空気いっぱいに吸える．笑える，泣ける，叫ぶこともできる．走り回れる
> みんなあたりまえのこと
> こんなすばらしいことを，みんなは決して喜ばない
> そのありがたさを知っているのは，それを失くした人たちだけ
> なぜでしょう　あたりまえ

出典／井村和清：飛鳥へ，そしてまだ見ぬ子へ；若き医師が死の直前まで綴った愛の手記．祥伝社，2005，p.185-186．

2. リハビリテーションにおける看護師の役割

　リハビリテーションを必要とする人々は，発達段階も乳幼児から高齢者まで様々であり，障害も，身体的障害（運動機能，呼吸機能，循環機能，感覚機能など），精神的障害などがある。看護師は，患者の個別性とその人の尊厳を尊重した援助を行う。

▶ **健康とリスクの管理**　リハビリテーションの基礎となる体調や健康状態の管理をはじめ，症状（合併症を含む）や障害の経過観察，治療や処置を行う。また，健康状態や症状に応じて，機能訓練や生活動作訓練について調整を行う。

▶ **経過に応じた看護**　急性期は，障害の拡大を防ぎ，廃用症候群を予防し，慢性期には，ADLの拡大に向けて機能回復するよう支援する。障害を受けた直後の患者は，衝撃を受けるが，周囲の適切な支援と時間を注ぐことで，徐々に現実を認知するようになり，自身に起こった障害に適応（受容）する方向へ向かう。看護師は，患者が受容に向かうプロセスに必要な時間やエネルギーは，人それぞれであることを認識し，患者を信頼して待つことである。

▶ **患者の生活と人生の目標の再設定**　障害に対するとらえ方は個別的であり，将来の生活や人生の目標も一人ひとり異なる。障害受容の理論として，キュブラー＝ロスの「死の受容段階」を適用している人もいる（本章Ⅴ-E「死へのプロセス」を参照）。しかし，人は様々な感情の揺れを経験しており，理論どおりにはいかないことのほうが多い。また，「死の受容段階」と決定的に違うのは，患者には時間があるということであり，将来への希望がもてるということであろう。

看護師は，患者の揺れる思いに付き合いながら，将来の希望や人生の目標について対話を続け，その情報をリハビリテーションチームで共有し，目標の実現に向けた効果的な支援のあり方について検討する。

▶ **退院後の生活を見すえたリハビリテーション**　病院の訓練室や病室と自宅では，患者を取り巻く物理的環境は大きく異なっている。自宅の構造はどのようになっているのか，何が日常生活における活動をするうえでの障害となり得るのかを把握したうえで，訓練や自宅改修などの指導を行い，必要に応じて，福祉の専門職者と相談し，適切に対処する。

▶ **起立すること，歩くこと**　二足歩行は人間だけができるものであり，これは人間の尊厳に大きく影響を及ぼすものである。患者の安全や医療者・介護者の援助行為の効率性を考えた場合，車椅子は便利なものであるが，それでは患者のADLの拡大にはつながらない。可能な限り，患者が起立し，歩行できるように支援する。たとえば，自宅では，患者がトイレに行くために伝い歩きができるように，レールを取りつけるなどの工夫も必要である。

▶ **「安静度」から「活動度」へ発想の転換**　現在，病院では，患者の援助の必要性を判断するうえで，安静度＊を基準にしていることが多い。しかし，この方法は患者の活動量を低下させてしまう危険性がある。リハビリテーションを行っている患者には，できるだけ自由に自らの意思で活動できるように支援する。特に，自宅に帰ると，家族が転倒や転落を恐れて，患者が活動することを不安に思うことが多いため，安静にすることで生じる問題について説明し，活動時の留意事項などについて具体的な指導を行う。

▶ **患者の生き方の尊重**　リハビリテーションとは，人間としての尊厳の回復である。看護師は患者と対等な立場で向き合い，対話を重ねながら，患者の生き方を理解し尊重する。また，患者に日々の生活における様々なことに関して，可能な限り選択してもらうことにより，他者から管理されることなく自身で決定しているという感覚をもってもらうことが重要である。

VII　健康保持・増進への看護

A　健康保持・増進とは

▶ **健康保持増進とは**　人生100年時代の今日，いかにして自身の健康を保持増進していくかということは，個人にとっても，社会にとっても重要な課題である。健康の保持増進には，発達段階や生活環境に応じた食事，活動，休養・睡眠の調和のとれた生活習慣を身に

＊ **安静度**：bed rest level。安静度に医学的な基準はなく，各病院や病棟で決められている。患者の状態に合わせて医師から指示が出される。たとえば，安静度は，絶対安静，ベッド上安静，病室内自由，病棟内自由，院内自由などのように設定されている。

つけることが必要である。健康に影響する嗜好として，喫煙，飲酒，薬物乱用などがあるが，適切に用いられない場合，本人の健康だけでなく，周囲の人間関係や社会に対しても悪影響をもたらす危険性がある。さらに，健康的な生活習慣を身につけていても，感染症のように，個人の努力のみでは予防することが難しい場合がある。

健康の保持増進には，まずは正確な知識を身につけ，それを実行し，必要に応じて，保健・医療機関を活用することが重要となる。

WHOにおける健康増進の概念は，1980年代の前半から用いられたが，健康に対する人々のコントロール感を増大させ，改善させることを可能とする過程としており，5原則を提示している[30, 31]（WHO, 1984, 1985）。

①特定の人々に焦点を当てるのではなく，日常生活における文脈のすべての人々を含む。
②個人の制御を越えた「すべての環境」が健康を導くようにするために，健康の決定要因に向けて取り組む。
③様々に異なった多様なアプローチを活用する。
④個人および集合的な「ライフスキル」の獲得や開発に向けて，人々の実効的な参加を促す。
⑤医療の専門家は健康のための教育や唱導において重要な役割をもっている。

▶ **ヘルスプロモーション**　1986年11月，カナダのオタワで第1回ヘルスプロモーション国際会議が開催され，2000年までに，またそれ以降も，「すべての人に健康を」実現するための活動を求めて，オタワ憲章[32]が示された。

ヘルスプロモーション（Health promotion）とは，人々が自らの健康をさらにうまくコントロールし，改善していけるようになるプロセスである。ここでは，自身の主体的な「コントロール」が重要とされる。身体的，精神的，社会的に健全な状態に到達するには，個々人や集団が，望みを明確にし，それを実現し，ニーズを満たし，環境を変え，それにうまく対処していくことができなければならない。したがって，健康とは，生きることの目的（objective of living）というより，毎日の生活のための資源として見なされるものである。健康とは，身体的能力だけでなく，社会的・個人的な面での資源という点を重視した前向きな考え方である。それ故に，ヘルスプロモーションとは，ただ保健医療部門にゆだねられる責務というよりは，健康的なライフスタイルをさらに超えて，幸福（ウェルビーイング）にまで及ぶものである。

本憲章に基づいて，人々とその社会をより健康にするためには，その社会の文化や状況を理解したうえで行動することが重要となる。健康は人が生きる日々の生活と切り離して考えることはできず，学び，働き，遊び，愛し合う生活の場の中で，人々によって創造され，実現される。創造するにあたっては，自分自身や他人をケアすること，自らの生活環境について意思決定できたりコントロールできたりすること，社会がその構成員すべての健康を達成できるような状況を自ら作り出すことを保証することが必要とされる。

B 健康であること

▶ **健康の概念**　健康の概念は，時代，文化によって変遷を遂げてきたが，その始まりはWHO憲章における健康の定義[33]にあるといえよう（表3-11）。健康に関心をもっているのは，医学，看護学といった医療専門家だけでなく，社会学，心理学，文化人類学，哲学など，様々な分野の人々である。なぜなら，健康は医療の分野で定義されてきた「疾病のない状態」とする生物医学モデルで説明できるような狭い概念ではない。それは，WHOの定義において，身体的のみでなく，精神的・社会的という用語が用いられ，改正には至っていないものの，1999年には「霊的（spiritual）」を加えることが提示されたことにも表れている。

わが国では，1990年代以降，健康に対する主体的創造的活動が見られるようになった。すなわち，国民にとって望ましい医療，健康とは何かという課題に取り組むとともに，インフォームドコンセントに基づく個人の主体的な選択が尊重されるようになり，医学的情報のみでなく，個人の価値観，人生の計画，嗜好などに基づいた選択が行われるようになった。1996年代後半には，それまでの「生物医学モデル」から，生活や人生を高めていくというコントロール能力の程度という視点で健康をとらえる「生活モデル」や「幸福モデル」といったように，生活主体としての人間の特性が重視されるようになった。

▶ **ヘルスリテラシー**　ヘルスリテラシー（Health literacy）という用語は，1970年代に誕生したが，わが国で普及したのは2000年以降であり，比較的新しい概念であるが，健康に関する意思決定をする上で重要となり，人々の関心が高まっている。先述した，1986年のオタワ憲章におけるヘルスプロモーションにおいても，この用語は用いられていない。

ヘルスリテラシーには，健康教育とエンパワーメントが必要となる。健康教育は，「疾病志向」から「リスク要因志向」を経て，「健康志向」へと進化してきている[34]。これは，健康生成論にも表れている。すなわち，「なぜ病気になるのか」という考えから「なぜ，健康でいられるのか」といったように発想を転換することで，病気のrisk factorを特定するのではなく，健康に焦点を当てた健康生成思考である。一方，エンパワーメントとは，個人や集団が力や能力をつけることを意味するが，WHOのヘルスプロモーションにおいては，健康に影響する意思決定や行動をよりコントロールできるようになる過程である。

表3-11 WHO憲章における健康の定義

WHO憲章	1946（昭和21）	Health is a state of complete physical, mental and social well-being and not merely the absence of disease or infirmity. 健康とは，身体的，精神的，社会的に完全に良好な状態であり，単に，病気でないとか，障害がないということではない。
WHOオタワ憲章	1986（昭和61）	健康とは，日常生活の資源であって，人生の目的ではない。個人やグループがどれだけ希望をもち，ニーズを満たし，環境を変えたり克服したりできるかという度合いを意味している。

VII　健康保持・増進への看護

C 疾病の予防と早期発見・治療・合併症予防

これからの医療は,「病気になってから治す」のではなく,「病気にならないように予防する」ことにシフトしており,医療費抑制の視点からもその速度はますます加速されるであろう。また,医療者は,本来,治療する場である病院において,患者が感染症などの合併症を併発することのないよう,安全を守ることに最善を尽くす必要がある。

長寿社会になったわが国では,無病息災のまま人生を終えることは難しい。高齢化に伴い,生活習慣病や認知症,寝たきりなどの要介護状態,引きこもり状態など,だれもがそうしたリスクを抱える時代となり,深刻な社会問題となってきている。

そもそも,健康は個人の価値観に基づき,実現されるものであるとすれば,疾病の予防,早期発見にも努めることが期待されるが,社会全体としても,個人が健康づくりに向けて取り組めるための環境整備と支援が不可欠である。

文献

1) F. ナイチンゲール著,湯槇ます,他訳:フローレンス・ナイチンゲール 看護覚え書,現代社,1994,p.1.
2) G. カプラン著,山本和郎訳:地域精神衛生の理論と実際,医学書院,1968,p.23.
3) 前掲2),p.46.
4) 小島操子:看護における危機理論・危機介入;フィンク/コーン/アグィレラ/ムース/家族の危機モデルから学ぶ,金芳堂,2008,p.45-91.
5) 前掲4),p.45-91.
6) 高宮朋子:生活習慣病に対する厚生労働省のとりくみ;健康日本21,ファルマシア,37(9):785-789,2001.
7) A. ストラウス,他著,南裕子監訳:慢性疾患を生きる;ケアとクオリティ・ライフの接点,医学書院,1987,p.13-20.
8) 川野雅資監,伊藤まゆみ編,井原緑:看護学実践 慢性期看護 緩和・ターミナルケア;成人看護学,日本放射線技師会出版会,2008,p.35-36.
9) Woog, P. ed.: THE CHRONIC ILLNESS TRAJECTORY FRAMEWORK ; The Corbin and Strauss Nursing Model, Springer Publishing Company, 1992, p.9-28.
10) P. ウグ著,黒江ゆり子,他訳:慢性疾患の病みの軌跡;コービンとストラウスによる看護モデル,医学書院,1995,p.3.
11) 前掲9),p.12-31.
12) Hyman, R. B., Corbin, J. M. ed.: Chronic Illness ; Research and Theory for Nursing Practice, Springer Publishing Company, 2001, p.1-15.
13) 前掲7),p.21.
14) 深井喜代子編:基礎看護学② 基礎看護技術Ⅰ〈新体系看護学全書〉,メヂカルフレンド社,2012,p.331-334.
15) D. E. オレム著,小野寺杜紀訳:オレム看護論;看護実践における基本概念,第4版,医学書院,2005,p.42.
16) J. O. プロチェスカ,他著,中村正和監訳:チェンジング・フォー・グッド;ステージ変容理論で上手に行動を変える,法研,2005,p.360.
17) Bandura, A.: Self-efficacy toward a Unifying Theory of Behavior Change, Psychol Rev, 84(2):191-215, 1977.
18) A. バンデューラ著,原野広太郎監訳:社会的学習理論;人間理解と教育の基礎,金子書房,1979,p.89-104.
19) A. バンデューラ著,祐宗省三,他編訳:自己効力(セルフエフィカシー)の探求,社会的学習理論の新展開,金子書房,1985,p.103-141.
20) A. バンデューラ著,本明寛,他訳:激動社会の中の自己効力,金子書房,1997,p.1-41.
21) 井原緑:慢性期脳卒中片麻痺患者の自己効力感に関する研究第一報;自己効力感・運動行動・生活の満足度の関連,昭和大学医療短期大学紀要,2001,p.13-19.
22) B. アンダーソン,他著,石井均監訳:糖尿病エンパワメント;愛すること,おそれること,成長すること,第2版,医歯薬出版,2008,p.8.
23) 前掲7),p.19.
24) 厚生労働省:「人生の最終段階における医療の決定プロセスに関するガイドライン」の改訂について. https://www.mhlw.go.jp/stf/houdou/0000197665.html
25) 日本救急医学会:救急医療における終末期医療に関する提言(ガイドライン). http://www.jaam.jp/html/info/info-20071116.pdf
26) 日本救急医学会,日本集中治療医学会,日本循環器学会:救急・集中治療における終末期医療に関するガイドライン;3学会からの提言. http://www.jaam.jp/html/info/2014/pdf/info-20141104_02_01_02.pdf
27) 柳田邦男:犠牲(サクリファイス);わが息子・脳死の11日,文藝春秋,1995,p.197-234.
28) 日本リハビリテーション医学会監:日本リハビリテーション医学会50周年記念誌. http://www.jarm.or.jp/jarm/document/

about/book_kinenshi50.pdf
29) 日本リハビリテーション看護学会 HP. https://www.jrna.or.jp/
30) WHO: Health promotion : A discussion document on the concepts and principles, Copenhagen, WHO,1984
31) WHO: Targets for Health for All, Copenhagen, WHO, 1985
32) Ottawa Charter for Health promotion,WHO,1986
33) WHO constitution, WHO, 1948. https://www.who.int/about/who-we-are/ constitution
34) 阿部四郎：ヘルス・リテラシー概念に関する一考察，東北福祉大学感性福祉研究所年報，13号，pp.30-31, 2012.

参考文献

- E. キュブラー＝ロス著，鈴木晶訳：死ぬ瞬間，中央公論新社，1998．
- P. リー著，宮脇美保子監訳：終末期ケアとその考察；死にゆくプロセスと痛みと苦痛の緩和，エキスパートナース，2007．
- 上田敏：リハビリテーションの思想；人間復権の医療を求めて，第2版，医学書院，2001．
- 上田敏，鶴見和子：患者学のすすめ；内発的リハビリテーション，藤原書店，2003．
- 大川弥生：新しいリハビリテーション；人間「復権」への挑戦〈講談社現代新書〉，講談社，2004．
- 大津秀一：死ぬときに後悔すること25，致知出版社，2009．
- 厚生省：厚生白書，1981．
- 厚生労働省社会・援護局障害保健福祉部企画課：国際生活機能分類；国際障害分類改訂版（日本語版）．http://www.mhlw.go.jp/houdou/2002/08/h0805-1.html.
- 厚生労働省社会・援護局障害保健福祉部企画課：身体障害者ケアガイドライン；地域生活を支援するために，2002．
- 高齢者リハビリテーション研究会報告書：高齢者リハビリテーションのあるべき方向，2004．http://www.mhlw.go.jp/shingi/2004/03/s0331-3.html
- 障害者福祉研究会：ICF　国際生活機能分類；国際障害分類改定版，中央法規出版，2002．
- 日野原重明：死をどう生きたか；私の心に残る人びと，中央公論新社，1983
- 柳田邦男：犠牲（サクリファイス）；わが息子・脳死の11日，文藝春秋，1995．

第 4 章

生命維持／日常生活に影響を及ぼす障害と看護

この章では

- 呼吸障害の特徴と，呼吸障害のある患者の看護について学ぶ。
- 循環障害の特徴と，循環障害のある患者の看護について学ぶ。
- 栄養・排泄障害の特徴と，栄養・排泄障害のある患者の看護について学ぶ。
- 運動機能障害の特徴と，運動機能障害のある患者の看護について学ぶ。
- 意識障害の特徴と，意識障害のある患者の看護について学ぶ。
- 精神疾患の治療法と，精神看護の特性について学ぶ。
- 痛みを感じるメカニズムと，痛みをもつ患者の看護について学ぶ。

I 生命維持／日常生活が障害されるとはどういうことか

　人間が生命を維持するためには，呼吸，循環，栄養と排泄(はいせつ)機能が重要となる。また，日常生活を営むうえでは，運動機能，意識状態，精神機能，痛みなどが大きく影響する。

　人間はからだをとおして，自分の考えたこと，やりたいことを表現しており，自己実現に向けて，心身の健康に留意し，異常の早期発見に努めている。しかし，そうした努力をしても 100%疾病(しっぺい)を予防することは難しい。本章では，生命維持および日常生活に影響を及ぼす障害とその看護について述べる。

A 生命維持機能が障害されるということは患者にとってどのような経験か

　体温，脈拍，血圧，呼吸といった人間が生きている徴(しるし)をバイタルサイン（vital sign）というが，日常はそれらを意識することなく生活している。しかし，ひとたび「息苦しい」「熱がある」「意識がはっきりしない」「脈が飛(と)んで動悸(どうき)がする」といった症状を自覚すると，からだへの関心は一気に高まる。このように，「いつもと違う」主観的・客観的データは，人間が，日常生活を営むことと深くかかわっており，状態が悪化すれば生命が脅かされることになる。

　急性期にある患者は，自身で意思決定できない場合が多く，代諾者である家族から同意を得ることになる。しかし，急性期においては，患者だけでなく家族も，今，何が起こっているのか，これからどうなるのかといったことが理解できず混乱しており，短期間に意思決定を迫られることに対する負担は大きい。看護師には，そうした家族の思いを理解したうえで，意思決定を支援する役割が求められる。

B 日常生活活動が障害されるということは患者にとってどのような経験か

▶ **人生の物語の一部としての病**　人は，一人ひとりが独自の人生を生きている。そうした生活過程のなかで，病を経験しているのであり，病むことと生活は切り離して考えることはできない。看護師のまなざしは，疾患そのものではなく，病を経験している生活者である患者に向けられる必要がある。「病むこと」「病と向き合うこと」「病から回復すること」「病とつき合うこと」などのすべてが，患者の人生における物語の一部である。

▶ **病むことの個別性と多様性**　疾患に伴う様々な痛み，不自由さ，不便さは，患者の生活に深く影響し，それによって自分の人生は「思うようにならない」ことを実感する。その結

果，患者は，疾患による身体的痛みだけでなく，心理的・社会的・霊的痛みを経験することになる。

しかし，同じ病や障害を負ったとしても，一人ひとりの人生が異なるように，病としての経験も異なるものである。これは，当たり前のことであるにもかかわらず，これまでの臨床のなかでは必ずしも重視されてきたわけではない。近年，患者の権利意識の向上やインフォームドコンセントは定着しつつあるものの，医療者の関心は，患者の主観的な経験よりも，疾患理解に役立つ測定値や画像といった客観的データに向かっている。

▶ **病の経験が意味するものとは** 看護師は，病を経験している患者を全体的存在として理解する必要がある。人は病むことにより，それまでの人生で意識していなかったことに気づくことができたり，新しい自分と出会うことも可能となる。著名な免疫学者であった多田は，仕事先で脳梗塞（こうそく）に倒れ，一夜で生活が一変した。多田は，様々な苦難を経験しながらも気づいたことがあるという。それは，「目に見える障害（右半身麻痺（まひ），言語障害など）の改善は望めない。しかし，何かが確実に回復していると感じるのです。どうもそれは，長年失っていた，生命感，生きている実感です。もともとの私ではなく，新たに生まれたものの生命です」[1]。この気づきは，病によって失うこともあるが，新しく見えてくることもあることを教えてくれる。

また，フランクル（Frankl, V. E.）は，次のように述べている。『それでも人生にイエスと言う』のなかで，「人生は，それ自体意味があるのであるから，どのような人生にも，どのような状況にも，人生にイエスと言う意味がある。それは，病気の苦悩のなかにあってもそうである。『なぜ私がこんなつらい思いをするのか』と問うのではなく，『人生は今，何を私に望んでいるのか』と考えることで，自分と病との向き合い方を変えることができる。」[2] 人間は，自分の経験にどのような意味があるのかを考える存在である。脅威あるいは苦難ともいえる病と向き合うことには勇気がいるであろうし，それを支援することも容易ではないだろう。にもかかわらず，フランクルの影響を受けた看護理論家であるトラベルビー（Travelbee, J.）は，病という経験を避けることができないのであれば，苦難のなかに患者が意味を見いだすことができるように支援することが看護の重要な役割であると主張している[3]。

C 生命を維持し，日常生活を整えること

▶ **当たり前の生活に近づけること** 疾患が患者の日常生活に及ぼす影響は，疾患の種類と障害の程度によって異なる。看護するうえで重要なことは，患者一人ひとりがとらえている「当たり前」の生活，「日常」の生活に近づけられるように環境を整えることである。

看護師には，患者の尊厳を尊重し，その人のもつ回復力や強みを引き出すことを可能とする注意深い観察力や共感力が求められる。

▶ **「患者の立場から」考える** 看護するうえでの本来あるべき姿とは，「患者のため」にでは

なく「患者の立場から」考えられたものでなければならない。起床・就寝時間，入浴時間や方法，食事の好み，仕事，遊び，人間関係などは，一人ひとりが自分なりのしかたやこだわり，信念をもっている。看護師は，一人ひとり違う人間であるという当たり前のことを忘れることなく，患者にかかわる姿勢を持ち続ける必要がある。

Ⅱ 呼吸が障害されるということ

　呼吸は，息を吸ったり，吐いたりすることであるが，医学的には，酸素と二酸化炭素のガス交換をいう。すなわち，生体のエネルギー代謝に必要な酸素を大気中から取り込み，生体各組織の代謝により生じた炭酸ガスを体外に排出することである。通常，無意識に行っている呼吸は，人間の生命維持に不可欠な生理機能の一つであり，正常であれば，一時的に「呼吸困難（息苦しさ）」を感じても，呼吸調節機能により，速やかに通常の状態に戻る。しかし，疾患や機能低下により酸素を取り込むことができなくなると，呼吸障害が現れ，重症化すると呼吸不全状態となる。

　また，呼吸は通常無意識で行われるが，自分の意思でコントロールすることも可能な生命活動であり，緊張しているときに「深呼吸してみてください」と言われたり，X線撮影時には「そのまま少し息を止めてください」と言われたりするのはその例である。さらに，東洋医学において，呼吸は生命のエネルギーを交換するという意味もある。

呼吸のしくみ

　呼吸は，外気から酸素（O_2）を取り入れ，エネルギー代謝の結果として産生される二酸化炭素（CO_2）を体外に排出する生命活動であり，外呼吸（肺呼吸）と内呼吸（組織呼吸）がある。外呼吸（肺呼吸）は，ガス交換が肺胞内の空気と血液で行われ，内呼吸（組織呼吸）では，細胞と血液で行われる。

　外呼吸におけるガス交換の機能には，①換気，②拡散，③肺循環の過程がある。酸素は大気から肺に取り込まれ，その後，肺から血液，各組織へと運ばれる。

❶換気：気道をとおして息を吸い込むこと（吸気）により酸素が肺に吸入され，吐くこと（呼気）によって二酸化炭素が排出される過程である。

❷拡散：吸入された酸素が気体の分圧差によって血液中に取り込まれ，二酸化炭素を排出するしくみである。

❸肺循環：右心室を出た静脈血が肺動脈を経て左右の肺へ流れ，動脈血となって肺静脈をとおって左心房に戻ってくる一連の過程である。

　なお，呼吸の調節は，延髄にある呼吸中枢と，橋にある呼吸調節中枢によって行われている。呼吸中枢は，血液中の酸素濃度や二酸化炭素濃度，pHの変化，興奮や緊張といっ

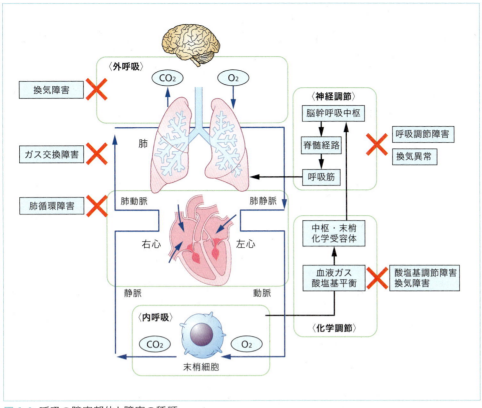

図4-1 呼吸の障害部位と障害の種類

た感情の変化も感知し、呼吸を調節している（図4-1）。

B 呼吸が障害されるということ

　呼吸障害は、原因により分類される（表4-1）。換気障害は、閉塞性換気障害、拘束性換気障害、両者が併存する混合性換気障害の3つに分類される。閉塞性換気障害とは、吸い込んだ空気をうまく吐き出せない換気障害であり、1秒率が70％を下回る場合をいい、拘束性換気障害とは、肺や胸郭の拡張が障害される換気障害で、％肺活量が80％を下回る場合をいう。また、両者が同時に生じている場合を混合性換気障害という（図4-2）。

　呼吸障害は、障害の部位や原因にかかわらず、体内に摂取できる酸素量が減少するため、日常生活動作に耐えうる体力やエネルギーが低下し、生活の質に影響を及ぼす。

表4-1 呼吸障害の種類

障害の種類		詳細
換気障害	拘束性換気障害	肺・胸郭の病変により，肺の拡張が障害され，効果的な呼吸運動が困難な状態。肺・胸郭が広がりにくいため，吸気が困難となる。拡張が障害される要因として，呼吸筋や呼吸筋に信号を伝える神経伝達に問題がある場合や，胸壁や肺実質の弾性の低下が考えられる。（代表的な疾患：間質性肺炎，神経筋疾患など）
	閉塞性換気障害	病変によって，気道内の閉塞，もしくは狭窄があり，呼気が困難な状態。肺の膨らみやすさは障害されないため，理論上吸気に問題はないはずだが，気道の閉塞に伴い十分な吸気が得られないこともある。（代表的な疾患：COPD，気管支喘息など）
	混合性換気障害	拘束性換気障害と閉塞性換気障害が同時に起こっている状態。肺の気腫性変化により慢性的な閉塞性換気障害から呼吸筋疲労が引き起こされ，混合性障害に至るケースもある。（代表的な疾患：肺気腫，塵肺など）
ガス交換の障害	拡散障害	酸素と二酸化炭素のガス交換は，ガス分圧の差が引き起こす拡散によって行われている。この拡散経路に異常が生じると，体内に十分な酸素が取り込めない。
	シャント	静脈血が肺胞でガス交換されずに左心系に流入する状態。酸素化が不十分な血液が動脈血に混ざるため，低酸素血症を生じる。この状態をシャントといい，解剖学的シャントと生理学的シャントがある。
	換気血流比不均等	炎症や肺水腫などの原因により，肺胞の換気量と血流量の比率（換気血流比）が不均等となった状態を指す。
呼吸調節機能障害		呼吸の調節には神経性調節と化学的調節がある。血液のpHを一定に保つため，中枢化学受容体と末梢化学受容体で酸素分圧（PO_2）と二酸化炭素分圧（PCO_2），pHの変化を感知し，呼吸中枢に信号を送ることで呼吸が調節され，酸塩基平衡のバランスを保っている。これらの調節機能が何らかの原因で障害された状態を指す。代表的な症状として，CO_2ナルコーシスがこれにあたる。

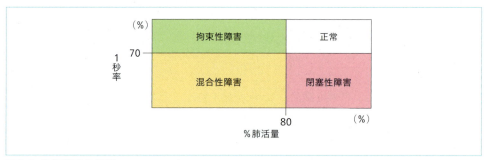

図4-2 換気障害の分類

C 呼吸障害が日常生活に及ぼす影響

1. 生命の危機

呼吸障害を引き起こす主な呼吸器疾患には，気管支喘息，COPD（慢性閉塞性肺疾患），肺がん，呼吸器感染症などがある。急性呼吸不全や慢性機能不全から急性増悪した場合，生命の危機に直結する。

2. 活動耐性の低下

活動耐性の低下とは，食事や排泄，入浴や更衣，仕事や外出など，日常生活における活

動に耐えるだけの生理的，心理的エネルギーが不足している状態である。呼吸障害がある場合，労作時に自覚する不快感や呼吸困難などが活動耐性の低下を示す症状である。

活動耐性が低下すると，たとえば電車に乗って買い物に出かけようとしても，「駅までの道を歩く」という活動に必要な酸素消費量の増加にからだが適応できず，途中で呼吸困難や疲労感が強くなるため，歩行を中断せざるを得ない状況となる。

活動耐性の低下がある人は，日常生活で労作時に呼吸困難や疲労を感じるようになると，活動を自由に行うことが難しくなる。生理的ニードを満たすための，食事，排泄，入浴といった行動に加えて，酸素消費量の増加を抑えるために移動が制限されるようになると，安静にしている時間が長くなり，活動範囲の縮小が生じる。

3. 恐怖・不安

呼吸は，通常意識することなく行っているが，機能不全により努力を要する状態になると意識するようになり，困難感が強くなると死を連想するなどの恐怖や不安を感じる。その結果，日常生活においても活動することがストレスとなり，必要以上に活動することを避けるようになる可能性もある。

4. 自尊感情の低下

呼吸が障害されることで，「自由に動けない自分」や「他者の援助を必要とする自分」，また酸素療法などにより「常に医療機器に頼らざるを得ない自分」を意識することになる。

それまで当然のように自律して行えていたことができなくなる，長い時間を要するようになることで，ボディイメージの変容や自尊心の低下が生じるなど，自己概念に影響を及ぼす可能性がある。

D 呼吸障害がある患者への看護

看護師は呼吸障害がある患者に対しては，症状緩和を図るとともに，患者自身が病とうまくつき合いながら，その人らしい生活が維持できるよう個別性に合わせた援助を行う。

1. 呼吸状態を改善するためのケア

呼吸状態を的確にアセスメントし，必要な援助を行う。

1 呼吸状態のアセスメント

成人の一般的な正常な呼吸は，性別や年代によっても異なり個別性があるが，通常，吸気と呼気を規則的に繰り返し，回数は 12〜20 回/分，1 回換気量は，約 400〜500mL/回である。呼吸器系の観察，検査データ，自覚症状のほか，既往歴や生活状況，活動状況などの情報をもとに多角的にアセスメントを行う（表 4-2）。また，呼吸困難を評価するた

表 4-2 呼吸状態のアセスメント

	項目	具体的内容
背景	発達段階	年齢，性別
	生活習慣・環境	喫煙習慣（本／日，年数），運動習慣，仕事内容，日常生活の活動状況
	呼吸にかかわる疾患の既往と経過	治療に関連した薬剤，内服の有無
呼吸に関連するフィジカルアセスメント	呼吸器疾患の有無	悪性疾患，慢性閉塞性肺疾患，感染症など
	自覚症状	咳嗽（湿性，乾性），痰（性状と色），息切れ，呼吸苦，胸痛，疲労感など
	徴候	姿勢，末梢冷感，チアノーゼ（皮膚や粘膜の青紫色調変化），バチ状指
	呼吸数，リズム，深さ	規則性，パターン
	胸郭の動きと呼吸の型	胸式，腹式，努力性呼吸の有無，呼吸補助筋の動き，左右差
	呼吸音	副雑音の有無，ありの場合その種類，左右差
	検査所見	肺機能検査（肺活量，1回換気量，1秒率），胸部X線写真，経皮的酸素飽和度（SpO$_2$），動脈血ガス分析，血液検査，気管支鏡所見など
そのほか	そのほかのバイタルサインの値と変化	体温，脈拍，血圧，意識レベルなど

表 4-3 フレッチャー - ヒュー・ジョーンズ（Fletcher-Hugh-Jones）の呼吸困難の分類

Ⅰ度	（正常）	同年齢の健常者と同様の労作ができ，歩行，階段昇降も健常者並みにできる
Ⅱ度	（軽度）	同年齢の健常者と同様に歩行できるが，坂道や階段では健常者並みの歩行ができない
Ⅲ度	（中等度）	平地でも健常者並みの歩行ができないが，自分のペースでは1.6km以上歩行可能
Ⅳ度	（高度）	休憩をはさまなければ50m以上の歩行が不可能
Ⅴ度	（極めて高度）	会話や着替えにも息切れする．息切れのため外出できない

表 4-4 修正MRC息切れスケール

0	激しい運動をしたときだけ息切れがある
1	平坦な道を早足で歩く，あるいは緩やかな上り坂を歩くときに息切れがある
2	息切れがあるので，同年代の人よりも平坦な道を歩くのが遅い，あるいは平坦な道を自分のペースで歩いているとき，息切れのために立ち止まることがある
3	平坦な道を約100m，あるいは数分歩くと息切れのために立ち止まる
4	息切れがひどく家から出られない，あるいは衣服の着替えをするときにも息切れがある

めのスケールとして，フレッチャー - ヒュー・ジョーンズ（Fletcher-Hugh-Jones）の呼吸困難の分類（表4-3）や修正MRC息切れスケール（表4-4）などがある．国際的には修正MRC息切れスケールが一般に用いられている．

2 具体的援助

❶気道の確保

　気道閉塞または呼吸管理が必要な場合は，気道の確保が必要となる．緊急性が高い気道閉塞の原因として，誤嚥，痰の喀出困難による窒息や意識障害による舌根沈下が考えられる．用手的気道確保の方法として，心肺蘇生のガイドラインでは頭部後屈あご先挙上法が推奨されているが，頸椎損傷のリスクが考えられる場合は下顎挙上法が用いられる．

❷ 気道の浄化

痰の貯留が認められ、換気が効果的に行えない場合、排痰し気道の浄化を図る必要がある。可能な限り自力で行うことが望ましいが、困難な場合は吸引を行い排痰できるよう援助する。

▶ **痰性状の改善**　気道内の加湿、去痰薬やネブライザーを使用し、痰の粘性を下げ、喀出もしくは吸引しやすい性状に変化させる。

▶ **体位ドレナージ**　重力を利用し、末梢の気管支に貯留した分泌物を中枢の気管支へ移動させる方法である。痰がたまっている部位が高い位置にくるように体位をとる。体位ドレナージは痰の粘性を低下させる介入とともに、振動法＊やスクイージング＊を組み合わせることで、より効果的に実施できる。

❸ 体位の工夫

肺胞換気量や肺血流量は、体位によって変化する。立位や起座位では横隔膜が下がりやすくなるため、胸郭の運動がスムーズになり、換気量が増加する。逆に、一般的に仰臥位では背側の肺血流量は増加するが、横隔膜は下がりにくくなるため、換気量は減少する。これらのことを考慮し、患者の症状や呼吸困難がある場合はその原因に応じ、呼吸がしやすい体位を工夫する必要がある。体位については安楽の感じ方や好みには個別性があるため、患者の希望も考慮し、効率的に換気ができるよう調整する。

❹ 酸素療法

酸素療法は低酸素血症に対する治療として、一般に動脈血酸素分圧（PaO_2）60mmHg以下、経皮的動脈血酸素飽和度（SpO_2）90％以下が適応の目安となる。ただし、呼吸不全の徴候がある場合、$PaO_2 \geqq 60mmHg$、$SpO_2 \geqq 90％$以上でも酸素療法が行われることもある。酸素の投与方法として、鼻腔カニューレ、フェイスマスク、ベンチュリーマスク、リザーバー付きマスクなどがあり、必要な酸素流量や濃度に応じて選択する。また、患者の生活における快適性や治療の効率性を考慮する。酸素療法中は、PaO_2 や SpO_2 の値と共に、呼吸の回数やパターン、意識レベルや心拍数などのバイタルサインも観察する。

さらに、慢性閉塞性肺疾患（chronic obstructive pulmonary disease；COPD）の場合、CO_2 の感受性低下により、呼吸調整は体内の酸素濃度の低下を感知することによって行われている。高濃度の酸素投与によって PaO_2 が上昇すると、呼吸が抑制され、CO_2 ナルコーシスをきたす。酸素療法時は、患者の病態を理解し、起こり得るリスクに十分注意する。

❺ 薬物の管理

気管支拡張薬や鎮咳薬、副腎皮質ステロイド薬などの使用によって症状をコントロールしている場合、患者は医師の処方どおり服薬することが重要である。慢性呼吸器疾患の場合、薬剤によって疾患が完治するわけではないため、患者自身が自己判断で中断してしま

＊ **振動法**：胸郭をとおして分泌物に振動を与え、気管から遊離させる方法である。
＊ **スクイージング**：痰の貯留部位の胸郭に手をあて、呼気時に胸郭の動きに合わせて気管の中枢に向かって圧迫し、分泌物の移動を促す方法である。

う危険性もある。患者が服薬の重要性を理解し，自身の症状とのつき合い方を模索しながら，継続して自己管理を行っていけるよう支援する。

❻環境調整

呼吸器症状の悪化を予防するため，体内に取り込む空気が清浄であることは非常に重要である。具体的には，気管支や肺に刺激となる塵埃（じんあい），排気ガス，季節によっては花粉などがないこと，湿度と温度が適切に保たれていることがあげられる。喫煙や受動喫煙を避け，自宅では，室内の清掃や定期的な換気，空気清浄機の使用，寝具の定期的な洗濯など，清潔な環境を整える努力が必要となる。

❼日常生活の調整

心身を平穏に保つことは，呼吸状態の安定と直結する。したがって，睡眠，食事，活動と運動，周囲の人との良好な関係といった日常生活を患者が望む状態に近づけるよう退院を調整する。たとえば，精神的な興奮や不安，ストレスは呼吸困難感を増強させる因子となるため，避ける必要がある。また不眠は，回復の阻害や体力の低下につながり，眠れないことによるストレスが呼吸器症状の悪化を引き起こしやすくなるため，規則正しいリズムで満足の得られる睡眠をとることも重要である。さらに，悪化を予防するために必要以上の安静は，筋力や基礎体力の低下をきたすため，体力や呼吸状態に応じて適切な活動・運動を生活に取り入れたほうがよい。

❽栄養摂取の援助

呼吸器疾患をもつ患者は，呼吸によるエネルギーの消費量が大きく，呼吸困難や咳嗽（がいそう）は，食欲の低下につながりやすく，低栄養状態をきたしやすい。低栄養状態になると，呼吸に関連した筋力の低下，痰（たん）の喀出力（かくしゅつ）の低下，免疫力の低下による感染症のリスクの増大，易疲労につながるため，栄養状態を維持することは極めて重要である。そのため，食に関する情報をていねいに収集し，必要な栄養が摂れるよう個別性を踏まえた実行可能な具体的方法を患者と共に考える。

❾感染予防

呼吸器感染は呼吸状態を急激に悪化させる因子となる。炎症による痰の増加や発熱に伴う酸素消費量の増加，ガス交換機能の障害などにより，酸素の需給バランスは崩れやすくなる。特に，慢性呼吸器疾患の患者は呼吸不全に陥りやすいため，感染予防行動が極めて重要となる。日常生活においては，手洗いや含嗽，口腔（こうくう）内の保清，外出時のマスクの着用や人混みをできるだけ避けるなどの予防行動を継続するほか，ワクチンによる予防接種も検討する。

❿自己管理のための教育的支援

呼吸障害の症状とつき合っていくために，自身の状態について理解し，自己管理を継続することが欠かせない。その内容は，内服薬の管理や栄養摂取，動作の工夫，感染予防，場合によっては酸素療法の管理など，多岐にわたる。さらに，それらの自己管理は一時的なものでなく，生活のなかに組み入れながら継続することが重要となる。患者が望ましい

表4-5 息切れを増強させる動作

種類	理由	具体的な動作の内容
上肢挙上	胸郭の動きが制限されるため	上着の着脱，洗髪，高い場所の物を取るなど
腹部圧迫	前傾姿勢をとることで横隔膜の動きが制限されるため	靴や靴下を履く，足の爪切り，庭の草むしりなど
息止め	酸素を取り込めなくなるため	排便時のいきみ，洗顔，食事など
反復	力を入れ続けることで酸素消費量が増加するため	歯磨き，掃除機をかける，風呂場の掃除など

と考える生活スタイルに合った管理方法を家族の支援を得ながら見いだしていけるよう教育的にかかわる。

2. 日常生活行動拡大に向けた援助

　日常生活において，スポーツや階段の昇降など，酸素消費量が多い動作によって息切れが生じるのはもちろんのこと，そのほかの動作でも息切れを増強させる場合がある（表4-5）。患者や家族にこうした動作時の注意事項を理解してもらい，無理のないよう自分のペースでゆっくりと動く，動作の間に休息をとる，必要量の酸素をとり入れるなど，呼吸状態に合わせて日常生活を調節するための，具体的方法を習得する必要がある（呼吸器ケア，2016）。また，日常生活の過ごし方には個別性が大きいため，患者の生活習慣を十分理解し，実行可能な方法を患者と共に検討する。

3. 心理・社会的支援

1　心理的支援

　呼吸障害は，生活行動に及ぼす影響が大きいため，機能低下に伴う自身の症状とうまくつき合っていく方法を考えることが重要となる。まず，看護師は患者のLife（生命，生活，人生）と価値観を尊重し，良き支援者としての関係性を築きながらかかわる必要がある。
　呼吸に障害がある人は，活動制限やそれに伴う心理的な閉塞感，機器や他者に依存せざるを得ない自分に対する情けないあるいは申しわけないといった思いを抱き，苦悩することも少なくない。そうした患者の心理を理解したうえで，それまでの生活のありようや価値観に寄り添いながら，傾聴や共感，個別性に応じた生活指導，家族の思いの伝達や家族へのねぎらいなど，その人らしさを失うことなく可能な限り患者が望む生活ができるよう支援する。

2　社会的支援

　患者が身体的負担をできるだけ感じることなく，日常生活を送ることを実現するためには，患者や家族の努力だけでなく，社会資源を効果的に活用することが重要である。介護保険や身体障害者手帳申請の情報提供，訪問看護師やヘルパーによる支援など，無理なく生活環境を整えるための工夫が求められる。慢性的な呼吸障害がある患者の場合，経過が

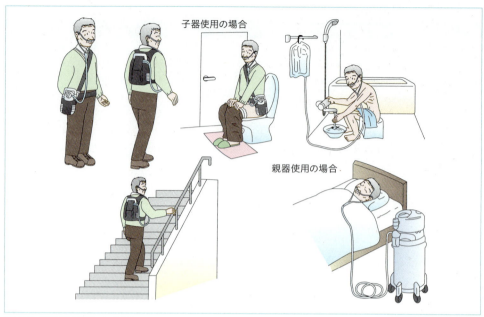

図4-3 酸素を携帯した生活

長期に及び，症状も徐々に進行していくことを考慮した，支援システムを構築する必要がある。

また，患者は活動が制限されることで，社会から孤立しやすい環境のなかで生活する傾向が強くなることに留意し，社会参加に向けた積極的な支援が求められる。

4. 在宅酸素療法

在宅酸素療法（home oxygen therapy；HOT）とは，慢性呼吸不全や慢性心不全の患者が，自宅に酸素供給器を設置し，必要時もしくは24時間持続して酸素を吸入する治療法である。外出時には携帯型の酸素供給装置を活用し，血中酸素飽和濃度を安定させながら活動することが可能となる。一方で，常に経鼻カテーテルを装着し，酸素ボンベを携帯することに対してストレスを感じる，ボディイメージの変容をきたすこともある。

また，在宅酸素療法を受けている患者がいる場合，喫煙が禁忌であるほか，日常生活における火気の取り扱いには細心の注意を要する（図4-3，4）。患者が生活する自宅の間取りや生活スペースを踏まえ，在宅で酸素療法を受けながら生活することをイメージできるような指導が求められる。

III 循環機能が障害されるということ

循環器系とは，全身の細胞に必要な物質やエネルギーを届け，不要になった物質を回収

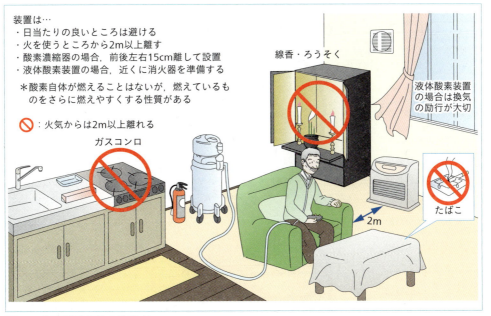

図4-4 在宅酸素療法の注意点

する血液を送るシステムであり，心臓と血管系，リンパ系からなる。循環器系は，肺に取り込まれた酸素，消化管から吸収された栄養素を細胞まで運び，代謝によって生成された二酸化炭素や老廃物を排泄器官に運搬する役割を担っている。

こうした循環システムは自分の意思にかかわらず24時間休むことなく活動しており，何らかの原因により機能低下あるいは停止状態になると細胞が必要とする量の酸素や栄養を供給することができなくなり，最終的には死に至る。このように，人間が生命を維持するうえでの根幹であり，極めて重要な役割を担っている循環器であるが，心疾患は日本人の死因の上位を占めている。

循環器疾患は生活習慣との関連が大きいとされており，日常生活における習慣を見直すとともに，予防行動を継続していくことが重要であるが，自覚症状がない間は，危機感をもちにくいため，生活習慣を変えようという動機づけが弱く，周囲の環境など，様々な要因が関連し，自己管理が困難なことも多い。しかし，循環機能が低下すると全身症状として表れやすいため，日常生活行動への影響も大きい。ゆえに看護師には，こうした循環器疾患の特徴を理解したうえで，できる限り「その人らしい」社会生活が送れるよう支援していく役割がある。

A 循環のしくみ

循環には，体循環と肺循環がある。体循環は，心臓から全身の組織に血液を送り出す循環をいう。心臓から送り出された血液が血管壁に与える圧力を血圧（Blood Pressure；BP）といい，通常は動脈内の圧力を指す。血圧は，心拍出量（Cardiac Output；CO）×末梢血管

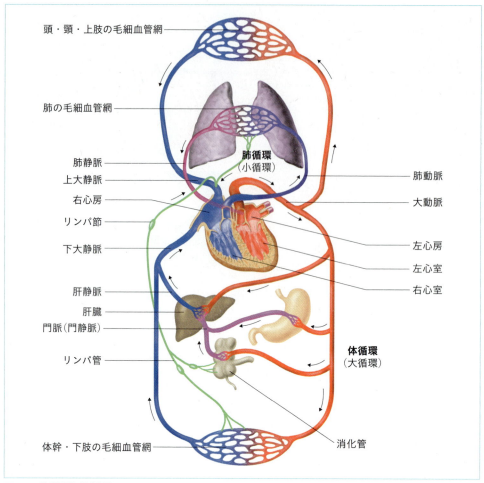

図4-5 体循環と肺循環

抵抗（Peripheral Resistance；PR）で定義される。一方、肺循環は、ガス交換のために心臓から肺へ血液を送る循環をいう（図4-5）。

循環器系は、心臓、血管系、リンパ系に分かれている。

1. 心臓

▶ **構造と役割** 血液を全身に送るポンプ機能を担っているのが心臓である。大きさは握りこぶし大で、重さは250〜300g程度である。心臓の内部は右心房、右心室、左心房、左心室の4つに分かれており、4本の大血管とつながっている。それぞれの心房と心室、心室と血管の間には逆流を防止するために弁膜がある。

▶ **冠動脈** 心臓には、心筋へ酸素や栄養を供給する左右の冠動脈があり、左冠動脈は、途中で回旋枝と前下行枝に分かれている（図4-6）。

▶ **刺激伝導系** 心筋は、拍動に必要な電気刺激を発生させ、伝導する筋線維と連絡路を総称して刺激伝導系という。電気刺激は、洞結節から発生し、結節間伝導路を通り、房室結

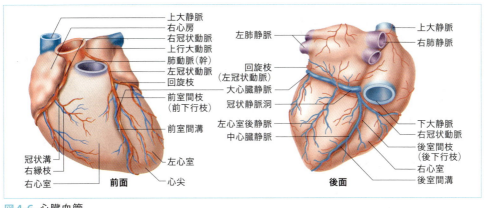

図4-6 心臓血管

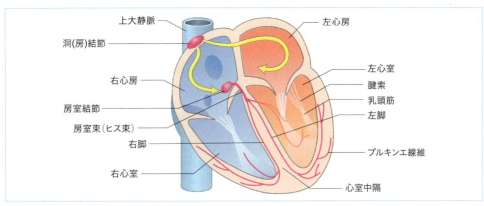

図4-7 刺激伝導系

節，ヒス束，左脚右脚，プルキンエ線維へと伝達される（図4-7）。心電図は，この電気刺激を体表面から電極を用いて記録したものである。

2. 血管系

　血液を全身に巡らせる道が血管であり，動脈と静脈，毛細血管がある。動脈は心臓から拍出された酸素を多く含む血液（動脈血）を各組織へ送り，静脈は組織から心臓へ戻る血液（静脈血）を送る役割を担っている。動脈は血管壁にかかる圧力が高いため，弾力性に富み，血管壁が厚くなっていることが特徴である。一方，静脈は動脈に比べて血管壁が薄く，伸展しやすいことが特徴であり，重力に抗して血液を心臓へ戻すために逆流防止弁がある。毛細血管は各組織で網目状に広がっている血管で，動脈と静脈をつないでいる。

3. リンパ系

　リンパ系はリンパ管とリンパ組織からなっている。リンパ管は静脈と併走し，全身に分布しており，循環血漿量の調節や栄養の運搬，免疫機能を担っている。そのなかでもリンパ組織は，主として免疫機能を担っており，病原体の侵入時に免疫細胞が働くとリンパ節

が腫脹することがある。

B 循環機能が障害されるということ

　循環機能は，心臓の収縮力のほか，循環している血液量，末梢血管抵抗（後負荷）や静脈還流量（前負荷）に影響を受け，それらが循環調節機能によってコントロールされ，血圧や心拍数，各臓器への血流が維持されている（図4-8）。循環調節機能は，自律神経系，内分泌系，局所性調節機構が連動しており，これらの機能のいずれかが障害されると，血流障害に関連した様々な症状が生じる（表4-6）。症状は軽度から重度まで程度は様々であるが，症状が重くなるほど，日常生活に及ぼす影響も大きくなる。循環障害に特徴的な症状として，突然の胸痛や，動悸による不快感や失神，各組織への血流が不十分なことによる易疲労感などがある。なかでも胸痛のように突然起こり，苦痛を伴う症状の場合，死への恐怖感にもつながりやすい。

　一方で，初期の高血圧や動脈硬化など自覚症状が表れにくい場合，直ちに生活への影響は生じにくい。重い症状が生じる前に予防的に生活習慣を改善する必要があるが，自覚症状が乏しく，循環器系の障害があるという実感をもてない間は改善に取り組むうえでの動機づけが希薄になる傾向がある。

　このように循環機能が障害されると全身に影響を及ぼし，症状を強く自覚する段階においては生活行動に支障をきたすだけでなく，時には生命の危機につながることもある。

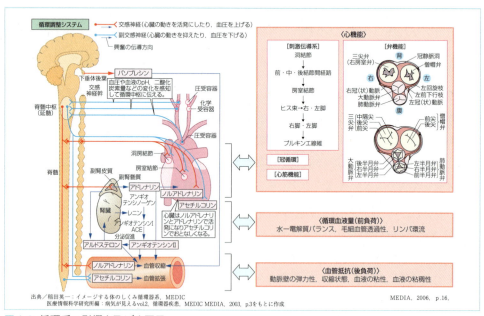

図4-8　循環系に影響を及ぼす因子

表4-6 循環障害に伴って生じる症状

種類	内容
動悸	普段とは異なる心臓の拍動や乱れ（速さ，リズム，強さなど）を自覚することをいう。動悸の感じ方には個人差があり，すべてが病的なものとは限らない。原因には心疾患や不整脈によるものと，心疾患以外によるものがある。
胸痛	胸部に感じる痛みや不快感の総称であり，圧迫感や絞扼感，急激な痛みなど，多彩である。循環器系に起因する痛みか，非循環器系の痛みであるか鑑別する必要がある。循環器系で胸痛を生じる代表的な疾患には，虚血性心疾患や大動脈解離，心膜炎がある。
失神	一過性の脳循環血液量の減少により意識を失うことをいい，数秒から数分で回復する。原因としては，心臓に起因するもの以外に，反射性，中枢神経性，そのほかの代謝性などがある。心原性の失神は，大きく2つに分けられ，不整脈性と器質的疾患（弁膜症，急性心筋虚血，肥大型心筋症など）によるものがある。
呼吸困難	呼吸困難は，本人が息苦しさや呼吸に対する困難を感じる自覚症状を指し，必ずしも呼吸機能に問題があるとは限らない。原因としては主に，呼吸器疾患によるものと，循環器疾患によるものに分けられる。具体的には，呼吸器系では呼吸調節の異常やガス交換障害，循環器系では弁膜症や心筋虚血，収縮機能障害などがあげられる。
チアノーゼ	局所的な低酸素状態により，皮膚や粘膜が暗紫色にみえる状態をいい，末梢性と中枢性に分けられる。低酸素時や末梢循環不全の際に生じることが多く，チアノーゼを引き起こす原因を明らかにする必要がある。末梢性は四肢の末梢への血流減少に伴い供給される酸素不足によって生じるが，中枢性は血中の酸素濃度低下によって生じる。
ショック	急性循環不全により，各臓器や細胞の血流が不足することで機能障害を起こした状態を指し，生命の危機に至る。ショックの代表的な徴候として，血圧低下，頻脈，乏尿，顔面蒼白，末梢冷感，冷や汗，頻呼吸，意識レベルの低下がある。なかでも心原性ショックは，心臓のポンプ機能障害によって生じたショックを指す。
浮腫	細胞間質液が過剰となり，腫脹した状態を指す。循環器疾患がある場合，毛細血管内静水圧の上昇が原因となることが多く，重力の影響により下肢に症状が強く現れやすい。指先で下肢を圧迫してあとが残る浮腫を圧痕性浮腫という。浮腫は心不全症状の重要なサインであり，最も顕著に現れるのは右心不全の場合である。
四肢の冷感	四肢の冷感は，末梢組織への血流が何らかの原因によって低下していることを示す。原因は大きく3つに分けられ，心機能の低下に伴うもの，循環血液量の減少に伴うもの，血流経路の問題に伴うものがある。冷感が四肢同時に生じているか，限局的か（左右差や上下肢差の有無）も確認する必要がある。全身の循環不全に伴って生じている場合，ショックの可能性もあるため，迅速な対応が必要となる。

C 循環障害が日常生活に及ぼす影響

1. 生命の危機

　循環器系の機能低下が起こると，心拍出量や心拍数，血圧値などに異常をきたし，細胞に必要な酸素や栄養が十分に供給されなくなる。また不要な老廃物や二酸化炭素を排出することが困難となり，生命の危機的状況に陥ることもある。

2. 活動耐性の低下と活動範囲の縮小

　人間は，日常生活において，活動をしているときは，安静にしているときよりも筋力を使い，からだを動かしている。すなわち，からだを使って動作を行うということは，骨格筋を使用することであり，酸素消費量が高まることを意味する。酸素消費量が高まると，必要な酸素や栄養を各細胞に届けるため，心臓は安静時よりも多くの血液を送り出す必要

があるが，心臓のポンプ機能が低下していると，心拍出量，血流量を維持することが困難となり，その結果，息切れや心拍数の異常などが生じる。また，刺激伝導系に異常がある場合，心負荷の増大によって，不整脈が生じるなど，悪化する恐れもある。

したがって，心臓のポンプ機能の低下や刺激伝導系に障害をきたしている場合，自身の心機能に見合った活動の量と質をコントロールする必要がある。たとえば，息切れが生じないペースでゆっくりと歩く，重い荷物を持って歩かない，などである。これらの自己管理は心負荷を増大させないために必要なことではあるが，結果として活動範囲の縮小をきたし，生活におけるその人らしさまで失ってしまう可能性がある。また，必要以上に活動を制限することで，筋力低下など2次的な弊害も懸念されるため，個々の心機能に見合った適切な活動量を維持することが重要となる。

3. 生活習慣の見直し

心機能や刺激伝導系に障害が起こると，日常生活における心身の負荷や労作，ストレスなどにより，循環動態を適切に維持することが難しくなる。したがって，生活のなかで心負荷を増大させ得る因子をできる限り軽減するため，生活習慣を改善する必要が生じる。たとえば，塩分や水分の制限，適正体重の維持，動脈硬化予防を意識した食事摂取，飲酒喫煙の制約などである。これらの自己管理は毎日の生活に密接にかかわることであり，長年にわたり身につけた習慣を変えることは容易ではないため，家族や保健医療の専門家など，周囲の理解と協力が重要となる。

4. 自己概念の変化

循環障害に伴う活動範囲の制限や制約は，生活におけるその人らしさに大きな影響を及ぼすことになる。そのため，それまで自立して行えていたことができなくなったり，楽しんでいたことを我慢しなければならない状況になると孤独を感じたり，社会的孤立につながる可能性がある。このように，循環障害に伴う身体的変化がその人の自己概念にも大きな影響を及ぼす。したがって，障害だけに注目するのではなく，人間を全体的存在として理解するという視点を大切にし，心機能の維持とその人らしさを尊重した生活のありようについてバランスをとりながら，支援することが求められる。

D 循環障害がある患者への看護

心機能低下の代表的な症状である心不全は，悪化と回復・維持を繰り返しながら進行する慢性的な症状であり，病期（急性期・回復期・慢性期・終末期）によって必要とする援助も異なる。また，心血管系の手術を行った場合，心機能と循環動態は大きく変動するため，手術中だけでなく前後を含めた一連の周術期看護が重要となる。

患者の病期や障害を抱える人の疾病観，今後の生活の見通しなどによって必要とされる

看護は様々であるが，心臓のポンプ機能を維持し，安定した日常生活が営めるよう援助する。

1. 循環状態のアセスメント

循環状態を知るために一般的に測定されているものに心拍数や血圧がある。それぞれの値には正常範囲があり，年代や性別，運動習慣によっても平常時の値は異なる。一般的な心拍数は，成人の場合60〜80回/分，高齢者では50〜70回/分であり，血液を拍出するリズムが規則的に整っている状態が正常とされる。血圧は，収縮期血圧140mmHg以上または拡張期血圧90mmHg以上が高血圧とされている（表4-7）。しかし，性別や年齢，発達段階や循環動態に関連した疾患の既往などを考慮し，その人にとっての普段の生活における至適状態を理解したうえで多角的にアセスメントする必要がある（表4-8）。

循環状態をアセスメントするうえでは，種々の身体活動によって生じる自覚症状に基づいて心不全の重症度を分類し，評価することができる指標としてNYHA（New York Heart Association；NYHA）心機能分類がある（表4-9）。

表4-7 成人における血圧値の分類

分類	診察室血圧 (mmHg)			家庭血圧 (mmHg)		
	収縮期血圧		拡張期血圧	収縮期血圧		拡張期血圧
正常血圧	<120	かつ	<80	<115	かつ	<75
正常高値血圧	120-129	かつ	<80	115-124	かつ	<75
高値血圧	130-139	かつ/または	80-89	125-134	かつ/または	75-84
Ⅰ度高血圧	140-159	かつ/または	90-99	135-144	かつ/または	85-89
Ⅱ度高血圧	160-179	かつ/または	100-109	145-159	かつ/または	90-99
Ⅲ度高血圧	≧180	かつ/または	≧110	≧160	かつ/または	≧100
(孤立性)収縮期高血圧	≧140	かつ	<90	≧135	かつ	<85

出典／日本高血圧学会高血圧治療ガイドライン作成編集委員会編：高血圧治療ガイドライン2019, ライフサイエンス出版, 2019, p18.

表4-8 循環に関連するアセスメント項目

自覚症状		①循環障害の症状に関連すること：動悸，胸痛，息切れ，呼吸困難感，倦怠感，易疲労感，四肢の冷感，浮腫，めまい，立ちくらみ　など
		②生活・環境に関連すること：食事内容，塩分摂取，水分摂取，嗜好品の摂取，排泄，睡眠，活動状況，ストレス，仕事，内服，生活や環境の最近の変化，精神的な変化　など
他覚的所見	身体面	①疾患，既往歴：診断名，既往，治療に関連した内服薬の有無
		②脈：脈拍数，リズム，大きさ，左右差，上下肢差，平常時との比較，心拍数との比較
		③血圧：収縮期血圧/拡張期血圧，脈圧，平常時との比較，左右差，体位による変動
		④その他の所見：尿量，体温，意識レベル，呼吸状態，末梢冷感，皮膚の状態，チアノーゼ，浮腫
		⑤検査データ：心電図，胸部X線，血液検査，心エコー，SpO_2，心臓カテーテル検査，CT，MRI
	精神面	理解力，落ち着いているか，緊張，感情の表れ方，精神疾患の有無　など
	病識	現状に対する受け止め，自覚の有無，年齢に応じた理解の状況　など
	生活管理	意欲，取り組み，主体的な発言の有無，生活改善の様子，身近な支援者の有無，自己管理促進や妨げの要因　など

表4-9 NYHA（New York Heart Association）心機能分類

NYHA Ⅰ度	心疾患を有するが，通常の日常生活は制限されることはない
	日常生活における身体活動では疲労・動悸・呼吸困難・狭心痛は生じない
NYHA Ⅱ度	身体活動が軽度〜中等度の制限がある心疾患患者
	安静時には無症状だが，日常生活における身体活動で疲労・動悸・呼吸困難・狭心痛が生じる
NYHA Ⅲ度	身体活動が高度に制限される心疾患患者
	安静時には無症状だが，日常生活以下の身体活動で疲労・動悸・呼吸困難・狭心痛が生じる
NYHA Ⅳ度	いかなる身体活動を行うにも症状を伴う心疾患患者
	安静時にも心不全や狭心症の症状が生じ，日常生活が極めて制限される

2. 循環障害による症状に対する看護

　循環障害に伴う主な症状として，呼吸困難，胸痛，動悸，浮腫などがみられるが，さらに悪化すると，チアノーゼ，ショック，失神といった危険な状況となる。こうした症状をアセスメントするためには，バイタルサインの測定，意識レベルの確認，十二誘導心電図検査，自覚症状の確認などを行い，まず緊急性を判断する（表 4-8）。緊急性があると判断された場合，速やかに医師に報告し，生命の危機を回避する対応を行う。また，患者は，胸痛のように急激な症状が出現することにより，心理的に大きな不安を感じるため，症状緩和の処置だけでなく，声かけやタッチなどにより安心できるようケアする。各症状への基本的な対応については，次のとおりである。

▶ 呼吸困難　循環障害の影響で生じる呼吸困難の多くは，心機能の低下に伴う肺のうっ血によって起こる。労作時に呼吸困難が生じた場合，安静を保ち，酸素消費量を抑え，症状を緩和するために，起座位やファーラー位などの体位を工夫する。自覚症状と検査データを確認し，酸素が必要な場合は，医師の指示により投与する。また，不安や恐怖がある場合，心理的な影響を受けて呼吸困難感が増強することもあるため，患者が落ち着けるよう，安心できるような声かけや環境づくりが重要である。

▶ 胸痛　循環障害において，胸痛を引きおこす代表的な疾患には，虚血性心疾患や解離性大動脈瘤，心膜炎があげられる。バイタルサインや心電図，採血データなどの客観的情報に加えて，痛みの程度や範囲，持続時間，種類を把握し，重症度を速やかに判断し，胸痛を緩和することが求められる。

▶ 動悸　動悸の感じ方には個人差が大きく，必ずしも病的なものとは限らないため，原因が心疾患によるものか否かの判定と緊急性を判断する。動悸の性状やそれに伴う症状，心電図などの客観的なデータから原因を明らかにし，患者の不快感を速やかに緩和する。

▶ 浮腫　浮腫は，細胞外液のうち血管外にある間質液が増加した状態であり，局所的に生じる局所性浮腫と全身に増加する全身性浮腫がある。心機能が低下し，1回拍出量が減少すると，それに伴い腎血流量も減少するため，体内に水分が貯留しやすくなる。浮腫の程度や部位の変化，それに伴って生じる症状を把握する必要があり，浮腫を改善するために，強心薬や利尿薬の使用，塩分や水分の制限などを行う。また，浮腫が生じている皮膚は損

傷しやすく，一度損傷すると治癒しにくいため，皮膚障害を注意深く観察し，清潔の保持や保湿など適切なケアを行う。

▶ **チアノーゼ**　チアノーゼは皮膚や爪が暗紫色にみえる徴候を示す。分類としては，末梢性チアノーゼと中枢性チアノーゼに分けられる。チアノーゼは，還元ヘモグロビンが 5g/dL 以上の際に発生するとされ，疾患や異常の原因を明らかにする必要がある。低酸素血症が原因でチアノーゼが生じている場合，酸素投与が開始されるが，呼吸不全などにより換気障害を伴う場合は，高二酸化炭素血症や意識レベルの低下を生じることがあるため，注意深く観察する必要がある。

▶ **ショック**　急激な循環障害によって，各臓器への血流が維持できなくなった状態であり，救命処置が必要となる。ショック状態の患者には，生命維持のための薬剤の投与，気道確保，酸素投与を迅速に行う。その際，重要臓器への循環血液量を確保することが最優先となるが，患者の意識レベルに応じ，不安や苦痛を与えないようかかわることが重要となる。

▶ **失神**　一過性に意識を消失した状態であり，失神が起きた直後は，重篤な疾患による生命危機の可能性があるため，ほかのバイタルサインの値を速やかに確認し，必要時は救命処置を行う。その後，原因が心疾患か否かを判断するが，心疾患以外にも失神をきたす病態は多岐にわたるため，的確にアセスメントすることが重要となる。失神発作から意識が回復した後は，患者が状況を理解できるよう声をかけ，不安を増大させないようにかかわる。また，次に同様の症状が起きる可能性を考慮し，原因や前駆症状に応じて本人が対処できるよう，具体的な指導を行う。

3. 日常生活に関する支援

循環障害を抱えて生きる患者は，日常生活における心血管への負荷を最小にできるよう，自己管理が不可欠となる。代表的な心不全や冠動脈疾患は，動脈硬化や高血圧，高コレステロール血症が併発していることが多く，生活習慣と密接にかかわっている。そのため，患者には，自身の疾患を受容できるよう，日常の生活動作における注意事項や危険性を理解したうえで，病とつき合いながらその人らしい生活ができるよう支援する。

1　日常生活動作

▶ **活動と休息**　活動することで各組織の酸素消費量が増加すると，酸素必要量を供給するため，心臓の仕事量（心負荷）も増大する。そのため，心臓の予備力が低下している患者の場合，酸素の必要量と供給量のバランスが崩れ，息切れ，動悸，疲労感が生じやすい。また，心負荷の持続により心不全症状の悪化をきたすことがあり，循環障害がある患者は，適切な休息を取り入れながら，自分の活動量に合った生活のしかたを工夫する必要がある。

▶ **入浴**　人は高温で入浴した場合，一過性に交感神経が刺激され，血圧が上昇し，その後，温熱効果によって末梢血管が拡張することで血圧の低下をきたす。また，浴槽に浸かることで，末梢血管への静水圧作用が働き，心臓への還流量が増加するとともに胸腹部への水

圧によって横隔膜の運動が妨げられる。さらに，からだが温まることによって代謝が亢進する。したがって，短時間での血圧変動や，胸腹部への圧力の上昇，代謝の亢進は，すべて心臓の負担となり注意を要する。そのため，浴槽に浸かることを避け，シャワーのみを使用する，湯の温度を 38〜40℃ 程度にするなどの対応策をとる。さらに，冬場は脱衣所と浴室の温度差も血圧の急激な変化を引き起こし，心血管への負担となるため，温度差が生じないよう，あらかじめ温めておくなどの注意を払う。

▶ **排便コントロール**　排便時の努責は胸腔内圧を上昇させ，静脈還流量や血圧の変動をきたす。血圧の急激な変動は心血管の負荷を増大させ，心不全症状を悪化させるリスクがあるため，努責を避ける必要がある。個々の排便習慣に応じて，便秘にならないよう，食事の摂り方やストレスに注意し，必要に応じて医師に相談し緩下剤の使用を検討するなど，排便をコントロールする。

▶ **感染予防**　発熱や咳などの感染に伴う症状や体調の変化は心臓への負担となる。これらは心不全症状の悪化につながりやすいため，外出後の手洗いうがい，人混みでのマスクの着用，予防接種などの予防行動が重要となる。また，免疫力低下を防ぐうえで，十分な栄養や睡眠は，効果的であることを指導する。

2　生活習慣の見直しと自己管理

▶ **食事**　循環器疾患をもつ患者の食事は，塩分，脂質，エネルギー量の視点から，過剰摂取とならないよう，バランスを整える必要がある。塩分摂取量の増加は，体内の水分量を増加させ，心負荷は増大するため，食習慣の改善が重要となる。たとえば，食品の具体的な塩分量を示し，毎日の摂取量を把握できるようにする，減塩調味料を使用する，麺類の汁は残すなどの行動レベルでの具体的な対策が必要となる。

　脂質摂取量の増加は，血中コレステロールの上昇や，動脈硬化を引き起こし，血圧の急激な変動につながるため，心負荷は増大する。また，脂質の過剰摂取は総エネルギー量の増加にもつながるため，肥満予防の観点からも制限が必要となる。必要食品交換表をもとに摂取カロリーを把握し，3 食を規則正しく食べること，食べ過ぎの感覚を自分で理解し，節制することが求められる。

　看護師は栄養士と連携し，患者が主体性をもって，自身の生活習慣と照らして具体的な行動がイメージできるよう，働きかける必要がある。また，患者の年齢や理解力を踏まえて，食事の習慣や調理者など周囲の人々の協力を得ながら栄養管理が継続できる環境を整える。また，たばこやカフェインなどの嗜好品の摂取は交感神経を刺激し，血管の収縮や心拍数の増加につながるため，摂取を中止もしくは制限できるよう，個々の習慣を見直す必要がある。

▶ **水分摂取**　循環血液量の過剰な増加を防ぐ必要がある場合，医師は摂取可能な水分量を指示する。可能な水分摂取量の目安は，ペットボトルの本数や，使用するカップで何杯などの，わかりやすく伝え，日常生活のなかで継続可能な方法を指導する。

▶ **服薬管理**　循環器疾患とつき合いながら生きていくうえで，適切な服薬管理を行うことは必要不可欠であるが，薬剤の種類は多く，長期的な服薬が必要となる場合が多い。高齢者の場合，血液検査の結果や体重の変動によって服薬量を変更することも稀なことではなく，内服を正確に継続することは容易ではない。看護師は患者の理解力や行動パターン，習慣，性格などを把握したうえで，その人に合った個別的かつ継続可能な内服管理ができるよう支援する。また，認知力や理解力により自己管理が難しい場合，家族の協力を得ることや社会資源の活用を検討する必要がある。

▶ **体重管理**　患者が自身の体調を客観的に把握するため，体重を測定する習慣を身につけることが大切である。体重管理のポイントは2つあり，1点目は肥満による心負荷を減らすための適正体重の管理を目的とする場合，2点目は心不全症状悪化のサインとして表れる体重増加を把握するための管理を目的とする場合である。

　数日で2kg以上の増加や，浮腫の出現，呼吸困難を自覚する場合は，体液が貯留し，心不全症状が進行している可能性があるため，早めに受診するなどの行動が必要である。ただし，体重変動の程度は個人差もあるため，個別性を考慮した指導が求められる。

3　心臓リハビリテーション

　日本心臓リハビリテーション学会によると，心臓リハビリテーションとは，「心血管疾患患者の身体的・心理的・社会的・職業的状態を改善し，基礎にある動脈硬化や心不全の病態の進行を抑制あるいは軽減し，再発・再入院・死亡を減少させ，快適で活動的な生活を実現することをめざして，個々の患者の"医学的評価・運動処方に基づく運動療法・冠危険因子是正・患者教育およびカウンセリング・最適薬物治療"を多職種チームが協調して実践する長期にわたる多面的・包括的プログラム」である。

　心臓リハビリテーションは，運動療法だけでなく，教育や生活改善の取り組みなども幅広く含んだ概念であり，生活の質や予後の改善を目的として行われる。包括的な心臓リハビリテーションは，生活の質や予後を改善することが明らかになっており，急性期，回復期，維持期という病期に応じ，個々の心機能，そのほか心身の状況に合わせて日常に取り入れられるよう，多職種での連携した支援が求められる。

4. 心理・社会的支援

1　不安への支援

　循環器疾患とつき合いながら生活を送ることは，病期により生命維持への危機感や発作に対する恐怖，生活行動の変容に適応する過程での病気の受け止め方の変化など，様々な心理的不安を抱きやすい。特に，急性期では突然の発作による苦痛や再発作に対する恐怖を感じ，初めての発症時は，心理的な動揺も大きい。回復期になると，退院して日常生活に戻っていくにあたり，疾患に伴う自分自身の変化を受容し，生活習慣の見直しや改善が

求められることが多く，管理や制約はストレスの原因となりやすい。慢性期の段階では，自覚症状は軽減し，安定しているが，完治することはないため，現状維持を目的とした生活コントロールの継続が求められ，症状の悪化に対する不安や，制限のある生活に対するストレスを抱きやすい。また長期的視点では，心機能の緩徐な低下に伴い，活動制限をせざるを得ない状況や，他者の支援を受けることへの心理的負担の増加，自尊心の低下をきたしやすい。

以上，患者の病期とその特徴を理解したうえで，訴えを傾聴し，個人の意思を尊重し，ストレスや不安に対処できるような支援が求められる。

2 地域との連携

慢性の経過をたどることが多い，循環器疾患では，症状とうまくつき合いながら生活していくことが極めて重要である。高齢化が進み，自分自身ですべてを管理することが難しい状況にあるため，地域においても，かかりつけ医や訪問看護師と連携し，社会資源を有効に活用しながら，個々人に合った生活が営めるよう継続した支援が求められる。

3 家族の心理的支援

循環器疾患をもちながら生きる患者の家族も，揺れ動く患者の感情と共に様々な心理的な不安やストレスを経験している。急性期では，患者が生命の危機に瀕したショック，将来への不安や懸念が大きく，回復期や慢性期においては，制限や制約が伴う生活支援への責任や不安を感じることも少なくない。いずれにしても，患者だけでなく，家族のニードを的確にとらえ，目標を共有しながら過度に心身の負担がかからないよう支援する。

IV 栄養・排泄が障害されるということ

A 人間にとっての栄養・排泄の意義

人間にとって食事で栄養を摂り，その代謝産物（老廃物）や不要な物質を排泄することは，生命維持や健康のために必要不可欠なものである。栄養は，体外から必要な食物をとり入れ，身体組織の生成または維持，あるいはその活動エネルギーとし，代謝の結果生じる不要な物質を処理するしくみ，またはその摂取する物質をいう。また，栄養素とは，生物が生命現象を営むために，外界からとり入れなければならない物質であり，たんぱく質，脂肪，炭水化物，ビタミン，ミネラルなどがある。

しかし，食事は，必ずしも生命や健康維持のみを目的としたものではない。食事をとおして嗜好を満足させたり，家族や友人との会話を楽しんだり，人間関係を形成したり，深

めることのできる，心理・社会的意義も大きい機会となる。文化や宗教の異なる人々と食事をするときには，相手の食文化への配慮を必要とする場合もある。すなわち，「何を食べるか」「どれだけ食べるか」とともに，「だれと食べるか」「どこで食べるか」，また調理や食事方法，マナーを含め「どのように食べるか」「どのように食べたいか」といった，様々な視点がある。

　一方，排泄は人間にとって尊厳の最後の砦ともいわれる。すなわちプライバシーが守られたなかで行われる極めて個人的な基本的ニードであり，ニードが満たされない場合には，羞恥心や自尊感情の低下に大きく影響する。川口は，「臓器や器官が一つ一つの機能を個別に果たしているのみでなく，消化，吸収，代謝，排泄という一連の流れが相互に関連し合いながら，全体として『食べる』という役割を果たしている」と述べている[1]。すなわち，栄養摂取，消化吸収および代謝，排泄が，消化管のみならず，神経系，内分泌，免疫系など様々な臓器や組織の機能的連動のもとで行われるしくみを理解することが看護において重要である。これら一連の身体機能が円滑に行われることによって，身体の恒常性が保たれ，健康を維持することができる。本節では，栄養摂取および消化吸収，排泄のしくみと障害時の援助に焦点をあてて述べる。

B 消化・吸収・代謝と排泄のしくみ

1. 消化・吸収・代謝の機序（図4-9）

　食べるという生活行動（摂食行動）は，間脳の視床下部にある摂食中枢により調節される食欲により誘発される。また，食物を認知する知覚（視覚，嗅覚，聴覚，味覚，触覚）や過去の記憶や精神状態によっても，影響を受ける。

1 消化

　口腔内に取り込まれた食物は，消化により，栄養素として吸収される低分子へ分解される。消化には，口腔内での咀嚼や胃腸管内での移送，攪拌などの機械的消化，消化酵素による化学的消化，腸内細菌による生物学的消化がある。主に生命活動のエネルギーや身体構成成分となる炭水化物，たんぱく質，脂質を3大栄養素というが，消化の過程を経て炭水化物はグルコース（ブドウ糖）となり，たんぱく質はアミノ酸，脂質は遊離脂肪酸とグリセロールに分解される。

2 吸収

　吸収とは，消化された栄養素の低分子が，主として小腸で消化管の粘膜を通過することをいう。吸収には，濃度の高いほうから低いほうへ栄養素を通過させる受動輸送と，エネルギーであるATP（アデノシン三リン酸）の働きにより，濃度の低いほうから高いほうへ栄

IV　栄養・排泄が障害されるということ

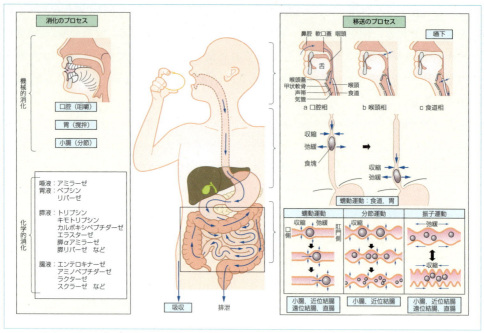

図4-9 消化・吸収のプロセス

養素を取り込む能動輸送がある。栄養素は主として小腸で吸収されるが，そのうちグルコースやアミノ酸など多くの栄養素は，小腸毛細血管から上腸間膜静脈，下腸間膜静脈を経て，門脈から肝臓に至る。一方，脂肪酸とグリセロールは，胆汁酸の働きにより小腸リンパ管内へ吸収され，鎖骨下静脈に流入し，動脈を経て肝臓へ運ばれる。

3 代謝

体内に吸収された栄養素は，生命維持やからだの構成物質，あるいは生活活動に必要な物質に合成されたり，エネルギーに変換される。余剰分は，体内に蓄えられるか，化学反応により体外に排泄されやすい物質に変えられる。このように，体外からとり入れた物質の生体内での化学反応を代謝という。

代謝には，摂取した栄養を生命維持や活動に必要な物質に合成する同化と，生体に必要なエネルギーを得るために，糖類，アミノ酸，脂肪酸などを分解する異化の反応がある。特に肝臓は，代謝において重要な臓器であり，糖質，たんぱく質，脂質の代謝と共に，アルコール代謝や，薬剤などに含まれる有害物質の無害物質への代謝（解毒）が行われる。

2. 排泄の機序

体内に食物を取り込み，消化・吸収・代謝の過程を経て，産生された老廃物や不要な物質を体外に排出することを排泄という。本項では，主として排便，排尿について述べる。排泄は，生命を維持し，健康状態を保つために備わっている必須の機能である。同時に，自然排泄は，爽快感や安心感につながり，人としての尊厳を維持し，活動意欲にもつなが

るものであることを認識したうえで，排泄への援助を行う必要がある。

1 排便

前項で述べた消化・吸収の機序により，食物が口腔から食道，胃，小腸（十二指腸，空腸，回腸），大腸（上行結腸，横行結腸，下行結腸，直腸）を通過する過程で，消化されなかった食物残渣や不消化物が便として排泄される。排便までの時間は，食後約24時間から72時間程度である。

排便の過程には，①便の形成，②便の保持（腸管内貯留），③便の排出の3段階がある。排便時には，便による直腸内圧上昇の刺激が骨盤内臓神経を経て仙髄の排便中枢に伝わり，大脳で便意として知覚される。トイレに行き，排便準備が整ったことを大脳が知覚すると，排便中枢の抑制を解除して内・外肛門括約筋が弛緩し（排便反射），排便が起こる。

2 排尿

排尿とは，腎臓において，血液から物質の代謝産物や老廃物が取り出され，生成された尿を尿管，膀胱，尿道を経て体外へ排出することをいう。

排尿には，①尿生成機能，②尿貯留機能，③尿排出機能がある。腎臓内には，球状になった毛細血管（糸球体）をボーマン嚢が包んでいる多数の腎小体があり，毛細血管壁から水分や電解質，血液成分，血液中の老廃物などが濾過され，ボーマン嚢を介して原尿として尿細管へ運ばれる。原尿の約99％は，尿細管で再吸収され，残り約1％（成人では約1.5L）が尿として排出される。尿の生成，排出は，体内から不要な物質を排出し，水分・電解質バランス，体液量，酸塩基平衡を一定に保ち，恒常性を維持する重要なしくみである。

膀胱内に尿が貯留すると（約150～250mL），膀胱内圧上昇が脊髄神経を介して大脳皮質に尿意として伝わる。排尿は，大脳皮質，脳幹部（橋）の上位排尿中枢および膀胱括約筋，骨盤底筋群を司る脊髄神経（骨盤神経，下腹神経），陰部神経により調節されている。

C 栄養・排泄が障害されるということ

1. 摂食行動の障害

食物を認識し，口に運んで食べる一連の食事動作である摂食行動のうち，どの部分にどのような障害があるかをアセスメントすることにより，適切に援助することが必要となる。

1 知覚，運動機能に障害がある場合

摂食行動には，視覚と運動機能が大きな役割を果たしている。体幹を保持し安定した体位で食事が見えることで，食物を認知し，食物の形態や食器の配置，お膳との距離を見きわめることができる。そして，食具（箸，スプーン，フォークなど）を用いて，食べたい物を

適切な一口量とり，スムーズに食べることができる。

　視覚が障害されると，食物の色や形や配膳の環境が確認できないため，食事摂取が困難となるだけでなく視覚的に楽しむことができない。また温度の高い汁物やお茶などの器に不用意に触れてしまう危険がある。嗅覚や味覚が障害された場合には，食事のおいしさや楽しみを味わうことができなくなる。

　上肢の麻痺や骨折などで可動域制限がある場合や，安定した体位を保持できない場合には，自分で食物を口に運ぶことが困難となり，口を食物に近づけて食べる場合，人間としての尊厳が傷つく。

2 食欲の低下や亢進による障害

　空腹感や食欲は，摂食行動に影響する。食欲は，視床下部にある摂食中枢により調節されている。血糖値が低下すると摂食中枢が刺激を受け，食欲が亢進する。また，脂肪細胞が分泌するホルモンであるレプチンが増加すると摂食中枢を抑制し，食欲が低下する。そのほかにも，大脳での食物に関する記憶や思考，味覚や視覚などの感覚情報，活動量や日常生活での人間関係やストレス，食事環境，消化器系の疾患や症状，手術や薬剤など種々の治療や神経症による食欲不振など様々な要因が，食欲に影響を及ぼしている。

2. 消化・吸収・代謝・排泄プロセスの障害

　消化，吸収，代謝，排泄の障害は，各プロセスにおける機能障害の原因や特徴に応じて，①通過障害，②消化・吸収障害，③排便（便形成，便の保持，便の排出）障害，④排尿（尿生成，尿貯留，尿の排出）障害に分類される。これらの障害は，胃腸炎などの感染症や泌尿器・消化器系の様々な疾患，手術や放射線，化学療法などの治療によるものもあれば，う歯による歯の欠損や歯周病，舌や咽頭喉頭部の動きを含む口腔機能の低下や骨盤底筋群の筋力低下など，加齢により生じる場合もある（表 4-10）。いずれの障害においても，栄養状態の低下と共に，食事や排泄を含め患者の日常生活に影響をもたらす。

D 栄養・排泄の障害が日常生活に及ぼす影響

1. 食べることの障害による影響

　食べることは，空腹感を満たし，その人の成長発達や活動に必要なエネルギーや栄養素を摂取するだけでなく，食品の素材，香りや食感，温度，調理方法など嗜好を満足させ，社会性を形成する機会でもある。そのため，何らかの健康障害や治療のために，食べることが制限されたり，障害された場合，発育や健康状態，生活習慣や社会的活動，情緒的な満足感などに影響をもたらす可能性がある。

　たとえば，糖尿病や消化器系疾患のために，食べる時間や内容，量が制限されると，嗜

表4-10 主な消化・吸収・代謝・排泄の障害

障害の種類		主な要因	
通過機能障害	摂食・嚥下障害:食物を適切に口腔内に取り込み(捕食),咀嚼により食塊を形成し,食塊を咽頭部から食道へ送り込む過程での障害	加齢	唾液分泌量低下,咀嚼筋力低下や嚥下反射遅延,咳嗽反射の低下,歯の欠損,歯周病,義歯の不具合や不適切な装着など
		疾患	口腔周囲,消化器,脳血管,神経系疾患など
		治療	手術,放射線,がん薬物療法,経管栄養チューブ挿入
	嘔吐:口から摂取された有害物質を体外に排出するために,上部消化管を中心とした不快感や吐きそうな感覚(悪心)を伴い,胃内容物を吐き出す一連の反射	中枢性	髄膜炎,脳腫瘍,頭蓋内出血,薬剤,化学物質,不安など
		末梢性	セロトニン受容体(抗がん薬,放射線),内臓刺激(腸炎,腹膜刺激),知覚刺激(視覚,嗅覚,味覚,乗物酔い)など
	イレウス:何らかの原因で腸蠕動が停止し,腸管肛門側への通過が障害され,内容物を移送することができない状態	機械的	腫瘍,手術による癒着,腸重積などによる腸管閉塞
		機能的	神経性,代謝性,薬物性,感染性,痙攣性などによる腸の機能異常
	胆道閉塞:先天的あるいは結石や腫瘍により,胆道が閉塞した状態	疾患	胆道閉鎖,胆道結石,腫瘍
消化・吸収・代謝障害	吸収不良(全)症候群:消化・吸収過程の障害,腸管粘膜の消化吸収面積の減少などにより起こる栄養素吸収障害	疾患	消化管潰瘍,腫瘍,出血,消化酵素の分泌の低下 小腸虚血,リンパ管の流れの障害
		手術	小腸粘膜の減少
	たんぱく漏出性胃腸疾患:腸管粘膜から血清たんぱく,特にアルブミンが異常に漏出し,低たんぱく血症となる状態	疾患	腸管リンパ管拡張,消化管潰瘍,潰瘍性大腸炎,クローン病
	肝臓での代謝障害:肝機能の代謝機能に障害が起こり,たんぱく質の代謝産物である高アンモニア血症や胆汁生成能低下による高ビリルビン血症,黄疸,たんぱく質合成障害による低栄養が生じる状態	疾患	肝炎,肝硬変,肝がん
		治療	薬剤等による肝機能障害 アルコール・薬物中毒
排便障害	下痢(便生成の障害):便中の水分が増加し,泥状または液状便が排出される状態	疾患	感染・炎症による大腸刺激性の亢進・腸蠕動亢進,消化不良症候群,大腸過敏性症候群
	便失禁(便保持機能の障害):便保持のコントロールができず,意識に関係なく肛門から排出される状態	加齢	肛門括約筋の筋力低下
		疾患	排便中枢の障害
		手術	肛門括約筋の損傷,人工肛門造設
	便秘(便排出機能の障害):排便反射の障害,腹圧低下,排便抑制(我慢)の習慣化により,便の大腸内通過が遅延し,本来体外に排出すべき糞便を十分量かつ快適に排出できない状態	機能性	食物繊維の少ない偏った食生活や排便我慢,ストレスや活動量低下といった生活からの影響
		器質性(症候性)	腸管の炎症,捻転,がん,排便中枢神経の障害(自律神経障害,脳血管疾患,脳腫瘍,脊髄損傷),内分泌・代謝性障害
排尿障害	無尿,乏尿(尿生成の障害):腎臓への血流量減少,腎糸球体障害による糸球体濾過機能の低下,尿細管機能障害により,尿量が減少した状態(乏尿:尿量400mL/日以下,無尿:100mL/日以下)	全身性疾患	脱水,心不全
		腎疾患	腎炎,ネフローゼ症候群,薬剤などによる腎障害
		尿路系障害	前立腺肥大など
	尿失禁(尿貯留機能の障害):尿を貯留するための膀胱や尿道内圧調節ができず,尿が不随意または無意識に漏れ,排尿をコントロールできない状態(切迫性尿失禁:尿意を感じてからトイレでの排尿に間に合わない,腹圧性尿失禁:咳やくしゃみ,荷物を持ち上げるなど腹圧がかかる労作に伴い生じる,混合性尿失禁:両者の要因により起こる)	加齢や出産	骨盤底筋群筋力低下
		排尿中枢の障害	脳や脊髄の腫瘍や損傷
		子宮や直腸,前立腺手術	膀胱・尿道括約筋調節障害
	頻尿(尿貯留機能の障害):尿を貯留するための膀胱や尿道の内圧調節ができず,排尿回数が通常より多くなっている状態	排尿中枢の障害	
		尿路の刺激	膀胱炎,腫瘍,結石
		近接臓器による膀胱圧迫	腫瘍,子宮筋腫など
	尿閉(尿排出の障害):膀胱内に尿が貯留していても,膀胱や尿道の内圧調節ができずに排出できない状態	尿路系の閉塞	
		排尿中枢の異常	神経因性膀胱,脳神経系の腫瘍,損傷

好に対する満足感が得られなかったり，社会生活の範囲が狭くなりやすい。また，脳卒中や脳神経疾患により身体の麻痺や口腔機能の障害が起こると，経口的に食べること自体が困難となる。

　食物を経口的に摂取し，それが食道に運ばれるまでの過程の機能を，摂食・嚥下機能という。摂食・嚥下機能には，食物の認知にかかわる先行期，口腔内に食物を捕食し咀嚼して食塊形成をする準備期，そして食塊を飲み込み，咽頭から食道へ移送する3つの段階である①口腔期（相），②咽頭期（相），③食道期（相）がある（図4-9）。これらの機能が障害されると，摂取エネルギー不足による体重減少，発育障害や栄養状態低下，免疫能の低下をきたしやすい。

　また，摂食・嚥下機能の障害により，誤嚥や窒息を起こしやすいので注意が必要である。通常，食事の際には，飲食物が気管に入り込まないように嚥下反射が起こり，飲食物は口腔から咽頭，食道へと移送される。万が一，気管に飲食物や異物が入り込むと，むせる，咳き込むといった咳嗽反射が起こる。

　しかし，神経麻痺などにより反射が十分に機能しないと，食物の一部が咽頭部に残留しやすくなる。食物が誤って声門を越えて気道に入り込み（誤嚥），誤嚥した食物や唾液，異物が気管から肺に入り込むと，誤嚥性肺炎を引き起こし，呼吸状態の悪化をまねく。また，誤って飲み込んだ食物や異物が気管に入り，気道が閉塞すると窒息を起こす。窒息時には呼吸ができないため，緊急な判断と対応を要する。

　このような障害のリスクを回避するために，これらの様々な障害とその要因を踏まえて，摂食・嚥下機能および反射の有無について把握し，安全においしく食事がとれ，適切な栄養摂取ができるよう援助の必要性の判断（アセスメント）を行うことが重要である。

2. 排泄機能の障害による影響

　排泄機能の障害には，排便障害と排尿障害がある（表4-10）。排泄の障害が認められるとき，①排泄物（尿，便）の生成の過程に障害があるのか，②尿を膀胱内にためる，あるいは便を腸管内に貯留する機能に障害があるのか，③尿や便を排出する機能に障害があるのかをアセスメントする必要がある。

　排泄物が体内に貯留し，排出できない場合（尿閉，便秘）には，老廃物が体内に蓄積することによって全身状態に悪影響を及ぼす。一方，通常よりも排尿回数が増えたり（頻尿），トイレまで排泄を我慢できず，便または尿の排出のコントロールができない状態（失禁）や便性が崩れている（下痢）場合には，体内の水分や電解質のバランスが崩れたり，頻回な排泄物の刺激により陰部の皮膚発赤や粘膜のびらんが生じやすい。

　排泄機能の障害は，からだだけでなく，心理社会的にも影響を及ぼす。頻尿や下痢，失禁があることにより，常に排泄のことを気にかけ，トイレに何度も行くことで，学校や社会生活において他者の目を気にして，羞恥心を感じたり，行動範囲を狭めるなど社会生活に影響をもたらすことがある。特に，排泄に他者の介助が必要な場合には，「下の世話を

してもらう」ことで自尊感情の低下をきたしやすい。患者は，介護者への遠慮や羞恥心から，排泄の介助をできるだけ少なくするために，時に水分や食事の摂取を控えることもある。それによって，2次的に脱水症状を起こしたり，便秘や栄養状態の低下にもつながりやすい。

E 栄養・排泄に障害がある患者への看護

1. 栄養状態のアセスメント

栄養状態は，食事，消化，吸収，排泄により影響を受ける。栄養摂取の援助の必要性を判断するためには，表4-11に示すように，患者の主観的情報と検査値などの客観的データなど複数の観点から情報を得る必要がある。そのためには，患者や介護者から，病歴や身体発育，食事や栄養にかかわる問診および観察や測定を行い，時間経過による変化を含めて患者の主観的包括的栄養評価（subjective global assessment；SGA）と検査値などの客観的栄養評価（objective data assessment；ODA）を併せて行うことが重要である。

2. 摂食行動に障害がある患者への援助

1 視覚障害がある人への援助

視覚障害とは，視力や視野，色覚を識別する機能の低下した状態である。視力や視野が障害されている場合，箸やスプーンなどの食具や食器の配置や距離がわからないため，患

表4-11 主な栄養アセスメントの視点

項目		内容
問診・記録法	食事摂取状況および一般状態	・食事内容，時間，摂取量，間食，食事環境（食事場所，買い物・調理者，だれと食べるか），生活リズム，排泄状況 ・疲労感などの自覚症状
観察	身体の外観	・顔色，皮膚・粘膜・爪・毛髪の色調や性状，口腔・歯，体格，浮腫など
測定	身体計測 身体計測値からの計算値 筋力測定	・身長，体重，腹囲，上腕二頭筋部皮下脂肪厚 ・Body Mass Index：BMI（＝体重 kg/ 身長 m^2） ・肥満度（＝（体重 kg －標準体重）/ 標準体重 × 100） 　　　　　※標準体重＝（身長 m）^{2} × 22 ・体脂肪率（％） ・握力
検査	血液検査 尿検査	・貧血検査：赤血球数，ヘモグロビン，ヘマトクリット ・免疫能検査：リンパ球数，免疫グロブリン ・血清中たんぱく：総たんぱく，アルブミン，血中尿素窒素 ・血清中脂肪：中性脂肪，総コレステロール 　低比重リポたんぱく（LDL コレステロール） 　高比重リポたんぱく（HDL コレステロール） ・血中ビタミン：ビタミン A，D，E，K，B 群，葉酸 ・血中微量元素：亜鉛，銅 ・尿中尿素窒素，尿中クレアチニン，ケトン体

者の障害の程度や活動の自立度に応じて，食事の準備や食事中の援助が必要となる。

　患者の食習慣や嗜好を尊重しながら，食事の準備においては，手洗いや手の清拭，食具の準備を援助する。配膳時には，食器の位置やメニューについて，患者がわかるように「3時の方向に味噌汁があります」というように時計に見立てて説明したり（クロックポジション），患者の手を食器まで誘導して位置を確認してもらったり，食材や調理方法，色調や温度など，本人が食事内容をイメージし，おいしそうと感じられるように伝えることが望ましい。また，患者の意向を把握したうえで，ご飯をおにぎりにしたり，ふりかけやドレッシングをかけたり，おかずを一口大にする，魚の骨を取っておくなど，患者ができるだけ自分で食べられるような環境を整えることも重要である。食後の口腔ケアについても，患者自身ができるように物品や環境を整えて援助する。

2 運動機能障害や治療上の活動制限のある人への援助

　骨折や麻痺などの運動機能障害，または手術後の安静のため座位がとれないといった治療上の制限がある場合には，患者の可能な体位や食具の把持ができるかを確認し，食事環境や食具・食器を工夫して（図4-10），できるだけ自分で食事がとれるように援助する。

　たとえば，脳卒中後の後遺症で半身麻痺がある人の場合には，ベッドのギャッチアップ機能や枕を活用して体幹を安定させた体位を保持し，健側の手で持ちやすい食具を用いて食事ができるよう援助を行う。その際，滑りにくいマットを食器の下に敷く，スプーンですくいやすい食器を準備するなどの工夫をする。治療上，仰臥位で15°程度しかギャッチアップできない場合には，食事内容の説明だけなく，鏡を用いて実際に見てもらう，本人が食事内容を見られるようにオーバーテーブルの位置と高さを工夫してお膳を準備する，必要に応じ嚥下しやすいような食事内容にする，とろみをつけるなども工夫の一例である。

　いずれにおいても，患者の視点から，食事困難の原因がどこにあるのか，患者自身がどのように食べたいのかを確認し，援助する。

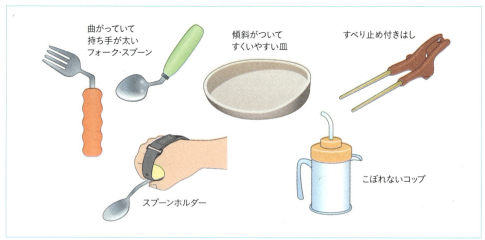

図4-10　自助具の活用例

3 心因性摂食障害がある人への援助

思春期から青年期に起こりやすい心因性摂食障害は，神経症疾患の一つである。「やせたい」「やせなければならない」と体重や体型への強いこだわりがみられ，極度に食事量を制限し，自ら嘔吐したり，下剤を服用するなどして標準体重を大きく下回る場合には，栄養状態が低下し，女性の場合には月経が停止する。障害が進行すると生命の危機につながる。

このような患者に対して，看護師だけでなく医師や臨床心理士，栄養士を含めたチームとして，発症の背景にある心の問題や養育環境，日常生活上のストレスについても把握したうえで，食事や栄養状態の改善に対する援助だけでなく，家族を含めた支援が重要である。

3. 消化・吸収プロセスの障害に対する援助

1 通過障害がある人への援助

❶摂食・嚥下障害

食べて飲み込むという摂食・嚥下のメカニズムには，食物の移送のプロセスで述べたように，先行期，準備期，口腔期（相），咽頭期（相），食道期（相）のステップがある。

> **Column　最善の選択をするために**
>
> 　信濃さん（70歳代・女性）は，脳出血を発症し，意識障害と右半身麻痺があり，入院中は経鼻経管栄養を行っていた。発症後2か月が過ぎ，医師から家族に対して，今後療養型病院へ転院または在宅に移行するにあたり，胃瘻造設が提案された。
> 　その説明の場面に同席していた看護師は，夫と息子夫婦が困ったような表情をしているように見え気になっていた。説明が終わった後，夫に声をかけられ「胃瘻はおなかに傷をつけるし，妻は，食べることが好きだったのに口から食べられないのは…。別の方法はないものでしょうか」と話してくれた。家族の思いを理解した看護師は，医師にも率直に思いを伝えたほうがよいことを助言し，再度，医師との面談を設定することを提案し，同意を得た。2度目の面談で，家族の思いを知った医師は，どこまで嚥下機能が回復するかはわからないが，まずは胃瘻をつくる前に，摂食・嚥下機能の評価をして，摂食・嚥下訓練（リハビリテーション）を始めることを提案し，家族はそれを受け入れた。その後，病院の栄養サポートチーム（Nutrition Support Team；NST）が，摂食・嚥下機能を評価した結果，口から食べる訓練を積極的に行っている療養病床に移ることで，すぐに胃瘻を造設する必要はなくなる可能性があることを家族に伝えた。
> 　看護師が最優先すべきは患者の利益であり，それを推定できる情報をもっている家族の思いを尊重することである。

先行期に障害がある場合には，患者の視野に食事を配膳し説明するなど，食物を認知し「おいしそう」「食べたい」と感じられるよう五感に働きかける援助をする。

準備期に障害がある場合には，捕食や食塊形成がスムーズにできるよう，医師や言語聴覚士（speech therapist；ST），栄養士らと協働して，口腔内のアイスマッサージや構音訓練といった口腔機能の維持・向上のための間接的訓練，捕食しやすい一口量の調整や嚥下訓練用ゼリーなどを用いた直接訓練を取り入れることもある。

口腔期に障害がある場合には，食塊がまとまりやすいよう汁物にとろみをつけたり，副食をムース状にしたりして食事形態を工夫する。また，咽頭期の障害の場合には，口腔粘膜に付着しにくく，食塊を咽頭から食道へスムーズに移送できるような食事形態の工夫とともに，食事介助が必要な人には上体を30°以上，自力で食事摂取が可能な人では60°以上挙上し，頸部を軽く前屈した体位をとるよう援助する。

❷ 悪心・嘔吐

悪心・嘔吐の原因は，中枢性と末梢性の要因に分類される（図4-11）。それぞれ悪心・嘔吐のメカニズムが異なるため，原因および随伴症状を確認したうえで，医師の指示による薬物の適切な与薬，口腔内の保清，リラクセーション，栄養方法に応じて適切な水分量と栄養管理・環境調整を行い，誤嚥予防のために頭部が後屈しないよう体位を工夫する。

❸ イレウス（腸閉塞）

イレウス（腸閉塞）は，腫瘍や癒着などによる機械的イレウスと，腸管の神経性麻痺による機能的イレウスに大別される（表4-10）。いずれにおいても，悪心・嘔吐や腹痛，腹部膨満，経口摂取ができないことにより脱水症状が起こる。長時間続くほど症状が悪化し，生命の危険があるため，経鼻的イレウスチューブ挿入により腸管内容を吸引し，閉塞部位

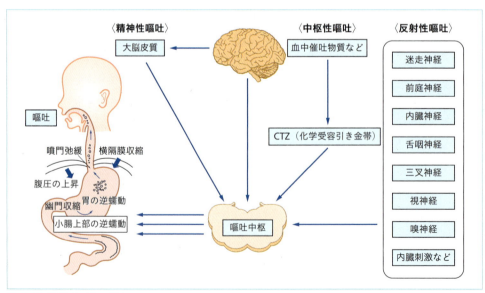

図4-11 嘔吐のメカニズム

の口側を減圧する医療処置が行われたり，手術により腫瘍や癒着部の切除が行われる。

看護師は，治療が安全に行われるように医療処置の介助を行うとともに，安楽な体位の援助や不安や苦痛の緩和に努める。

❹ **胆道通過障害**

胆道が閉塞し，通過障害により胆汁が十二指腸に流れず，脂肪および脂溶性ビタミンの消化吸収障害が起こりやすい。また，高ビリルビン血症や肝臓障害が起こるため，胆汁を体外に流すためのドレナージチューブが挿入される。看護師は，ドレーン管理を的確に行い，患者の栄養状態のアセスメントと共に日常生活を援助する必要がある。

2 消化・吸収障害がある人への援助

人間にとって最も自然な栄養摂取の方法は，経口摂取（口から食べること）である。しかし，種々の疾患や障害により，長期にわたり必要な栄養が摂取できない場合には，カテーテルを用いて消化吸収しやすい栄養素の分子が含まれる栄養剤を注入する。経腸栄養や，腸を経由せずに末梢静脈や中心静脈による静脈栄養が行われる。こうした方法は，技術的には可能であっても看護師は経口的摂取の可能性に向けて最善を尽くすことが重要である。

経口的に食べることを支援する役割を担う存在として摂食・嚥下障害看護認定看護師がいる。病気や治療，高齢などの理由で経口的に食べることができなくなった患者の「食べること」「飲みこむこと」にかかわり調整，支援，指定を行い成果をあげている。

経腸栄養には，鼻から胃へカテーテルを挿入して行われる経鼻経管栄養法と，胃に瘻孔（胃瘻）を造設するなどして行われる瘻管法がある。経腸栄養や静脈栄養は，医師の指示により開始されるが，その際，看護師が最優先すべきは，患者自身の強みや生活背景，価値観，家族の状況や思い，活用できる社会資源を踏まえて，患者にとって最善の栄養方法の選択ができるよう支援することである。そして，安全，安楽に栄養がとれるよう的確な技術を用いて援助を行い，食べることが制限されている患者・家族の抱えている苦痛や不安を受け止め，ニードをとらえたうえでかかわることが大切である。

4. 排便・排尿の異常に対する援助

1 排便障害がある人への援助

❶ 下痢

感染や炎症，腫瘍などにより消化吸収機能が低下し，腸蠕動が亢進しているため，下痢の回数や量が多い場合には絶食とし，症状の改善に伴い，白湯や粥など消化の負担が少ない食事を開始する。また，腹部の保温や安楽な体位の援助を行い，心身の安楽を図る。水分や電解質のバランスが崩れている場合には，医師の指示により輸液が行われるが，水分摂取，輸液量と排泄量の水分出納についての管理も行う。

IV　栄養・排泄が障害されるということ

❷便秘

便秘には様々な要因がある（表4-10）が，腸管の蠕動運動を促進するために，繊維質の多く含まれる食事や水分摂取，適度な運動，規則正しい生活習慣への改善ができるよう指導する。特に，起床後に水分を摂取することで胃結腸反射が促される。また，腹部マッサージや温罨法，リラクセーションの援助などによって，できるだけ自然な排便を促す。自然排便が困難な場合には，摘便や医師の指示により下剤の与薬や浣腸を行う。

❸便失禁

便失禁の要因を踏まえて，規則的な排泄習慣確立のための援助や骨盤底筋群の訓練を行う。失禁の程度や量に応じて，おむつ（パンツタイプ，テープ式）を着用したほうが日常生活を支障なく過ごせる場合もあるが，患者の尊厳に配慮して，患者と介護者と相談のうえで使用する。おむつを使用する際には，排泄物による皮膚のかぶれや臭気，不快感をできるだけ生じさせないよう適宜交換し，皮膚・粘膜の清潔を保つ。

2 排尿障害がある人への援助

❶尿閉

排尿しやすい環境や体位を整え，安心して排泄できるよう援助する。自然排尿が困難な場合には，導尿を行う。

❷頻尿・尿失禁

頻尿・尿失禁の要因を踏まえて，規則的な排泄習慣が確立できるよう援助したり，骨盤底筋群の訓練を行う。おむつ使用時の援助については，便失禁の項に準ずる。

Column　最期までトイレに行きたい

内科病棟に勤務する看護師の横浜さんは，がんで入退院を繰り返している鈴木さん（60歳代，女性）を担当することになりました。鈴木さんは，これまで数年間，手術や抗がん剤治療，放射線治療を行ってきました。しかし，今回の入院時に，終末期であることを医師から説明を受けた鈴木さんは，最期まで痛みがない治療を希望し，病院で家族と穏やかに過ごしたい，そして「最期まで自分でトイレに行きたい」という希望を横浜看護師に伝えました。

横浜看護師は，鈴木さんの希望を何とか叶えたいと思い，鈴木さんが気兼ねなく，安全に苦痛を伴うことなく最期までトイレに行ける方法を，チームの看護師と協力して計画し，介助しました。看護師の細やかな配慮と努力により，鈴木さんは亡くなる前日まで，トイレに行くことができました。

排泄は人間の尊厳にかかわる行動ですが，「忙しいから付き添えない」「転倒されたら困る」といった理由で，ベッド上排泄を勧める看護師も少なくありません。しかしそれでは，患者の尊厳や希望を守りぬくことはできないのです。

3 ストーマを造設している患者への援助

　消化管や尿路系の悪性腫瘍などの治療のため，一時的または永久的に，手術により消化管ストーマ（人工肛門）や尿路ストーマ（人工膀胱）を腹部に造設する場合がある。

　ストーマには，肛門部や尿道周囲にある排泄にかかわる括約筋が存在せず，失禁の状態となる。そのため，ストーマに排泄物を封入できるバッグ付きのパウチを装着し，排泄物の処理やストーマ周囲の清潔を保つ必要がある。ストーマが存在することで，排泄や臭気が気になり，ボディイメージの変化や自尊感情の低下につながりやすい。また，外出を控えるなど，患者の社会生活に影響を及ぼす可能性がある。必要時，皮膚・排泄ケア認定看護師と連携し，具体的なケア方法の指導，皮膚トラブルの予防や対処法，衣類の工夫，食生活の注意点，そして医療福祉制度の活用や患者会など社会資源の情報を提供し，個別の相談に応じながら，患者の QOL の維持・向上を図る。

V 運動機能が障害されるということ

A 運動機能障害とは

1. 運動機能障害の特徴

▶ 人口の高齢化・疾病構造の変化と運動機能障害　運動機能の障害は，運動器官である神経，筋・骨格，骨などの機能低下や疾患によって起こる。この分野の疾患に対する治療的なかかわりは，かつては主として整形外科領域が担ってきた。しかし近年では，人口の高齢化や疾病構造の変化により，骨折，筋萎縮，変性や麻痺などを中心とした従来の整形外科の範疇を超えた学問分野へと発展してきている。このことは，運動機能障害がある患者に対して看護が担う役割が，リハビリテーションの視点で行う，日常生活や自立を支援する方向へとシフトしているところにも反映されている。

▶ 運動機能障害が生み出す悪循環　人間は，運動機能が低下すると，生活していくうえで様々な障害を経験する。たとえば，家庭内においては，日常生活を営むうえで必要な行動をスムーズに行えなくなったり，外出などの活動が減少するようになるため，地域の人々との交流が少なくなるなどがある。また，バリアフリーの設備が整っていない環境では，外出する機会が減少するため，他者との交流も減少してしまうことになる。

　こうした状況は患者の生活範囲を狭め，ひいては運動量も減少するという悪循環を引き起こすことになる。また，患者が病院から在宅療養へと移行した場合，住宅の段差や，浴室や和式トイレなども身体援助をする際のバリアとなる。

▶**患者を取り巻く環境の問題**　近年は，少子高齢化により，家族内で患者を介護することが困難な状況となっている。たとえば高齢者が，やはり高齢者である配偶者を介護する，あるいは高齢者である子どもが高齢者である親を介護するといった「老老介護」を余儀なくされる状況が増加しており，社会問題となっている。

こうした，運動機能障害がある患者を取り巻く環境の悪化により，患者の身体機能はさらに低下する可能性が高くなっている。

また，運動機能の障害は，身体的な問題だけでなく，心理的・社会的な問題を伴うことも多い。人は，それぞれ社会的役割を担い，自分に合ったライフスタイルをもっているが，運動機能障害は，程度の差はあるものの，そうした社会的存在としての活動に何らかの影響を及ぼすことになる。

このようなことから，運動機能障害がある患者の看護については，在宅におけるリハビリテーションを射程に入れ，それぞれの患者のもつ個別的な生活上の問題について，長期的な観点から検討し，対処する必要がある。

2. 身体運動機能の発達の特徴

1　成長・発達の順序性

人間の成長・発達には順序性があり，身体運動機能においても，まず「首が据わる」というように，からだの上部からその発達は始まる。「座位がとれる」ことにより，「立つことができる」「ハイハイができる」「歩行ができる」といったように，基本的に上部（頭部）から下部に向かって発達していく。

動作も年齢を重ねるごとにスムーズな細かい動作がとれるようになる。これらの発達を可能にするためには，常に，その時期に応じたからだの内部と外部からの刺激が必要である。したがって機能訓練についても，この順序性に基づいて行うことが原則である。たとえば，首が据わっていない状態で立たせると，頸椎に損傷をきたす可能性もあり危険である。

2　複雑な運動機能の獲得

人が様々な行動を行うには，生まれたときにもっている反射という原始的な運動機能がもとになっている。この運動機能が，環境に適応するためにコントロールされたり，反応したり，手足の動きを自在に使いこなせる能力を獲得し，しだいに状況や環境に応じた迅速で的確な運動ができるようになる。そして最終的には，姿勢，移動，作業というような，人が生活していくうえで欠くことのできない複雑な運動機能が獲得される。

3　広義の日常生活動作を支える運動機能

運動機能は動作，活動，行動から成り立っている。動作には目的があるが，その目的動作によって行われる行動が仕事や課題であり，それらの社会的な関連が活動となる。

広義の日常生活動作（activities of daily living；ADL）には，食事を作ったり，洗濯や掃除をすることや，他人の世話をすることなどがある。

このような行動をとおして，人は自分の役割を果たし，他者とのかかわりをもつことができる。すなわち，人は運動機能にかかわる動作，行動，活動をとおして，家庭生活や社会生活を営んでいるといえる。

その運動機能が障害された場合，障害そのものへの援助に加えて，残存機能の維持，機能の回復に向けた援助，心理・社会的な援助の観点からのアプローチが必要となる。

3. 運動機能障害の主な原因

運動機能が障害される主な原因には，脳神経系や運動器系の疾患，膠原病などがある（表4-12）。それぞれの疾患の発症率は年齢や性別によって異なり，また疾患によって，痛みや部位の変形を伴う。どのような運動機能の障害が起こり，日常生活にどのような支障をきたすかは，障害の部位や疾患の性質によって異なる。運動機能が障害されるということは，それまで意識することなく行えていた動作ができなくなったり，困難を要するということであり，それは，患者の苦痛や生活の質の低下を引き起こすことにつながる。

4. 運動機能障害のアセスメント

1 運動機能評価尺度の種類

運動機能のアセスメントでは，どのような情報を何のために収集するかによって，患者

表4-12 運動機能障害の原因となるもの

領域	部位	疾病・障害名
脳神経系	中枢神経系	・脳疾患：脳血管障害，脳腫瘍，頭部外傷など ・脊髄疾患：脊髄血管障害，脊髄炎など
	末梢神経系	・多発性ニューロパチー ・神経痛
	脱髄・変性性	・多発性硬化症 ・急性散在性脳脊髄膜炎 ・パーキンソン病
	神経・筋疾患	・重症筋無力症 ・進行性筋ジストロフィー ・筋萎縮性側索硬化症など
運動器系	外傷性 （外因性）	・骨折 ・脱臼 ・神経損傷 ・筋・腱・靱帯などの損傷
	内因性 （非外傷性）	・先天性疾患 ・骨・関節の炎症性疾患 ・骨腫瘍および軟部腫瘍 ・代謝性骨疾患
膠原病		・関節リウマチ ・全身性エリテマトーデスなど

のどこに焦点を置くのかということも変わってくる。ここでは、患者の日常生活に必要な機能をアセスメントするために開発されたいくつかのツールを紹介する。

　ADL の評価には、運動能力だけでなく、コミュニケーションや社会活動まで含んだ尺度が使われている。わが国で用いられているものには、機能的自立度評価表（Functional Independence Measure；FIM, 表 4-13）, バーセルインデックス（Barthel Index；BI, 表 4-14）や ADL-20 があり、それぞれ評価項目や評価段階に特徴がある。ここでは、生活機能評価尺度で一般的な FIM を中心に説明することにする。

▶ **機能的自立度評価表（FIM）**　FIM は、ADL 評価法として、1983 年にニューヨーク州立大学のグランジャー（Granger, C.）らによって開発されたものである。FIM は評価法としての信頼性と妥当性が高く、ADL の状態をより客観的に評価でき、リハビリテーションの効果をみるうえでも適切な方法であるとされている。わが国では介護負担度の評価としても活用されている。

❶ 評価項目：評価項目は、「運動 ADL：13 項目」と「認知 ADL：5 項目」からなっており、セルフケア、コミュニケーション、移動、社会的認知などを含んだもので、全 18 項目を 7 段階で評価する方法である。

❷ 評価：FIM は、作業療法士（OT）, 理学療法士（PT）, 医師、ソーシャルワーカー、看護師などが、その分野ごとにアセスメントをして、評価を出し合うが、評価をするためには一定の知識と技術が求められる。そのため北アメリカでは、臨床の場で訓練された後、認定機関によって認定された者だけが FIM 評価を行うことができるようになっている。しかしわが国では、特に資格は問われていない。

▶ **バーセルインデックス**　バーセルインデックスも、FIM と同じようにグランジャーが 1976 年に開発したものである。これは、脳卒中後などの ADL を運動機能を中心に評価することを目的とするもので、10 項目について自立度を 100 点満点で表し、その合計点で ADL の程度を評価するものであり、現在も広く使われている。

▶ **ADL-20**　ADL-20 は、高齢者の生活機能を評価するために作成されたものであり、病院生活で必要となる身の回りの動作だけでなく、在宅で必要な金銭管理、電話や料理など、道具を使って行う手段的生活日常動作を 4 つの領域（移動、セルフケア、手段的活動、コミュニケーション）に分け、その自立度を 4 段階で評価するものである。

2 評価尺度の統一

　ADL の評価には様々な尺度があり、どのような評価尺度を用いるかは各施設の専門領域の方針で決まる。しかし、看護師、リハビリテーション関連の専門職、医師が異なる尺度を用いていては、治療の方針や経過報告などもばらばらになる。このような状況では、同じ患者のことを語るにも共通用語がないままコミュニケーションをとらなければならないため、評価する側はもとより、患者にとっても非常に不利益をもたらす結果となる。

　患者の状態に応じて目的に合った尺度を使用し、適切に評価していくことで、必要とな

表4-13 機能的自立度評価表（FIM）

(1) FIMの18項目

- **FIM運動項目（motor items）**
  - **セルフケア（selfcare）**
    - 食事（eating）
    - 整容（grooming）
    - 清拭：シャワー，入浴を含む（bathing）
    - 更衣・上半身（dressing, upper body）
    - 更衣・下半身（dressing, lower body）
    - トイレ動作（toileting）
  - **排泄コントロール（sphincter control）**
    - 排尿管理（bladder management）
    - 排便管理（bowel management）
  - **移乗（transfer）**
    - 移乗：ベッド，椅子，車椅子（transfers : bed, chair, wheelchair）
    - 移乗：トイレ（transfers : toilet）
    - 移乗：浴槽，シャワー（transfers : tub or shower）
  - **移動（locomotion）**
    - 歩行，車椅子（ambulation, wheelchair）
    - 階段（stairs）
- **FIM認知項目（cognitive items）**
  - **コミュニケーション（communication）**
    - 理解（comprehension）
    - 表出（expression）
  - **社会的認知（social cognition）**
    - 社会的交流（social interaction）
    - 問題解決（problem solving）
    - 記憶（memory）

(2) FIMの採点基準

採点基準	介助者	手出し	
7：完全自立	不要	不要	
6：修正自立	不要	不要	時間がかかる，補助具が必要，安全性の配慮
5：監視・準備	必要	不要	監視，指示，促し
4：最小介助	必要	必要	75％以上自分で行う
3：中等度介助	必要	必要	50％以上，75％未満自分で行う
2：最大介助	必要	必要	25％以上，50％未満自分で行う
1：全介助	必要	必要	25％未満しか自分で行わない

表4-14 バーセルインデックス（BI）のADL評価表

項目	スコア	評価記載
食事	10 5	自分でできる 介助が必要
入浴	5	介助なしでできる
整容	5	洗面，整髪，歯磨き，ひげそり
更衣	10 5	自分でできる 介助が必要
便失禁	10 5	なし ときにあり
尿失禁	10 5	なし ときにあり
トイレ動作	10 5	自分でできる 介助が必要
起座（ベッドから椅子）	15 10 5	自分でできる 少し手伝ってもらう 座れるが椅子への移乗は手伝ってもらう
歩行	15 10 5	独歩45m 介助で45m歩ける 車椅子で45m
階段昇降	10 5	自分でできる 介助が必要

注：10項目とも満足にできる場合は，100点，リハビリテーションを実施して退院するときに40点未満の人は，家に帰ってもほとんどが日常生活に介助を要する。40点以上であれば，まず自分でできる可能性が高い。数週以上経過しても改善がみられないときは，それ以上，訓練してもあまり良くならないと考えて差し支えない。

出典／平井俊策，江藤文夫：神経疾患のリハビリテーション，第2版，南山堂，1997，p.63.

るケアが何かを判断することが可能になるのである。

B 運動機能障害がある患者の看護

1. 運動機能障害がある患者への援助

　運動機能障害がある患者の看護で重要なことは，健康を維持し，個々の生活に必要な日常生活動作と生活環境について工夫し，運動機能の維持と残存機能を引き出し，伸ばすための援助をすることである。

　援助する際には，常に患者の安全を確認し，かつ安楽に過ごせるように患者と共に考えていく。また，2次的障害の拡大を防ぎ，障害のレベルに応じて，回復への援助や機能の再構築，自立を促進させることが必要である。

　運動機能の障害は，成人にとっては，一度獲得した運動能力を失うことである。看護を提供するうえで重要なことは，患者の社会的役割や自尊感情を尊重し，精神的問題に耳を傾け，行政への働きかけも含めて，解決に向けた支援を行うことである。

2. 身体運動機能の低下

1 運動機能の低下の原因

▶廃用性変化　運動機能は，からだを動かすことでその機能が保たれているため，一定の運動量を継続的に維持していかなければならない。何かの原因で運動量が減少したり，まったく維持できなかったりすると，その期間の長さによって差はあるが，運動機能は著しく低下してしまう。このことを廃用性変化という。

▶運動量減少の原因　著しい運動量の減少が起こる原因には，
　①骨折の治療などによる固定部位の安静保持
　②心筋梗塞や脳出血などによって高い安静度が要求される急性期における安静
　③中枢神経系の障害による麻痺
　④外傷や炎症による疼痛

などがある（図4-12）。

　この運動量の減少は，運動機能の中心的組織である筋・骨格系に影響を及ぼす。

2 運動機能低下による影響

▶筋力への影響　臥床安静を3～7日続けるだけで筋肉量は急速に減少する。これは筋肉を作っているたんぱく質が減少していくためであり，それに比例して，殿部，大腿，下腿を中心に，筋力の低下も1日に3～5％ほど進み，筋肉の量も1～2か月ほどで1/2になってしまう。

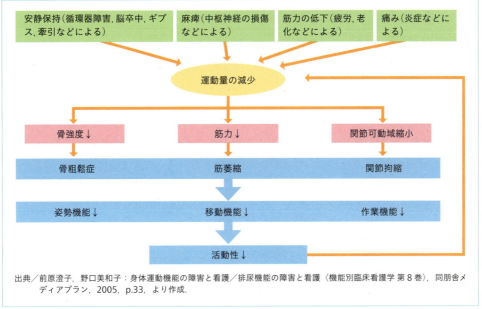

図4-12 運動機能低下による悪循環

▶ 骨・関節への影響

❶骨の変化：臥床安静では，2〜3日後に海綿骨量と骨梁数が大幅に減り，骨の内部がすかすかの状態になる（骨粗鬆症）。そのためからだの動きを支えることが困難になったり，骨折しやすい状態になる。

❷関節の変化：関節の変化は，安静後4日目頃より関節内の循環障害が始まり，関節拘縮をきたし，関節が動きにくくなって，動かすと痛みを感じるようになる。いったんこのような状態になってしまうと，その回復には長期間の治療を要することになる。

このように身体運動機能は，使わないことで短期間に動く機能が低下してしまうのである。

3　廃用性変化の予防

活動機能の低下によって身体運動に困難が生じるようになると，疲労しやすくなり，動かすことが億劫になって，活動の低下をきたす可能性も高くなる。それがますます廃用性変化を促進させ，運動機能を低下させる。

この廃用性変化を予防することも看護が担う重要な役割であり，そのためには，運動量をコンスタントに維持し，状態に合わせて増やしていくことが必要である。看護としては，患者の生活活動に焦点を当て，動作や姿勢の回復の促進，および障害された機能を再獲得することを目標とする。

3. 運動機能障害がある患者の看護

運動機能障害がある患者の看護について，姿勢機能，移動機能および作業機能の3つの視点から述べる。

1 姿勢機能の障害がある患者への援助

▶ **姿勢コントロール機能の保持**　姿勢をコントロールする機能が障害されると，重心をとるバランスが悪くなり，座位や立位の保持が困難になる。そのために患者は，転倒したり，転落する可能性が高くなる。また，呼吸・循環・排泄(はいせつ)機能が障害され，生命の危機にもつながる可能性がある。

特に，外傷時の急性期に起こる危機的状況に対処することや，2次的に引き起こされる全身の廃用性変化を予防することは看護師の責務である。

▶ **呼吸・循環機能の調整**　患者が呼吸をスムーズに行えるように，深呼吸や喀痰(かくたん)の排出を促すための体位の工夫，水分補給などを行う。

また循環を促すために，コンプレッションブーツ*の使用や四肢の挙上など，患者の状況に合わせて対応する。

▶ **体位変換できない場合の対応**　治療や障害のために体位変換ができなくなると，患者のからだは同じ部位が長時間にわたって圧迫され，褥瘡(じょくそう)が発生しやすくなる。常に体圧を除いたり，分散させるとともに，皮膚の状態を清潔に保ち，低栄養状態にならないよう注意する必要がある。

▶ **姿勢機能の補助と機能の再獲得**　姿勢機能に障害がある患者への援助は，その障害された姿勢機能を補助しながら，障害を受けた機能の回復と再獲得を目指すことが目標になる。

姿勢を維持するために，体幹をギプスや装具で固定して補助するが，看護師は固定に伴う苦痛を和らげ，患者が可能な限り，効果的な治療が受けられるよう自由を妨げないための支援をする。

姿勢機能の再獲得には，患者自身がからだの重心のずれを認識して修正できるように働きかけたり，姿勢を変えるときの方法や，そのときのからだの動かし方を再習得できるようにする。そのためには，姿勢が正しくコントロールされているかをアセスメントし，適切な助言をしたり，正しいからだの動かし方がスムーズに行える環境を整えるなどの援助が必要である。

2 移動機能の障害がある患者への援助

人は成長・発達に伴い，自由に移動してその行動範囲を広げていく。また反対に，行動範囲が広がることによって，成長・発達に必要な刺激を受けることができる。移動機能が

＊ **コンプレッションブーツ**：下肢の静脈血の還流を促進するための空気圧式マッサージ器。

障害されることで,その行動範囲も狭められてしまう。人の基本的な移動手段は歩くことなので,移動機能とは,歩くために必要な力と,歩くときの体重を支持する機能や重心を移動させたりする,いわゆるコントロール機能のことをいう。

▶ 障害の程度に応じた移動機能の保持　歩くときの体重を支持する機能が障害を受けると,下肢に痛みが出てきたり,長い距離を歩くことができなくなったりする。関節炎,大腿骨や下肢の骨折,関節の脱臼などによるものが多いが,扁平足などによる足の変形に起因することも少なくない。

　移動機能が損なわれていることで,患者の生活上にどのような支障があるのかを把握する。FIMなどのアセスメントツールを使って判断することが基本になるが,セルフケアの視点で状況を把握するには,

　　①移動する際に車椅子などの補助用具が必要か
　　②ベッドから車椅子までの移動にどのような介助と補助用具が必要か
　　③移動する際の指示や誘導がどの程度必要か
　　④補助用具のアクセスは自分で管理ができるか

などについて,十分な情報をもっていなければならない。そうでなければ,いかなるレベルの目標を設定しても到達が困難になる。

▶ 安全の確保　移動が自立してできるためには,安全という視点は欠かせない。安全が確保されなければ,何時にどこへなどという,生活していくうえでの移動目的を達成できないことになる。

　安全は,患者自身が転倒や衝突の可能性や危険性を認識できるかどうかが課題になる。これを乗り越えることによって,患者は前もって自身で障害物を避けたり,方向転換ができるか,不安定な姿勢からの立ち直りをどのようにするのかなどの,安全な対処をとろうとする動きをするようになる。

▶ 患者が可能性を認識するための支援　移動機能の障害に対して看護師は,障害のレベルに応じて,

　　①日常生活におけるセルフケアへの援助
　　②障害による行動制限を最小にする援助や支援
　　③患者の残存機能を最大限に伸ばす援助

などを行う役割を担っている。看護師が援助する範囲を最小にして,患者が自分自身でできる可能性を認識する支援を行い,安全に実施できるよう援助していくことが重要である。

3　作業機能の障害がある患者への援助

▶ 手の障害の影響　人の生活内容の豊かさには,衣食住に関してどれだけ充実しているかが影響しているが,そのどれもが手を使うことと関係している。ものを作ったり,道具を使ったり,また自分を表現するなどの知的活動でも,私たちは手によって一連の作業を行っている。

手の機能が障害されると，手を目的達成のために動かすことが困難になるだけでなく，それによって，健康を維持していくために必要なADLを行うことが困難になり，セルフケアをすることにも支障をきたすことになる。また，その結果，対人関係や社会的活動が十分に行えなくなるなど，不安やフラストレーションが蓄積して，自己の存在価値，ひいては自尊感情の低下を招くなど，精神的な影響も出てくる。

▶ **手の作業機能障害の原因**　手の作業機能障害は，先天性異常，骨折・脱臼，外傷，拘縮，炎症による疼痛，麻痺など，様々な原因による。それによって，持つ，握る，取る，つまむ，書くなどの動作に障害が生じ，片手，両手，どの指のどのような動きの調節が必要なのかにより，一つ一つの作業の困難さの程度も違ってくる。

▶ **ADLの状況に応じた支援**　基本的な食事，排泄，整容，更衣などのADLを行えなければ，栄養不足や偏った食事になる可能性が生じたり，からだの清潔が保てなくなることで，皮膚，尿路などからの感染の可能性も考えられる。

看護師は，患者のどの部分の動作に支障があるのか，それによる社会的な役割遂行への影響がどの程度あるのかなど，総合的にアセスメントを行い，援助していく。

看護師の適切なアセスメントと，患者に合った方法での機能の回復・再獲得の支援がそれらのことを予防する重要な鍵となる。しかし，ADLや生活関連動作（activities parallel

麻痺のある患者のいらだち

　Gさん（男性，60歳）は左内頸動脈閉塞による脳梗塞で入院し，治療を受けましたが，右上・下肢と右顔面に中等度の麻痺が残ってしまいました。急性期を脱してリハビリテーション中心の治療が行われ，利き手である右側の機能はようやくリハビリテーション用のスプーンが握れる程度までに回復し，また移動も，補助具を使用してベッドから車椅子までは軽度の支持で行えるようになりました。しかし，Gさんと家族には，梗塞前の患者の社会的役割（会社の重役職で大家族の長であり，休日は趣味のゴルフを楽しむという生活）が，またいつできるようになるかという不安があり，現実の状態を受け入れられないままの状態で退院となりました。

　1か月後の外来受診のときには，すでに会社の役職からも退き，家にこもることが多くなっていました。付き添っている妻から，物の操作や動作を誤って叱責されるたびに，Gさんからは，いらだちの表情と共に，「こんな無様な姿で生きていても意味がない。死にたい」という声が漏れていました。

　この場面を目にした看護師は，Gさんと家族（妻）への支援が必要であると考え，在宅看護の担当看護師を含めたカンファレンスの計画をしました。

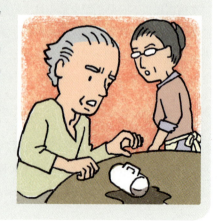

to daily living；APDL）＊は，長年かけて，患者自身が学習したり，工夫しながら獲得してきた方法である。したがって，それぞれのやり方やペースに合った援助のしかたをすることが基本である。

▶ **作業機能の回復と再構築**　作業機能障害の患者への看護の目標は，あくまでも患者の作業機能の回復と再構築である。

機能の回復には疼痛の軽減や除去を考え，動きを妨げる原因に対処していくことや，不安やジレンマに陥らないように対処する。

機能の再獲得を患者に促し，そのための訓練を実行していくことで，患者は自立していき，援助もしだいに必要としなくなっていく。看護師は，看護の立場から，患者が障害に応じた適切な訓練をしていくプロセスを観察し，そのプロセスを評価していきながら機能の再獲得へ向けてその可能性を探る。もちろん，そのなかでは，

❶ **患者の ADL 障害に合わせた生活環境の整備**：ナースコールの工夫や，作業時の余裕のあるスペースの確保

❷ **代償を使って行うことへの指導**：残存機能の活用，口や足の指を使う方法

❸ **補助用具の使用**：ボタンをマジックテープに代える，取っ手がループになったスプーンや滑り止めのついたスプーンフォークなどの使用

などについての助言や援助が含まれる。

作業機能には巧緻性と網羅性がある。そのどちらが欠けても作業は実現しない。巧緻性とは細かな作業をするための手の動きであり，網羅性とはその巧緻性を使って，からだのニードを達成する動きである。たとえば，味噌汁に豆腐を加えるためには，豆腐を手に取って鍋に入れるという網羅性と，豆腐を持つ力加減や切る力加減という巧緻性がうまく協働して作業が完了する。

ここまで，運動障害を姿勢・移動・作業という 3 つの機能に分けて説明したが，どの機能障害であっても，患者が受ける精神的苦痛は大きい。セルフケアが困難になることで，対人関係や社会的な役割を果たせなくなることで自尊感情が低下し，抑うつや引きこもり状態になったり，自殺企図にまで発展することもある。こうした状況を防ぐためにも，看護師には，患者の状態を適切にアセスメントし，個別性に応じた方法で運動機能の回復や再獲得に向けて支援する役割が求められている。

＊ **生活関連動作（APDL）**：生活環境に適応するための手段的 ADL の応用動作である。

VI 意識が障害されるということ

A 意識障害とは

1. 意識を司る脳の組織

　意識とは，自分自身と自分のまわりの外界をすべて認識している状態をいい，医学的には以下の2つの要素がある。
　①覚醒しているという要素，つまり清明度（覚醒度，量的意識）
　②外からの刺激を認識する要素，つまり内容（認識，思考，判断，記憶などの質的意識）
である。脳の機能領域では，前者を上行性網様体賦活系，後者を大脳皮質（聴覚野，視覚野，体性感覚野），辺縁系が司っている（図4-13）。

2. 意識障害の分類

　意識障害は上記の2つの要素から考えると，どの程度，覚醒しているのか，そして，外からの刺激をどの程度，認識しているのかでそのレベルが判断される。
　一般的によく用いられている意識障害の分類は，清明（alert），傾眠（somnolence），昏迷（stupor），半昏睡（semicoma），昏睡（coma）に分けたものである。
　ここでは，病棟でよく使われているメイヨークリニック（Mayo Clinic）方式の覚醒度評

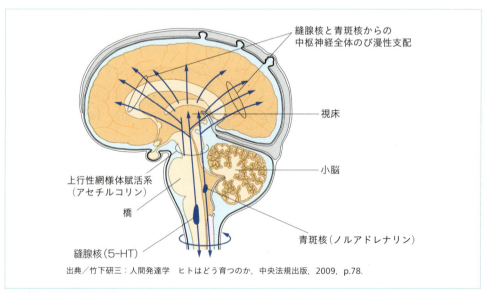

出典／竹下研三：人間発達学　ヒトはどう育つのか，中央法規出版，2009, p.78.

図4-13 脳幹網様体賦活系

価を紹介する（表 4-15）。これは，意識障害の状態を，より具体的にわかりやすく表現したもので，表 4-16 に示したジャパン・コーマ・スケール（Japan Coma Scale；JCS）や表 4-17 のグラスゴー・コーマ・スケール（Glasgow Coma Scale；GCS）と共に使われることが多い。また，JCS や GCS は，熟練した者でなくても客観的に判断できるスケール（尺度）として頻用されている。

表 4-15 メイヨークリニック方式による意識障害の分類

傾 眠 （Grade 1）	刺激により覚醒し，運動行為，言語応対は正しくできる。覚醒時に意識不鮮明となり，錯覚，妄想，幻覚がみられることがある。刺激がなくなると眠ってしまう
昏 蒙 （Grade 2）	自発運動は十分にみられる。強い刺激で覚醒し，主に逃避反応を示す。短時間なら簡単な指示に従うことができる。尿・便失禁はある場合もない場合もある
半昏睡 （Grade 3）	痛み刺激に対して，逃避反射や単純な適合運動がみられる。言語応答は，うめきかつぶやき程度であり，自発運動はまれで，尿・便失禁がみられる
深昏睡 （Grade 4）	患者はどんな刺激にも反応しないか，反応してもわずかで，自発運動はなく，尿・便失禁がある。筋伸張反射，バビンスキー（Babinski）徴候，対光反射なども出にくい

表 4-16 ジャパン・コーマ・スケール（JCS, 3-3-9 度方式）による意識障害の重症度分類

Ⅰ．刺激しないでも覚醒している状態（1 桁で表現）
　　（delirium, confusion, senselessness）
　1．だいたい意識清明だが，今ひとつはっきりしない
　2．見当識障害がある
　3．自分の名前，生年月日が言えない
Ⅱ．刺激をすると覚醒する状態で，刺激をやめると眠り込む（2 桁で表現）
　　（stupor, lethargy, hypersomnia, somnolence, drowsiness）
　10．普通の呼びかけで容易に開眼する
　　　〔合目的な運動（たとえば，右手を握れ，離せ）をするし，言葉も出るが間違いが多い〕
　20．大きな声またはからだをゆさぶることにより開眼する
　　　〔簡単な命令に応じる，たとえば離握手〕*
　30．痛み刺激を加えつつ，呼びかけを繰り返すと，かろうじて開眼する
Ⅲ．刺激をしても覚醒しない状態（3 桁で表現）
　　（deep coma, coma, semicoma）
　100．痛み刺激に対し，払いのけるような動作をする
　200．痛み刺激に少し手足を動かしたり，顔をしかめる
　300．痛み刺激に反応しない

注：R：restlessness, I：incontinence
　　A：akinetic mutism, apallic state
　　例：100-I, 20-RI．
＊開眼できない場合。

表 4-17 グラスゴー・コーマ・スケール（GCS）

開眼（eye opening：E）	
自発的に	4
言葉により	3
痛み刺激により	2
反応なし	1
発語（best verbal responses：V）	
見当識あり	5
会話混乱	4
不適当な言葉	3
理解不能な発声	2
反応なし	1

運動機能（best motor responses：M）	
命令に従う	6
疼痛部を認識	5
逃避反応	4
異常屈曲（除皮質硬直）	3
伸展反応（除脳硬直）	2
反応なし	1

1　ジャパン・コーマ・スケール（JCS）

　JCSは，医療チームの間でほぼ同様の覚醒度の判定ができる基準の一つで，3-3-9度方式ともよばれる。

　まず，開眼の状況によって3段階で覚醒度を判定する。刺激がなくても開眼していれば1桁，刺激を与えて開眼すれば2桁，刺激を与えても開眼しなければ3桁とする。次にそれぞれを3段階に分け，1～300と表現する。たとえば，Ⅲ-300という判定は，患者が痛み刺激に対してまったく反応しない昏睡状態であることを意味する（図4-14）。

2　グラスゴー・コーマ・スケール（GCS）

　GCSは国際的に使用されている基準である。

　開眼状況，言語応答反応，運動応答反応の3要素をそれぞれ点数で評価し，合計で判定

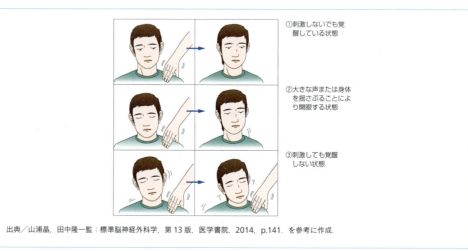

出典／山浦晶，田中隆一監：標準脳神経外科学，第13版，医学書院，2014, p.141. を参考に作成．

図4-14　ジャパン・コーマ・スケールによる患者の反応評価

表4-18　乳幼児のJCS

Ⅰ．刺激しないでも覚醒している状態（1桁）
　0．清明
　1．あやすと笑う。ただし不十分で，声を出して笑わない
　2．あやしても笑わないが視線は合う
　3．母親と視線が合わない
Ⅱ．刺激をすると覚醒する状態（刺激をやめると眠り込む）（2桁）
　10．飲み物を見せると飲もうとする。あるいは，乳首を見せれば欲しがって吸う
　20．呼びかけると開眼して目を向ける
　30．呼びかけを繰り返すと，かろうじて開眼する
Ⅲ．刺激をしても覚醒しない状態（3桁）
　100．痛みに対し，払いのけるような動作をする
　200．痛み刺激に対して，少し手足を動かしたり顔をしかめたりする
　300．痛み刺激に反応しない

出典／山浦晶，田中隆一監：標準脳神経外科学，第11版，医学書院，2008, p.130.

表4-19 乳幼児のGCS

E. 開眼

［1歳以上］
- 4 自発的
- 3 言葉かけに応じて
- 2 痛み刺激に応じて
- 1 無反応

［1歳以下］
- 自発的
- 大声に応じて
- 痛み刺激に応じて
- 無反応

M. 運動反応

［1歳以上］
- 6 命令に応じる
- 5 痛む場所を指示
- 4 屈曲：逃避反応
- 3 屈曲：異常姿勢（除皮質硬直）
- 2 伸展（除脳硬直）
- 1 無反応

［1歳以下］
- 命令に応じる
- 痛む場所を指示
- 屈曲：逃避反応
- 屈曲：異常姿勢（除皮質硬直）
- 伸展（除脳硬直）
- 無反応

V. 言語性反応

［5歳以上］
- 5 見当識あり，会話可能
- 4 会話可能だが，混乱
- 3 不適切な単語
- 2 了解不能の声
- 1 無反応

［2～5歳以下］
- 適切な言葉で反応
- 不適切な単語
- 持続的に泣き叫ぶ
- うなり声
- 無反応

［0～23か月］
- 適当に微笑む，声で反応
- あやすと泣きやむ
- 持続的に泣き叫ぶ
- うなり声，興奮，不穏状態
- 無反応

出典／山浦晶，田中隆一監：標準脳神経外科学，第11版，医学書院，2008，p.130．

する。最も軽症が15点で，最も重篤な意識障害であれば3点と表現される。

3 乳幼児の意識障害の分類

乳幼児の場合の意識障害の分類は，言語の発達が未熟であるため，JCSとGCSを改訂した，言語に代わる動作や反応を基準としたものが用いられる（表4-18，19）。

B 意識障害の原因と患者に対する対応

1. 意識障害の原因

意識障害は，大脳皮質が広範に障害を受けた場合や，脳幹部や視床下部に何らかの障害が生じた場合に起きる。脳自体に原因がある1次性と，脳以外に原因がある2次性がある（表4-20）。

また，原因を基礎疾患別にみれば，高血圧症，糖尿病，心疾患，腎臓疾患，肺疾患，内分泌疾患，感染性疾患，外傷性疾患などがある。

意識障害といっても，このように様々な原因があるので，予想される疾患の臨床症状をよく理解したうえで，迅速かつ適切な情報を収集することが最優先課題となる。

次に，意識障害の発症過程は障害部位と進行度によって異なることを知っておく必要がある。突然に発症した場合は脳血管障害の可能性が高いが，脳出血や脳腫瘍などの脳占居

表4-20 意識障害の原因疾患

〈1次性〉
- 脳血管障害：脳出血，脳梗塞，クモ膜下出血
- 頭部外傷：脳振盪，脳挫傷，硬膜外血腫，硬膜下血腫
- 腫瘍性病変：原発性，転移性
- 感染症：髄膜炎，脳炎，脳腫瘍
- 変性疾患：多発性硬化症

〈2次性〉
- 心血管性：ショック，心不全（心筋梗塞，不整脈），失神（一過性脳血流不全），高血圧（高血圧性脳症）
- 代謝，内分泌性：糖尿病（低血糖，高血糖），肝不全，腎不全，尿毒症，内分泌疾患，水電解質異常（熱傷，嘔吐，SIADHなど），栄養障害，ビタミン欠乏症
- 呼吸不全：窒息，肺炎，喘息，無酸素，低酸素血症
- 外因性中毒：薬物，毒物，ガス
- 物理的：高温，日射病，低温
- 播種性血管内凝固症候群（DIC）
- 重症感染症：全身性感染症，敗血症
- 心因性：ヒステリー
- 痙攣：全身性痙攣，てんかん

出典／山浦晶，田中隆一監：標準脳神経外科学，第11版，医学書院，2008，p.131.

性病変*が進行している場合，障害は持続的かつ進行性となる。

2. 意識障害のある患者への援助

1　急性意識障害

▶ **救急処置**　原因となる疾患に対しての治療が必要なことはいうまでもないが，急性に起こった意識障害であれば，まず気道を確保し，バイタルサインを確認する。また，発症状況や患者の既往歴に関する情報（糖尿病，心疾患，高血圧，てんかんなど）も重要である。

▶ **心肺停止，来院時心肺停止の確認と処置**　意識障害初期診療のフローチャート*によると，病院搬入時に，心肺停止（cardio pulmonary arrest on arrival；CPAOA）または来院時心肺停止（dead on arrival；DOA）はないかどうかをまず確認しなければならない。

　心肺停止があれば，筋肉の弛緩，瞳孔散大，強い刺激に対して無反応となる。しかし，心肺停止の経過が不明であったり，患者が小児である場合は，患者の状態に応じて，心肺蘇生術（cardio pulmonary resuscitation；CPR）や心マッサージを始める。

　情報に関しても，意識障害が起こった状況，発現の様子，随伴症状，病歴や服用中の薬物などについて，同伴者や家族から収集する。

▶ **脳死とは**　大脳半球・脳幹を含む全脳機能の不可逆的停止状態で，死の3徴候である自発呼吸，対光反射がない。心臓は機能しているが，心停止までの期間が約1週間ほどの状態をいう。

▶ **情報の収集と統合・分析**　急性の意識障害は常に緊急を要する状態であり，障害の原因，基礎疾患が何であるかを考え，身体のアセスメント，脳神経系のアセスメントを的確かつ

---

* **脳占居性病変**：血腫や腫瘍など脳の一部を占居する病変をいい，周囲は圧迫症状などを呈する。
* **フローチャート**：作業手順を示す工程表のこと。

迅速に実施しながら情報を統合・分析する。

▶家族へのインフォームドコンセント　急性期の場合，処置について，意識障害がある患者に説明して同意を得ることは困難であるため，家族に対して説明し，代諾を得るとともに，抱えているであろう不安を緩和する。

2 遷延性意識障害

▶遷延性意識障害とは　重度に頭部外傷を受けた後，身体的障害がどの程度あるのかを知るために，日常生活動作を基準とした以下のような評価方法がある。

❶ good recovery：神経学的にほとんど正常で，自立して生活できる。
❷ moderate disability：神経学的な異常はあるが，自立して生活ができる。
❸ severe disability：介助がなければ生活できない。
❹ persistent vegetative state：植物状態である。
❺ dead：死亡している。

このうち，植物状態と判断される状態にある患者を遷延性意識障害とよぶ。これは1972年に，ジェネット（Jennett, B.）とプラム（Plum, F.）により社会・医学的概念として提案された状態である。重症頭部外傷あるいは脳出血後の2〜3週間に生存した患者の約14％がこれにあたる。

▶遷延性意識障害の症状　遷延性意識障害の患者は，開眼することはできるが，周囲とのコミュニケーションはほとんどとれない。脳自体は大脳半球がび漫性に障害されているが，呼吸などをコントロールする脳幹機能はほとんど正常に機能している。したがって，適切な栄養，感染管理，褥瘡の管理などによって，生存年数も長くなる可能性がある。

患者は自分で移動したり，食事や排泄をすることができず，目を開けて物を追うことはできるが，認識はできない。また意思の疎通ができず，声は出ても意味のある発語はない状態である。

▶遷延性意識障害患者の看護　遷延性意識障害患者に対しては，医療者の積極的なかかわりが少なくなるのが現状である。しかし，急性期と同様，看護師は患者に働きかけることが重要である。反応の少ない患者に対しての声かけやかかわりが，知らず知らずのうちになくなっていかないよう意識して努めなければならない。

C 意識障害のある患者の看護

1. 全身のアセスメントおよび脳神経系アセスメント

1 全身状態の観察

意識障害がある患者に対しては，痛み，姿勢，呼吸パターン，左右差や局所症状の有無

（瞳孔，眼球運動，麻痺，反射，脳神経症状）や項部硬直など，髄膜刺激症状の有無を観察する。

また，意識障害がある場合は，血液検査や尿検査による臓器機能の評価や，CTやMRIなどの検査による脳障害の評価が行われる。

2 呼吸パターンのアセスメント

呼吸の異常には，テント上（大脳半球）病変，代謝性昏睡などでみられるチェーン-ストークス（Cheyne-Stokes）呼吸，上部脳幹障害，代謝性アシドーシス，低酸素血症などでみられる過呼吸，また脳幹損傷にみられる失調性呼吸などがある。

3 脳神経系アセスメント

急性期の脳神経学的検査では，図4-15で示すような意識レベル，瞳孔反射，上肢・下肢の運動と感覚機能，反射などを，症状に合わせて毎15分から毎4時間にアセスメントを行う。

様々な変化が麻痺側で観察される。たとえば瞳孔の変化をみると，側頭葉鉤ヘルニアでは片方の瞳孔に散瞳と対光反射の消失（瞳孔不同）が，薬物中毒時には両側の瞳孔が縮瞳し対光反射がみられる。

眼球運動では，橋の広範な障害を起こしているときには間欠的に眼球が下方に急速に動き，ゆっくり戻る眼球浮き運動といわれる現象がみられる。

運動機能では，顔面の非対称性，四肢の自発運動機能に左右差がないかどうかで判断を

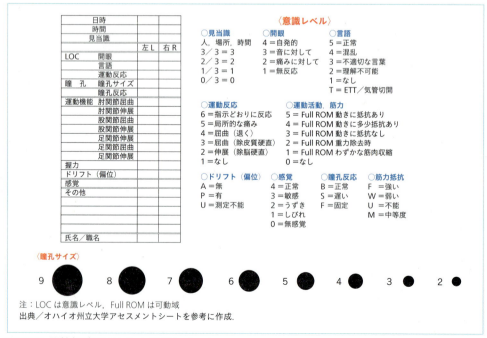

図4-15 脳神経系アセスメントのフローシート

する（腕落下試験，下腿落下試験）。

重度の意識障害では異常な姿勢・肢位がみられる。

4 日常生活行動のアセスメント

意識障害がある患者は，覚醒レベルに問題が生じていることから，日常生活を営むうえで必要な生理的ニードに対する反応や理解が困難な状況にある。そのため，自ら痛みを訴えたり，意思を伝えたりすることが難しく，生命維持も不安定で，生理的ニードを充足することにも他者の援助を必要とする。さらに，排泄や栄養摂取，更衣といった一つ一つの日常生活動作も他者に依存している。

主症状である認知機能障害，運動機能障害からは，身体可動性の問題，セルフケアの問題，身体損傷の可能性，長期化すれば，社会的役割の喪失なども引き起こす。また，自立が困難で介助の必要度が高くなることで，家族の負担度も大きくなる。

意識障害がある患者のニードを中心にケアを考えると，まず，生理的ニードであるバイタルサインの維持，そのための栄養，水・電解質，排泄，睡眠・休息，運動，清潔，さらに安全・安楽，尊厳，長期化すれば，人としての反応を引き出すような，その人のQOLに基づくケアが重要になってくる。

2. 遷延性意識障害患者の看護

回復が困難と判断され，反応や変化がみえにくい遷延性意識障害患者に対する看護は，生命の維持や身体機能の調整といった消極的なケアになりがちである。それだけに看護師は患者に関心をもち，時間をかけて根気強く取り組む必要がある。いくつかの有効な取り組みも十数年前から行われてきたが，まだ十分とはいえない。

意識障害がある患者は多くの場合，自ら訴えることもなく，生命，生活のすべてを看護師の手にゆだねている。まずは，患者の生理的ニードに沿って，起こる可能性のある問題のアセスメントと，それに基づくケアが求められる（表4-21）。

次に，紙屋（2004）が提示した要点をもとに，ケアを，①刺激としての環境の提供，②内部環境の整理，③家族との協力関係，④患者一人ひとりにおけるケアの目的・目標設定と実施，⑤コミュニケーション，⑥人としての尊厳の尊重，の6つに分けて説明をしていくことにしよう。

1 刺激としての環境の提供

看護師は患者が刺激によって生のエネルギーの活性を得ることができるような環境を提供する。すなわち，患者の五感を刺激することで反応を引き出すのである。

人はその成長のプロセスで習得した記憶と関連し合って反応を見せていくという特徴がある。反応を引き出すためには，姿勢・体位や関節の動き，筋肉の緊張・収縮が動作として正常に動くように条件を整えることが重要である。たとえば，ほとんど反応がない患者

表4-21 意識障害がある患者の看護

	起こり得る問題	看護の視点
意識	・意識レベルの変化	・定期的な意識レベルの観察（言語，動作） ・正確な反応の記録（痛みに対する反応を含む）
呼吸	・呼吸障害 ・誤嚥性・沈下性肺炎の危険性増大 ・咽頭・咳嗽反射の消失 ・気道閉塞	・気道確保 ・体位（セミファーラー位） ・酸素吸入 ・吸引 ・口腔ケア ・O_2 サチュレーション，PO_2・PCO_2 モニター ・気管切開とそのケア（必要時）
循環	・血圧上昇，血圧低下 ・長期臥床 ・体温調節中枢の障害	・ベースライン（通常の状態）のバイタルサインの確認 ・バイタルサインの測定と観察 ・尿量観察 ・血管確保 ・褥瘡予防 ・体温保持
栄養（水・電解質）	・食事動作障害による摂取量低下 ・経口的に摂取不可能 ・水・電解質バランスの障害	・水分摂取量・排泄量の観察 ・体液管理 ・栄養補給 ・経口摂取の援助
排泄	・排尿機能の障害 ・膀胱留置カテーテルの挿入時の尿路感染（必要時） ・排便機能の障害（便秘・失禁）	・膀胱留置カテーテルの挿入（必要時）と正確な尿量の測定 ・尿路感染の予防（カテーテルケア） ・外陰部の清潔 ・膀胱訓練 ・排便のコントロール
睡眠	・せん妄状態→睡眠・休息が困難	・睡眠と覚醒のリズム ・環境調整
安全・安楽	・知覚障害 　①外的刺激に対する障害 　②角膜反射の消失	・ベッド柵の確認 ・抑制（やむを得ない場合） ・安全性の確保（転倒，転落，自傷予防）
清潔	・セルフケア不足	・口腔内のケア ・全身の清潔の保持
運動・移動	・可動域制限による生活動作困難	・体位変換 ・良肢位の維持 ・マッサージ ・関節可動域訓練 ・生活範囲の拡大

であっても，毎日の生活にリズムをつけるために朝の洗面，着替え，ベッドから生活の場としてのリクライニングチェアへの移動，レクリエーションへの参加など，患者には常に意識して声かけを行うことが重要である。

2 内部環境の整理

内部環境の整理とは，患者の生活リズムやパターンを整えることで，患者の感覚をより自然に刺激できるとして有効であるといわれている。

具体的には，睡眠と覚醒のパターンを確立させるために，睡眠導入の工夫をし，日中の活動で効果的に刺激を与える。また，消化器を正常に機能させるためには栄養を経口的に摂取することも必要である。

3 家族との協力関係

家族との協力関係を密にしていくことで，家族が患者に大きな影響を与えることが可能になる。その橋渡し的役割を看護師が担うことになる。

家族のもつ不安，悲壮感，絶望感は，患者との距離をしだいに広げてしまうことにもなりかねない。看護師が情報を提供したり，ケアの意味を説明し，効果や変化について共に話し合うことによって，家族のもつ不安を軽減させ，患者との距離を小さくすることが可能になる。

4 患者一人ひとりに合ったケア

患者は自分の意思を表現することが困難な状態であるため，看護師は患者が送っている言葉にならない反応（メッセージ）を見逃すことのないように観察し，状態を的確に判断したうえでケアの目標を設定し，実施する。

ケアの目標設定においては患者を機械的・機能的にとらえるよりも，生活者としての一日の生活リズムに焦点を当てることが重要である。たとえば，朝の起床時には，まず覚醒を促すような刺激として，洗顔，口腔ケア，着替え，環境整備などのモーニングケア（ファーラー位で）を，コミュニケーションをとりながら行う。一つ一つのケアがすべてその患者の生活としてつながることが大切である。

5 コミュニケーション

コミュニケーションは，会話が成り立たない意識障害の患者には，どのように行うことができるのであろうか。

意識障害がある患者が周囲の状況について，まったく認識できないということはなく，周囲の状況がわかっていることもある。もし，コミュニケーションを患者の情報収集の手段として考えているならば，それを成立させることは極めて困難である。しかし前述したように，患者への刺激の道具として使えば，目標は達成可能になる。たとえば，言語的・非言語的コミュニケーションを使って，体位変換時や清拭時に言葉かけやマッサージを行いながら，反応を観察することができる。患者にとっても，コミュニケーションやかかわりは刺激となるので，毎日の継続したケアとして欠かすことのできない重要なものである。

6 人としての尊厳の尊重

遷延性意識障害患者は，自分のニーズや感情を自身で表現することが困難な状態にある。そのような場合，看護師は，患者の状態を考慮せずに自分の都合を優先したり，患者の人間性を軽視し，機械的なかかわりをしてしまうことがある。

意識障害があってもそれは患者の状態を示すものであり，一人の人間である点では，意識のある患者と何ら変わることはない。

看護を，その人の生活の質を低下させない，向上させる援助という視点でとらえるならば，看護の基盤は患者の人としての尊厳を守ることにあると気がつくはずである。患者の尊厳を守ることができるか否かは，患者の状態ではなく看護師の意識のありようにかかっているのである。看護師の日々のケアのなかにその基盤があるからこそ，患者のQOLを意識した取り組みが可能になる。

VII　精神が障害されるということ

　人が生活していくうえで，精神はあらゆる機能をコントロールする高度な部分である。しかし，精神の障害による問題は，からだの障害と異なり目に見えにくいために，その多くは未解明のままである。さらに，これらの精神の障害は，社会のなかで生活していくうえでの機能（社会性，協調性，コミュニケーションなど）に問題を起こす可能性が高い。また，

人間の尊厳を尊重するとは

　映画『ジョニーは戦場に行った』（1971年）の主人公は，戦争中に爆撃にあって，手足だけでなく意識もないとされた姓名不詳の重症兵で，「407号」とよばれました。話すことも，聞くことも，見ることもできないジョニーは，人目につかない暗い倉庫の中に置かれていましたが，ある日，新しい看護師によって人間らしく扱われました。そのときの様子です。

　　　　　　　　　　　　　＊

　第1次世界大戦に米国が参戦し，中西部のコロラド州の青年ジョー・ボナムは，ヨーロッパの戦場へと出征していった。鼓膜を引き裂くような不快な音を立てて落下してくる砲弾が炸裂し，大地が割れる……。
　ジョーは今，「姓名不詳重傷兵第407号」として，前線の手術室に横たわっている。延髄と性器だけが助かり，心臓は動いていた。軍医長ティラリーは，「もう死者と同じように何も感じない，意識もない男を生かしておくのは，彼から我々が学ぶためだ」と説明した。こうして「407号」とよばれるようになったジョーは陸軍病院に運ばれた。
　ジョーの意識はかけめぐる。……カリーンは小さくて可愛らしい娘だった。出征する前夜，彼女の父親の許しがあって，ジョーとカリーンは残り少ない時間を寝室で過ごす。そして出征の朝，駅には愛国歌が流れ，ごった返していた。涙を流すカリーンを抱きしめ，ジョーは軍用列車に乗った。……ジョーはあのとき，泥水のたまった穴の底で，砲弾にやられたのだ。軍医長の命令で「407号」は人目につかない場所に移されることになり，倉庫に運び込まれた。かゆかった。腕のつけ根あたりがかゆい。ところが何もないのだ。両手も，両足もないらしい。切らないでくれと頼んだのに。こんな姿で生かしておく医者なんて人間じゃない。……顔を覆っているマスクを変えるとき，あらゆる神経を総動員してジョーはさぐってみた。舌がなかった。顎がなか

精神の障害とはいわないまでも、人は、日常の生活を送るなかで様々なストレスをもっている。まして、医療を必要としている患者は、疾病の種類にかかわらず、そのストレスも大きいことは容易に想像できる。

看護師は、精神の障害がある患者について正しく理解することが必須である。そのためには、まず、精神の正常・異常の判断が何によって決められるのかを理解しておく必要がある。

A 精神医学における正常と異常

ほかの領域と異なり、精神医学の場合、原因や病理学的根拠がはっきりしているものは数少ない。精神医学はその歴史的発展からみても、心理学、哲学や社会学とのかかわりが深く、医学を基礎にした人間学ともいわれている。そのため、精神病理学的レベルで正常と異常、健康と病気について判断するには困難が伴う。つまり、客観的に検証するには限

> った。眼も、口も、鼻もなかった。額の下までえぐられているのだ。……ある日、ジョーは何かが額にさわるのを感じた。「そうだ、これは太陽だ」あのなつかしい暖かさ、そのにおい。ジョーは、野原で素っ裸で陽の光を浴びていたあの日のことを思い出した。……ジョーは悪夢のような戦場での体験を思い起こしていた。その夜、塹壕の中で悪臭を放つドイツ兵の死体を埋めていた。その最中に、あの長い砲弾のうなりがのしかかり、強烈な白熱が眼前にとび散り、それきり暗黒の世界に沈み込んでしまった。……「407号」は新しいベッドに移し変えられた。看護師も変わった。その看護師はジョーのために涙を流し、小びんに赤いバラを1輪、生けてくれた。やがて雪が降り、看護師は「407号」の胸に指で文字を書き始めた。「M・E・R・R・Y（メリー）……」と。「そうか、今日はクリスマスなのか。僕も言うよ、看護師さん」……父はジョーに言った。「何も言えないなら電報を打て、モールスだ。頭を使うんだ」その日、「407号」が頭を枕に叩きつけているのを見た看護師は軍医を呼んだ。数日して、ティラリーと神父が倉庫を訪れた。頭を枕に打ちつける「407号」を見た将校は「SOSのモールス信号です」と言った。将校は「407号」の額にモールス信号を送った。「君は何を望むのか……」「外に出たい、人々に僕を見せてくれ、できないなら殺してくれ」上官は愕然とした。そして一切の他言を禁じた。それに対し神父がなじった。「こんな蛮行を信仰でかばいたくない。諸君の職業が彼を生んだのだ！」一同が去った後、一人残った看護師は、殺してくれと訴え続ける「407号」の肺に空気を送り込む管を閉じた。しかし、戻ってきた上官がこれを止め、看護師を追い出してしまった。倉庫の窓は閉ざされ、黒いカーテンがすべてをかくした。暗闇にジョーだけが残された。……「僕はこれ以上、このままでいたくない。SOS！ 助けてくれ！ SOS！……」その声なき叫びはいつまでも響いている。

> 資料／あらすじ ジョニーは戦場へ行った、goo 映画（movie.goo.ne.jp/movies/PMVWKPD4512/story.html）より抜粋.

界があるということである。

1 平均基準

人は個人として存在するが、対人関係によって社会のなかに生きている。この個人と全体との関係は、人間の精神生活にとって基本的な問題をもつ。集団として人間が集まっている以上、その集団の多くの人がとる言動を正常とみなしている。これが平均基準としての正常である。

この平均から逸脱することを異常といっているが、集団や社会が異なるとその基準は通用しなくなる可能性がある。つまり、普遍的な基準とはいえず、個々の集団や社会それぞれにおいてのみ通用する基準、ということになる。たとえば、多様な文化背景をもつ人たちの集団では、何をもって平均的な考え方とするのかが難しく、正常、異常が判断できないということになる。

また、平均基準で正常を決定すると、平均を逸脱する者が異常とされるために、たとえ本人や社会にとって望ましい行動であっても、それが平均範囲に収まらなければ異常と判断されてしまうことになる。極端な例をあげると、知能指数が非常に高い人が異常とみなされることになってしまうのである。

2 価値基準

上述した平均基準の欠点を補うために導入された考え方が価値基準であり、集団や社会にとって望ましいと考える行動から逸脱したものを異常とする基準である。しかし、そのような意味での逸脱や異常も、有害で望ましくない、あるいは価値が低いものであるなどとして扱われる危険性があり、正常、異常の判断基準としては完全なものではない。

このように、精神の健康は、正常・異常といった両極の考え方で明確に説明できるものではないが、価値基準の考え方は、認知症や精神疾患に伴う問題行動などの判定に積極的に取り入れられている。

B 精神障害の理解

一般的に精神の病気は「こころの病」としてとらえられてきたが、その「こころ」が何を表すのかは明らかにされていない。

人間が、喜んだり、悲しんだりすることは、その状況に対しての適応であり、かつ生理学的適応でもある。

1. 精神の病気の原因の分析

1　病因多元説

　従来，精神科領域では，精神の病気の原因（病因）がどこにあるかについて，内因，外因，心因の3つに分けて考えられてきた。しかし現在では，様々な要因が絡み合って発病するとされる病因多元説が一般的である。この説では，身体（生物）的因子，心理的因子，社会的因子が相互に影響しながら精神の健康を保っていると考えられている。

　人の精神の構造や機能がどのようなものか，また，健康な人の精神と精神に障害がある人の精神はどのように違うのか，というようなことについては，これまでも多くの研究者たちによって様々な研究が行われてきた。

　生物学的には，近年の脳科学の進歩により，コンピューター断層撮影（Computed Tomography；CT）や磁気共鳴画像（magnetic resonance imaging；MRI），陽電子放出断層撮影（positron emission tomography；PET），光トポグラフィーなど脳の機能を調べるテクノロジーの開発が目覚ましく，精神障害の原因も遺伝子レベルでの解明が期待できるようになった。しかしながら，疾患を発症するメカニズムは複雑であり，ニューロンの異常や神経伝達物質（ドパミン，セロトニン，ノルアドレナリンなど）の異常で発症するという仮説も証明できていない。このように脳の働きをみる手段は進歩したが，精神障害の原因の解明には至っていない。

　社会学的には，子どもの社会化と家族のメンバーとしての役割や，社会のなかで機能していくために起こり得るストレス*がどのような影響を与えているのか，そのトリガー因子（引き金となる因子）については，まだ解明されていない部分が多い。

　心理学的には，マズロー（Maslow, A. H.）が，健康な人格には基本的欲求を満たす能力が必要であり，その結果として自己実現が可能であると述べている。以上のことから精神の病気の原因については，内因，外因，心因の3つを統合して考える必要があると思われる。

2　フロイトの精神分析

▶**意識の構造**　精神分析の中心的概念となる精神力動論を提唱したフロイト（Freud, S.）は，健全な人の精神とこころに障害がある人の精神機能は異なるものではなく，連続性があるもので，人は，健全なこころの働きと病的なこころの働きの両方をもつものであるとしている。

　フロイトによると，人の意識は3つの層，すなわち，

❶**意識**：自らを明確に意識できる状態
❷**前意識**：ふだんは忘れているが思い出そうとすれば思い出せる状態

---

* **ストレス**：人によってストレスに対する耐性は異なるが，ストレスの強度が閾値を超えたとき，発症・再発する，と考える仮説をストレス-脆弱性モデルという。

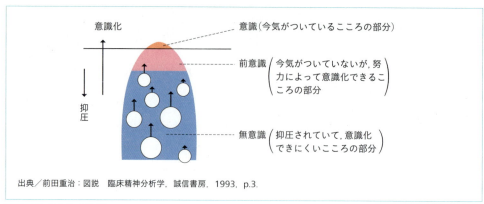

図4-16 こころの機能

表4-22 こころの構造

領域	内容と機能
イド（エス） (id：Es)	無意識的なものの代表：(a)幼時期以来，抑圧されたもの（固有の抑圧），(b)古い祖先の時代から抑圧され，受け継がれてきたもの（原始的抑圧）が貯留している領域 (1)本能エネルギー（リビドー）の貯蔵庫→対象充当〈～したい〉〈～が欲しい〉 (2)1次過程が支配（現実，時間，秩序の影響を受けない） (3)快感原則が支配（衝動の即座の満足要求）
自我 (ego：Ich)	外界とエスを仲介する領域（心の中心部分） (1)現実原則が支配（知覚機能―現実吟味） (2)2次過程が支配（知覚，注意，判断，学習，推理，想像，記憶，言語などの現実的思考） (3)逆充当（エスの外界への突出の見張り）〈ちょっと待て〉 (4)不安（現実，エス，超自我からのおびやかし―危険信号）の防衛，処理 (5)統合機能（適応機能―パーソナリティの統合）
超自我 (super-ego： Überich)	幼少期の両親のしつけの内在化されてきた領域 (1)良心の禁止〈～してはならない〉 (2)理想の追求〈～であれ〉〈～しなくてはならぬ〉

出典／前田重治：図説 臨床精神分析学，誠信書房，1993，p.10．

❸**無意識**：嫌な感情や記憶を心の奥に押し込んで思い出せない状態に分類される（図4-16）。

人の意識の働きは，衝動（イド），自我（エゴ），超自我（スーパーエゴ）という3つの領域からなる心的装置に影響されている。この心的装置はそれぞれが特有の機能をもちながら，互いに力動的に関連し合って働いており（表4-22），それによって，ふだん，人のこころは健全な部分が病的な部分をコントロールしたり，カバーしたり，修正したりしている。

▶**葛藤と防衛機制** では，具体的に精神はどのような働きをしているのだろうか。

人のこころの基礎には，愛情と攻撃性，欲求の充足（イド）と禁止（超自我），意識することと無意識への抑圧など，様々な力が互いにうまく働いていることで安定を保っている。しかしなかには，相反する方向の精神的な力が相克し合うこともある（葛藤）。自我の働きはそれらの葛藤を調整し，生活に適応できるようにすることであるが，深刻な葛藤状態では，無意識下でこころの安定を図るために自我を守る働きが起こる。このように，こころの安定を図る働きを自我の防衛機制という。

2013年に発表されたDSM-5は，DSM-Ⅳから20年もの時を経て出版された精神疾患

表4-23 防衛水準および個々の防衛機制

防衛水準	防衛機制の例
1) 高度な適応水準 ストレス因子に対処する際に最も良い適応状態	昇華 (sublimation): 社会的に認められるような型に変えて, 自己の衝動や欲動に対処する
2) 精神的制止 (代償形成) 水準 脅威を与えられる可能性のある観念, 気持ち, 記憶, 願望または恐怖を意識の外に保つ	置き換え (displacement): 本来の本能行動を向けるべき対象者から, 社会に受け入れられる代理者に向ける。その結果, 転換性障害にみられるように, 葛藤が知覚や随意筋に置き換えられ障害として表れる
	反動形成 (reaction formation): 受け入れることができない衝動を, まったく正反対の行動, 思考に取り換える。たとえば, 遠慮深く過度にていねいな行動をする人が, 実は, 激しい攻撃的な性格の持ち主であった。これは強迫性障害によくみられる
	抑圧 (狭義) (repression): 最もよく起こる防衛機制で, 欲動衝動が意識から追い出され, 積極的に忘れ去られる
	取り消し (undoing): 反動形成と結びついた防衛機制である。受け入れることができない罪業感から自己を守るために, 象徴的な思考や行為をしたりする
3) 軽度のイメージ歪曲の水準 自己, 身体, または他者のイメージを歪曲することによって自尊心を調整する	理想化 (idealization): 対象を極端に美化し, 理想化して見立てるが, 理想化が崩れると対象に対する破壊的な衝動が解かれ, 怒りや攻撃となって表れる
4) 否定の水準 不快な受け入れられないようなストレス因子や感情を意識の外に保つ	否認 (denial): 対象に対して, 自分に憎悪や不安があることを認めることを拒否する
	投影 (projection): 自分自身が受け入れることができないことをほかの人のせいにする。恐怖性障害によくみられる
	合理化 (rationalization): 自分に都合の良い理由をつくり上げ, 自分自身の思考, 行為または気持ちを覆い隠す
5) 重度のイメージ歪曲の水準 自己または他者のイメージを強く歪曲する	投影性同一視 (projective identification): 受け入れることができない衝動や思考を事実に反してほかのものとするが, そのことを部分的に認識している
6) 行為的水準 内的, 外的ストレス因子を, 行為や引きこもりによって対処する	行動化 (acting out): 不安や葛藤を言葉で表現せず, 衝動のままに破壊的, 攻撃的に行動する
	引きこもり (withdrawal): 現実から引きこもり, 感情を抑える
7) 防衛制御不能水準 防衛機制が失敗し, 客観的現実との激しい亀裂による状態	精神病的歪曲

出典／American Psychiatric Association : DSM-IV®-TR Diagnostic and Statistical Manual of Mental Disorders (4th), American Psychiatric Association, 2000, p808-809. を参考に作成.

の診断基準(後述)の一つである。DSM-IV-TRでは, 防衛機制を機能水準に応じてわかりやすく7つのグループに分けているが, その代表的なものを表4-23にあげる。

C 精神疾患の治療と患者の看護

　精神疾患に対する患者のとらえ方は, 患者自身の認識だけでなく, 家族や, その地域・社会においてどのように認識されているかなどに影響される。患者は発症直後というよりも, 様々な経緯を経て医療機関を受診することが多い。

　治療には, ①身体療法(薬物療法, 電気ショック療法), ②精神療法, ③精神科リハビリテーションがあり, これらは並行して行われる。この章では主に①と③について述べ, ②についての詳細は第5章XI「精神療法を受けている患者の看護」で述べる。

1. 精神疾患の診断基準

精神医学的な診断の基準として，WHOの「国際疾病分類（International Classification of Diseases；ICD）」と，米国精神医学会（American Psychiatric Association）が編纂した「精神障害の診断と統計の手引き（Diagnostic and Statistical Manual of Mental Disorders；DSM）」があるが，どちらも類似した疾患分類を採用している。

ICDは，医療行政上での疾病分類などに，DSM*は，臨床や精神医学研究において使われることが多い。

2. 主な治療法と看護

1　身体療法（薬物療法）

▶ **治療法**　薬物療法は精神疾患の中心的治療法とされている。

歴史的観点からみると，1952年にクロルプロマジンが精神安定薬として使われるようになって以来，近代的な薬物療法が発達し，現在，精神医療の主流となっている。近年ではほかの治療と併用して行う。

精神科領域で使用される薬には，抗精神病薬，抗うつ薬，気分安定薬，抗不安薬，睡眠薬，抗てんかん薬などがある。統合失調症に対する定型抗精神病薬は，不快な副作用が起こりやすく，患者は入院中だけでなく，退院後も処方された薬の服薬量や服薬回数を自分で判断し調節したり，服薬を中断したりすることもあり，精神症状の悪化につながっていた。1980年代より副作用の少ない非定型抗精神病薬が開発され，また，錠剤だけではなく，液剤，口腔内崩壊錠，徐放剤，持効性の薬剤（デポ剤）など，患者の状態や生活に合わせて選択できるようになってきた。これらにより，かつて"多剤併用"といわれていたわが国の処方薬剤の多さが改善されつつある。

▶ **看護**　患者は病識の欠如や薬物に対する誤解がある場合が多い。

看護師は，患者が服薬の必要性を十分に理解できるよう働きかけ，服薬したことを確認し，薬の作用・副作用についてアセスメントする必要がある。また，病棟では患者が服薬を自己管理できるように段階的に指導するとともに，必要に応じて退院後も服薬を継続できるように指導する。

再発の予防に向けて，数人の患者グループを対象に看護師が心理教育*を行うこともある。

---

* **DSM**：1952年にDSM-Ⅰ（第1版）が出された。最新版は，2013年に発表されたDSM-5（改訂第5版）である。DSM-5は，それまでのⅠ〜Ⅳとは違い，ローマ数字から算用数字に変わることで，今後，小さな変化にも「5.1，5.2」など付け加えることによって対応できるように考えられている。
* **心理教育**：患者や家族を対象に，知識（疾患の原因・症状・経過・薬の作用・副作用や服薬の重要性などの治療について）や問題解決技法（困っている問題への対処法）の獲得を目的として看護師やコメディカルスタッフが実施する教育。

2 精神療法

▶ **治療法** 精神療法とは，言葉や対人関係をとおして患者のこころに働きかけることにより，不安を和らげ，こころの負担を軽減するとともに，パーソナリティの統合と成熟を目指す治療である。

狭義の精神療法は，訓練された精神科医や臨床心理士が行うもので，精神療法を行う対象者の人数や，精神療法の手技によって分類される。

▶ **看護** 看護師も，患者と治療的な人間関係を築くとともに，治療的な環境を整える役割を担っているという意味において，広義には，日常的に精神療法を行っていると考えられる。

また，精神療法が進むにつれて起こる患者の様々な反応，すなわち，
①治療者を自分の重要な人物像に見立て，治療者がその人物であるかのように接する「転移」
②治療の進行を妨げるような行動をとる「抵抗」

などを適切に判断し，患者が成長できるよう支援する。

3 精神科リハビリテーション

精神科リハビリテーションとは，「疾患や障害と共存しながら，その人が自分のもっている能力を最大限に発揮できるように促し，一人の人として，当然の人生を生きていけるように援助する活動」[4]である。

活動をとおして，以下の目的の実現を目指す。
①病的思考，異常体験を軽減する。
②健康な部分を増進する：その人らしさを理解したうえで，患者が興味・関心をもつことができる作業療法を提供する。たとえば手工芸では，手先の器用さ，集中力，創造性が，また調理では，家庭で行ってきた炊事の能力が発揮され，維持される。
③勤労意欲の回復。
④生活の秩序を整える。
⑤社会生活を送るうえで必要な能力を身につける。

精神科リハビリテーションの方法には，生活指導，作業療法，社会生活技能訓練（social skills training：SST），デイケアなどがある。たとえば，作業療法には手芸，園芸，音楽，料理，スポーツなどの様々なプログラムがあり，患者の入院中だけでなく，デイケアなどの社会復帰施設でも行われている。また，社会生活技能訓練は，基本的な会話の技能，身だしなみ，症状の自己管理など社会生活を送るのに必要なスキルを学習することを目的として行われる。

看護師は，作業療法士と共にこれらの活動にかかわるが，患者の潜在的な能力をアセスメントしはぐくむだけでなく，作業をとおして患者と治療的な関係の構築を図る機会ともなる。

VII 精神が障害されるということ

4 その他の治療法

精神症状を和らげるための方法に、電気ショックによる治療法がある。前頭部に約100ボルトの電流を数秒間、通電して、痙攣発作を誘発するものである。最近では、麻酔薬と筋弛緩薬を使用して通電し、脳波上のみの発作を生じさせる無痙攣電気ショック療法（修正型 electro convulsive therapy；m-ECT）が主流となり、安全に施行できるようになった。

奏効機序は明らかになっていないが、薬物療法による効果が得られない重症のうつ病や躁病、頑固な妄想・幻聴などの精神症状の軽減を目的として用いられる。また、肝障害などのために薬物療法を行うことができない場合にも用いられる。

患者や家族は、からだに電気を流すこの治療法に対し誤った認識をもっていたり、過度な不安や恐怖を感じていたりすることもあるので、看護師は患者や家族がどのように理解しているかを把握する必要がある。

D 精神看護の特性

精神看護は、こころを病む人を対象とする精神科看護だけでなく、地域で生活する精神障害者への援助や、職場・学校・家庭などでのメンタルヘルスにかかわる広い領域を含み、こころの健康の問題を解決していく過程で対象者の成長・発達を目指すものである。

精神看護において、看護師には次のようなことが求められる。

①患者の言動には、何らかの意味があることを理解し、表面的なことにとらわれず、その奥にある葛藤や、欲求、不安などを理解しようとする態度が必要である。

社会生活技能訓練（SST）

SST（Social Skills Training）は認知行動療法の一つで、5～10人程度の患者と、1～2人のスタッフがグループをつくり、週に1回から数回、1時間程度行う。人に何か依頼をしたり、人から何か依頼されたときに断ったりするような対人技能や、服薬・金銭の自己管理、銀行や公共交通機関の利用方法などを訓練する。基本的には以下のような流れで行われる。
①具体的な課題を設定する。
②いつ、どこで、だれと何をする場面であるか設定する。
③手本を示してもらう（モデリング）。
④ロールプレイによる練習をする。
⑤良かった点について肯定的なフィードバックを行う。
⑥さらに良くするための方法について話し合う。
⑦練習し、行動を強化する。
⑧実生活でも行うよう宿題にする。

②患者に意図的にかかわり，看護師自身の感情を患者に伝えていくことで，患者は自分を振り返ることができる。また，患者と接する自分の言動や態度を振り返り，それがどのような影響を相手に与えているのか知ろうとする努力を続け，看護師自身も人間として成長していくことが必要である。

③患者は様々な意思決定を自分で十分にできないこともある。看護師は，患者にとって何がQOLを高めることにつながるのか，真摯に考える。

④精神科病棟は，社会から閉鎖された環境であることも多い。その中で，看護師は，常に患者の人権を守ること，守秘義務を守ることなど，倫理的な配慮が求められる。

⑤患者の病の体験は一人ひとり異なる。看護師は，自分の想像を超える体験をしている患者にも関心をもち，気持ちに寄り添おうとする思いやりと，共にある姿勢が求められる。

1. 患者-看護師関係と看護師の役割

ペプロウ（Peplau, H. E.）は，「看護とは有意義な，治療的な，対人的プロセスである」[5]とし，「看護とは成熟を促す力であり，教育的な手段でもある」[6]と述べている。看護師は，

①患者のセルフケアを促進する

②患者が自分の従来の行動パターンを建設的な行動に変えられるよう援助する

③治療的な環境を整える

④社会生活を送るために教育的にかかわる

という役割をとおして，患者の成熟を促すことができるような治療的関係を発展させていく。このとき看護師は，患者との信頼関係，患者に対する共感的理解，温かい思いやりを基盤とした治療的コミュニケーション*を行う。

また看護師は，社会に適応した行動をとることができる役割モデルとして，自らが患者に影響を及ぼすことを自覚していなければならない。

患者や家族は社会の偏見に苦しんでいることも多い。また，患者自身や家族が，さらには医療者が偏見をもっていることさえある。看護師は，患者の人権を尊重し，障害者が地域社会で人々と同じように生活する権利をもつというノーマライゼーションの理念*を普及していく役割も担っている。

2. 主な精神症状に対する看護

精神的な症状を精神症状という。精神症状をアセスメントする場合，意識と意識障害，知能障害，記憶障害，知覚障害，思考障害，感情・情動障害，意欲と行動障害などの広い

---

* **治療的コミュニケーション**：患者に関心をもち，患者のペースに合わせて話をじっくり聴く「傾聴」，患者の話の内容を反映するよう，看護師が繰り返すことにより，患者が自分の感情や考えを見つめ直すのを助けると同時に，患者の話を聞き理解していることが伝わる「リフレクション（繰り返し）」などの様々な技法を使う。

* **ノーマライゼーションの理念**：障害や病気をもつ人々が，一人の人間として可能な限り，健常者と同様に地域社会で暮らしていけるような社会を目指す考え方。

範囲の機能と障害をアセスメントする。

ここでは，主な精神症状とその看護について述べる。

1 幻覚・妄想

▶ 幻覚・妄想とは

❶幻覚：幻覚とは，実際には対象が存在しないのに，その対象が存在するように見えたり，聞こえたりする知覚であり，「対象なき知覚」といわれる。

幻覚には，以下のものがある。

- 幻聴：物音，音楽，人の話し声などが聞こえる。
- 幻視：動物，虫，風景などが見える。
- 幻触：からだに触れられる。
- 幻嗅：ガスや腐敗臭などがにおう。
- 幻味：食べ物が変な味がするなど。
- 体感幻覚：脳が流れ出る，胃に穴が開いているなど。

❷妄想：妄想は，客観的には誤った思考内容だが，当人にとっては訂正不能な強い確信をいい，以下のように分類される。

- 微小妄想（罪業妄想，貧困妄想，心気妄想など）：自分の能力，健康，財産，地位，境遇，業績などを過小に評価する。
- 誇大妄想（血統妄想，発明妄想，恋愛妄想など）：自己を過大に評価する。
- 被害妄想（関係妄想，迫害妄想，注察妄想，被毒妄想など）：他人が自分に危害を加えるという妄想である。

統合失調症の急性期・再燃時に現れる幻覚・妄想などの症状を陽性症状，慢性期に現れる感情鈍麻・平板化，無感情，意欲・自発性の欠如，社会的引きこもりなどの症状を陰性症状という。

▶ 幻覚・妄想のある患者の看護

❶安全で保護的な環境を整える：幻覚・妄想により，周囲が自分を脅かす存在であると思い込んでいる患者には，病室・病棟が安全で，スタッフも患者が安心してよい存在であることをケアをとおして伝える。患者に関心を向け，患者を理解したいという気持ちを言語的・非言語的に伝えることにより，患者は自分が受け入れられているのを感じることができる。

また，自傷他害のおそれがある場合は，隔離室（保護室や観察室とよばれることもある）などを使用して予防する必要がある。このとき，患者の納得を得ることが困難であっても，その必要性を十分説明する。

❷幻覚・妄想から現実に関心を向けさせる：患者が体験していることは，患者にとっては現実であるが，それを肯定することは，幻覚や妄想を助長，確信させることになる。また，頭から否定したり，患者と議論して訂正させようとしたり，その内容について詳しく聞き

出したりすると，患者の不信感を募らせたり，混乱させたりする。

看護師は，患者がそのような状態で助けを求めていることを理解し，そのまま受容する。たとえば幻聴に対しては，「私には聞こえませんが」などと，自分は体験してはいないことを伝える。簡潔でわかりやすい具体的な事実を示し，看護師が患者と共に行動し，患者に現実を体験させ，患者を現実に引き戻す。

❸ セルフケア能力を拡大する：幻覚・妄想により，食事，睡眠，清潔などの様々な日常の活動が妨げられることが多い。特に，入院が長期に及ぶと，患者の自尊感情や意欲が低下したり，病院の日課に依存的になり，自己決定能力が低下することがある。

表4-24は，精神疾患患者のセルフケアの要素である。看護師は，患者のセルフケア

表4-24 患者のニードとセルフケアの要素

基本的ニード	基本的ニードにかかわるセルフケア
1. 空気，食物，水の十分な摂取	a. 内的・外的な因子による要求量への影響を調整し，正常な機能を保つのに必要な量を摂取すること。また，資源が欠乏している場合，将来，元の統合された機能に最もうまく戻れるような形で消費量を調整すること b. 解剖学的構造と，生理学的プロセスの統合性を保持すること c. 濫用することなく，呼吸する，飲む，食べるという満足な経験を楽しむこと
2. 排泄物と排泄のプロセスに関するケア	a. 規則的な排泄のプロセスに必要な内的・外的状態を達成し，維持すること b. 排泄のプロセス（関連する諸構造と諸プロセスの保護を含む）と排泄物の処理ができること c. 排泄後の身体表面と身体部分の衛生的ケアを行うこと d. 環境を整え，清潔な状態を維持すること
3. 活動と休息のバランスの維持	a. 身体的活動，情緒的反応，知的努力，社会的相互作用を刺激し，行わせ，さらに各々のバランスを保つような活動を選んで行うこと b. 休息と活動のニードの表れに気づき，注意を払うこと c. 文化的に規定された規範とともに，個人的な能力や関心や価値観を用いて，休息・活動パターンを発達させること
4. 孤独と社会的相互作用のバランスの維持	a. 個人が効果的に機能するために，個人の自律性や持続的社会関係の発達に必要な質とバランスを保つ b. 愛情や親しみ，友情の結びつきを促すこと。つまり，利己的な目的のために相手の個性，統合性，権利を無視して，利用しようとする衝動を管理すること c. 発達と適応を維持するために，必須の社会的温かさと，親密さの状態を供給すること d. グループメンバーシップとしての属性とともに，個人の自律性を育てること
5. 体温と個人衛生の維持	a. 体温調節に必要な内的・外的条件を達成し，維持すること b. 文化的に規定された規範とともに，個人の能力と価値観を用い，それをもとにして個人衛生を維持すること c. 健康な生活状況を維持するための環境に気をつけること
日常生活にかかわるニード	日常生活にかかわるセルフケア
6. 生命，機能，健康に対する危険の予知	a. 起こる可能性の高い危険の種類について，気をつけていること b. 危険な状況に発展するかもしれない出来事が起こることを防ぐ行動をとること c. 危険が避けられないとき，危険な状況から自分を守ったり，そうした場を避けること d. 生命や健康の危険を避けるために，危険な状況を制御すること
7. 正常であることの発展	a. 現実的な自己概念を発達させ，維持すること b. 人間の発達を促す行動をとること c. 人間の構造と機能の調節を維持し，助長する行動をとること d. 人間の構造的・機能的状態が正常からはずれた場合，それを識別し対処すること

出典／南裕子，稲岡文昭：セルフケア概念と看護実践；Dr. P. R. Underwoodの視点から，へるす出版，1987, p.57-58. を参考に作成.

能力をアセスメントし，患者が自分の意思でセルフケアができるように援助する。

❹**対人関係の緊張を和らげる**：幻覚や妄想により，周囲が自分を脅かす存在ではないかと思い込んでいたり，人と適切な心理的距離を保つことが苦手であることなどで，患者は対人関係を良好に構築できないことが多い。

作業療法での作業などをとおして人と少しずつかかわり，自分の気持ちや感情を言葉で表現するよう励ます。

❺**幻覚・妄想に対する対処方法を学習させる**：患者が，幻覚・妄想は病的体験であるということを認識できるようになったら，幻覚・妄想にどのように対処するか，患者と共に考える。

幻覚・妄想をもちながら，それに支配されずに日常生活を送れるように援助する。ストレス-脆弱性モデルでは，患者の問題点に着目し，それを解決するための支援に力を注いできた。これに対して，ストレングスモデルでは，患者は既にリカバリー*の可能性をその人の内にもっていると考え，その人の性格，知識，才能，技能，関心，レジリエンス*，自信，人間関係，資源などのストレングスに着目しその人らしく生きることを目指す。私たちは，患者が自分のストレングスに気づき，その人が希望するリカバリーに向かう支援をする必要がある。

2 気分障害

病的な気分の変化を特徴とする精神障害を気分障害という。古典的な疾病分類では，躁うつ病といわれていたものであり，ICDやDSMでは気分障害という。

うつ病と躁病の両方の病相がみられる場合は双極性障害という。これに対し，うつ病のみの病相の場合を単極性うつ病という。

▶ **躁状態の患者の看護**　躁病の患者には，以下のような特徴がみられる。

・気分が高揚し爽快であり，病的に活動的になる。
・上機嫌である一方で怒りっぽく，攻撃的で興味の対象が次々に変わり，注意力が散漫となる。
・様々な考えが次々に頭に浮かび，しゃべり続ける。
・食事を摂取せず，多動なため，体重減少がみられ，眠気を感じないため不眠となり，脱抑制的（過度の買い物や賭けごと，性的な逸脱行為がみられる）である。
・誇大妄想がみられることもある。

❶**刺激の少ない安全な環境を整える**：躁状態の患者は，看護師に対し，攻撃的，威圧的，あるいは拒絶的な態度をとることがあるため，看護師はかかわりにくいと感じ，反発心や，無力感を覚えることも少なくない。

患者の言動に対し，議論したり説得しようとすることは，患者の興奮を助長すること

＊ **リカバリー**：三品は「疾患によってもたらされた制限つきではあるが，満足感のある，希望に満ちた，人に役立つ人生を生きる道である」と定義している。
＊ **レジリエンス**：ストレスや逆境のなかにおいても，うまく適応できる能力やプロセスをレジリエンスという。レジリエンスは，弾力，弾性，つまり心のしなやかさを意味し，回復力や復元力と訳されることもある。

につながる。命令口調や否定的な表現は避け，落ち着いたゆとりのある態度で誠実に患者に接することが必要である。自分の感情をコントロールしながら，患者に感じたことを簡潔に平易な表現で伝える。そして，患者自身が自分の気分の変動に気づくよう示唆する。

患者は，状況判断能力の欠如や誇大妄想により，他者とトラブルを起こすことも多いので，患者と他者が不利益をこうむらないように，患者の行動を必要最小限の範囲で制限する必要がある。また，エネルギーを適切な形で発散できるよう，散歩や活動量の多い作業に参加するよう促す。

患者は周囲の刺激に敏感に反応するため，刺激の少ない落ち着いた環境を整える。

❷**セルフケアの低下に対する援助**：躁状態の患者は，注意力が散漫になったり，一つのことに集中できないために，セルフケアが中途半端になってしまう。多動で，食事や水分を摂らず，睡眠も不十分で，体力を消耗していることが多い。

食事や水分を摂取し，睡眠をとることができるように，付き添ったり，促したりする。また，身の回りの整頓ができるように援助し，周囲の安全を整える。

❸**看護師間での統一した援助**：患者の要求や行動に対しては，看護師間で統一した対応をする。

❹**服薬の管理**：気分安定薬である炭酸リチウムは，有効血中濃度の範囲が狭く，中毒域に達しやすいため，胃腸障害，下痢，意識障害，痙攣などの副作用の観察とともに，定期的に血中濃度を測定する必要がある。

▶ **うつ状態の患者の看護**　うつ病は，主に「憂うつな気分」「何となく寂しい」「理由もなく悲しい」などと訴える抑うつ気分と，物事をしなければならないとわかっていても「億劫」「やる気がなくなった」などと，意欲や行動が障害される精神運動抑制がみられる。

思考障害の形式面では思考制止（思考のテンポが遅くなり，考えが進行しない）が，内容面では微小妄想がみられる。また，多彩な身体症状を呈するが，不眠，食欲低下，体重減少，性欲の低下，便秘・下痢などを訴えることが多い。

患者の多くは，自分の症状を「努力が足りないせいだ」「能力がないせいだ」などと思い悩んでおり，精神の病気であることを認めようとしない。周囲も患者を叱咤激励し，さらに追い詰めてしまうこともある。

うつ状態の患者で最も注意しなければならないのは自殺である。患者には休養と薬物療法が必要であり，精神療法も併行して行われる。また，死にたいという気持ち（希死念慮）が強いときは，隔離室の使用や，電気ショック療法なども検討される。

❶**自殺を予防する**：患者の周囲から危険物（刃物，ひも類，薬品など）を除去するとともに，監視にならないように配慮しつつ見守りながら，患者の自殺のサインを見逃さないようにする。

しかし，患者に希死念慮が強い場合は，隔離室を使用することもある。

❷**安心して休息できる環境を提供する**：患者は，休息することに対し，罪悪感や焦燥感をもちやすいが，「うつ病は治療すれば必ず良くなる」ということを伝え，安心して休息がと

れるような環境を整える。

　患者を励ますのではなく，患者の苦悩や孤独感，無力感などを真剣に聴こうとする姿勢，何とかわかろうとする態度，共感し一緒に考えていく態度が重要である。患者が気持ちを表現できるように援助する。患者は，自分の否定的・破壊的な感情の表現が他者に受け入れられることがわかると，気持ちが軽くなり，安心して休息できるようになる。

　患者は自尊感情が低下しており，微小妄想が出現することもある。患者の自尊感情を高め，生きる価値のある人間であることを患者が自覚できるように支援する。

❸ **セルフケアの低下に対する援助**：うつ状態の患者は，食欲の低下や妄想などにより食事の摂取量が減少する。食べやすいものを用意し，少量ずつ，患者のペースで食事が摂れるように工夫する。

　また患者は，思考や行動が抑制され，清潔の保持が不十分になる。洗面，入浴，更衣など，声をかけ，必要に応じて介助し，見守る。

❹ **確実な服薬のための援助**：抗うつ薬は，服用を始めてから効果が現れるまでに数週間を要するため，しばらく服薬を続ける必要があることや，口渇や便秘などの副作用があることを患者や家族に説明する。

❺ **面会者への注意**：患者の状態に応じて，家族から知人，職場の人などと面会者の幅が増え

統合失調症の症状

　Hさん（男性，19歳）は両親と弟の4人暮らしです。長男であるため，幼い頃より両親から期待されて育ちました。特に父親は，Hさんの成績の良いことを周囲に自慢し，「有名大学に入るのが当たり前，働くなら一流の会社で」と言っていました。

　高校は地元の進学校に進みましたが，高校2年生のとき，授業中に周囲の友達の視線が気になり始め，恐がるようになりました。しばらくして，「自殺しろ」「殺す」などの声が頭の中に聞こえてくるようになり，自分の思考がすべて他人に伝わっているような気がするようになりました。体育の授業で腕を擦りむいた後，「ここから盗聴器を入れられた」と繰り返し言うようになり，ほかの人が傷は治ることを説明してもまったく聞こうとしませんでした。「腕から盗聴器を仕掛けられて字が書けなくなった」と学校に行こうとしなくなったため，母親が精神科を受診させ，薬の処方を受けて，3か月間休学しました。その後，復学しましたが，授業に集中できず，頭の中に聞こえてくるいろいろな声にぶつぶつと答えていました。

　しだいに学校の勉強についていけなくなり，教師から学校を変わるように勧められましたが，父親はHさんが進学校でない学校に行くことを認めず，退学となりました。この頃から，父親はHさんに失望してほとんど会話もなくなり，Hさんがこうなったのは母親のせいだ，母親が飲ませた薬のせいで学力が落ちてしまったと，母親を責めるようになりました。

　Hさんは，一日を自宅で過ごすようになり，徐々に昼夜逆転した生活となり，薬の服用も不規則になりました。母親は父親に責められたことで精神科の医師に不信感をもち，Hさんに精神科を受診させることをためらうようになりました。Hさんは自分

ていくが，面会者には，安易に患者を励ましたり，重大な決断を迫ったりしないように協力を求める。

3. 精神障害者をもつ家族への看護

1 患者と家族の調整

患者と家族は，入院に至るまでに気持ちのずれが生じていることが多い。

患者は身内である家族に自分の異常体験や不安，恐怖などをわかってほしくても，十分に伝えることができず，いらだちが増す。一方，家族は患者の理解できない訴えに戸惑い，心配し，患者の異常行動から生活が乱される。家族は身内である患者に対して嫌悪感や罪悪感を抱いたり，世間体を気にすることもある。

家族と患者が互いにどのような感情を抱き，かかわっているかを理解し援助するためにも，看護師は家族の面会時に積極的にコミュニケーションを図る必要がある。家族の面会が少ない場合には，家族がしだいに患者と疎遠になり，患者の退院先がなくなってしまうおそれもあるため，看護師は家族に働きかけ続ける。

の部屋にこもり，風呂にもほとんど入らなくなり，着替えもしなくなりました。食事は，母親が用意したものを夜間，一人で食べていました。Hさんの部屋は床が見えないくらい雑誌やごみがあふれ，弟や母親が部屋に入ると怒るので，そのままになっていました。

電気店の店員が家にテレビの修理をしに来てから，「自分の情報をテレビで流そうとしている」「盗聴器を仕掛けていった」といらいらするようになりました。また，家の前に車が止まったり，犬の散歩をしている人を見たりすると，「家を偵察しに来ている」「自分の悪口を言っている」と，自分の部屋のカーテンを閉め切り，隙間からじっと様子をうかがっています。

ある日，母親の兄が訪れ，Hさんの様子があまりにおかしいことに驚き，母親とHさんを説得してHさんに精神科を受診させ，入院となりました。

このように統合失調症では，それまで健康に過ごしていた人がしだいに漠然とした不安に陥り，幻聴や妄想に思考が支配され，自身の行動や思考がコントロールできなくなって，日常生活が障害されるようになります。また，他人にも危害を加える可能性も出てきます。このような症状に対しては，薬物療法と精神療法を中心に治療が開始され，症状に合わせて作業療法が開始されます。

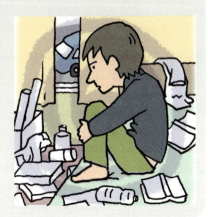

2 家族への指導

統合失調症の患者をもつ家族についての研究の結果から，家族の接し方により，疾患の再発率に影響があることが明らかにされている。

家族が患者の行動や特性に対し，「批判的なコメント」をしたり，「情緒的に巻き込まれ過ぎる」ようなときは，薬を服用していても，高い確率で再発するという。しかし，そのような場合でも，看護師は，家族を非難するのではなく，病気についての知識，薬の必要性と飲み方，精神症状や暴力への対処方法，患者との適当な距離のとり方・接し方について家族を指導し，支えていくことが重要である（本章VII-C「精神疾患の治療と患者の看護」の脚注「心理教育」参照）。

また，家族自身の生活も大切であることを認め，家族会を紹介するなど，同じような状況にある人たちと支え合うことを提案する。

4. 患者の人権擁護

1 精神障害がある人の入院形態

患者を自傷他害の危険から保護する必要があると判断された場合や，周囲の人の要請により入院が必要と判断された場合，患者は，自分の意思に沿わなくても入院となることがある。入院形態や入院中の患者の処遇は，「精神保健福祉法」で規定されている。主な入院形態は，以下のとおりである。

❶**任意入院**：患者本人の同意に基づく入院であり，退院も本人の申し出により可能である。ただし，本人が退院を希望しても，精神保健指定医*の診察により72時間の退院制限ができる。

❷**医療保護入院**：患者本人の同意が得られないが入院が必要であると判断された場合，家族など（配偶者，親権者，扶養義務者，後見人または保佐人。該当者がいない場合などは，市町村長）のいずれかの者の同意に基づいて行われる入院である。

❸**応急入院**：患者と家族の同意は得られないが，医療および保護のために入院が必要であると精神保健指定医が診断した場合，72時間に限り入院させることができる。

❹**措置入院**：患者を入院させなければ，自傷他害のおそれがあるとき，2人以上の精神保健指定医の診察で結果が一致したとき行われる入院である。

2 患者の行動制限

精神科病棟には，患者が自由に出入りできる開放病棟と，常時施錠された閉鎖病棟がある。任意入院の患者は原則的に開放処遇（夜間以外は自由に出入りできる環境での処遇）としな

＊**精神保健指定医**：5年以上の臨床経験（うち3年以上の精神科経験）を有し，一定の研修を受け，厚生労働大臣から指定された精神科医。

ければならない。

患者の行動制限は，以下のとおりである。

❶**通信・面会の制限**：院外の人との通信・面会は基本的に自由で，制限してはならない。

❷**隔離**：隔離以外の方法では本人や周囲の者の安全を守ることが困難な場合に限って，本人の意思では出ることのできない部屋に1人だけで入室させる。隔離の要否は医師が判断する。特に，12時間以上の隔離は，精神保健指定医の判断が必要である。

❸**身体的拘束**（抑制）：自殺企図や自傷行為が著しく切迫していて，そのまま放置すれば生命の危険の可能性が予測される場合など，隔離では予防できない状況であると精神保健指定医が判断した場合に認められている。制限の程度が強く，二次的に身体を損傷するおそれもあるため，拘束中は十分に観察し，必要な援助を行い，できる限り早くほかの方法に切り替える。

❹**任意入院患者の開放処遇の制限**：任意入院であっても，自殺企図や自傷行為の危険がある場合には，開放処遇を制限する。

このような行動制限を行う場合は，患者に，その必要性と，どのような状態になったら制限が解かれるのか，などを説明するとともに，その制限の必要性，開始日時などを記録に残さなければならない。

Column: ACT（アクト）

ACT（Assertive Community Treatment）は，1960年代後半から，アメリカウィスコンシン州マディソン市の病院で始められたプログラムであり，重度の精神障害がある人々に対して，医療・福祉の包括的なサービスを提供する援助体制である。多職種の専門家やピアスタッフから構成されるチームが，24時間体制で地域の生活の場に訪問し，優れた成果を上げている。

わが国においても，1990年代からACTが紹介され，2000（平成12）年以降，プログラムの実施と研究が開始されている。「ACT（アクト）」「包括型地域生活支援プログラム」「積極的地域療法」[7]「積極的地域内治療」「包括型ケースマネジメント」[8]などとよばれている。

このプログラムは，以下のような特徴をもっている。
①多職種のチームによるアプローチが行われる。
②1チーム当たりの利用者数を制限している。
③利用者が生活する場を訪問し，援助を行う。
④利用者に必要なすべての社会的サービスが，チームをとおして直接提供される。
⑤チームの全スタッフで1人の利用者のケアの責任をもつ。
⑥期限を定めない継続的なサービスの提供を行う。
⑦24時間，365日体制で利用できる。

また，ACTで提供されるサービスとしては，日常生活技能の支援，家族への支援，就労支援，住居に関する支援，身体の健康増進の支援，公的サービスに関する支援，金銭管理の支援，カウンセリングなどがある。

また，患者が日常生活を送るうえで必要な物品の買い物や，金銭管理などを患者の代理で看護者が行う（代理行為）ことがあるが，患者の社会生活技能が低下しないように配慮し，患者ができることは自分で行えるように代理行為は必要最小限にする。
　看護者は，法を遵守するとともに，患者の尊厳が守られているか，人権擁護の視点をもつことが大切である。

VIII 痛みを経験するということ

A 痛みを感じるしくみ

1. 痛みとは

感覚の分類

　人間の感覚は，刺激の種類や刺激に対する受容器が存在する場によって分類することができる（表4-25）。

　映像を感知する目や，音を感知する耳，においを感知する鼻など，特定の刺激に対する感覚器官による感覚を特殊感覚といい，他方，全身に分布する受容器による感覚を体性感覚という。体性感覚のうち，皮膚に分布する受容器による感覚を皮膚（表在性）感覚，関節や筋肉に分布する受容器による感覚を深部感覚という。

表4-25 感覚の分類

受容器の部位別分類	感覚の種類別分類
特殊感覚 （special sensation）	視覚（vision） 聴覚（audition） 嗅覚（olfaction） 味覚（gastation） 平衡感覚（vestilbulsar sensation）
体性感覚 （somatic sensation）	皮膚（表在性）感覚〔cutaneous (superficial) sensation〕 触覚（tactile sensation） 圧覚（pressure sensation） 温覚（warm sensation） 冷覚（cold sensation） 痛覚（pain sensation） 深部感覚（deep sensation） 運動感覚（kinesthesia） 振動感覚〔sense of vibration（または pailesthesia）〕 深部痛覚（deep pain）
内臓感覚 （visceral sensation）	臓器感覚（organic sensation） 内臓痛覚（visceral pain）

出典／深井喜代子他編：新・看護生理学テキスト；看護技術の根拠と臨床への応用，南江堂，2008，p.126．

「痛み」とは一般的に痛覚という感覚のことであり痛覚は体性感覚に分類される。

2 感覚の順応性と痛みの特殊性

▶ **感覚の順応性**　人間の感覚の多くは順応性がある。たとえば、道路のすぐそばに家がある人は、自動車が通過する音に慣れてしまう、一方、唐辛子などの辛い味も慣らされるということがある。デパートの化粧品売り場には香料の強いにおいがして気分が悪くなる人もいるが、そこで毎日働いている人は慣れてしまっている。このように多くの感覚には順応性があるが、痛みは例外である。

▶ **痛みの特殊性**　皮膚にある一定の強さで針を刺すと痛みを感じるが、これを繰り返しても慣れることはなく、むしろ痛みは増強して感じられることがある。痛みは、からだにとって危険な刺激が加えられたことを伝えて、からだを危険から守る重要な感覚である。熱いものに触れたときにも、最初は痛みとして感じて手を素早く離すことで、熱傷を未然に防いだり、初期の段階にとどめたりすることができる。

しかし、先天性無痛症のように痛みを感じない患者は、外傷や熱傷を負うことが重なり、それが原因となって多くの患者が成人になる前に亡くなってしまう。また、意識障害がある場合にも痛みを感じることができないか、あるいはそれを伝えることができず、組織の損傷なども生命が脅かされる状態になるまで気づかれないことが生じる。このように痛みの感覚は生命を守るうえで重要である。

▶ **痛みの定義**　痛みについて、国際疼痛学会（International Association for the Study of Pain：IASP）は、「不快な感覚性・情動性の体験であり、それには組織損傷を伴うものと、そのような損傷があるように表現されるものがある」と定義している[9]。

ここでは、痛みは感覚であり、情動でもあると定義していることと、身体的な損傷部位がなくても、患者が痛みを訴えればそれは痛みであることを明文化していることには注目する必要がある。特に後者は、これまでの医療では重視されずにきたことへの警鐘でもある。感覚としての疼痛と、人間としての痛みを分けて考えることは、看護をしていくときに重要である。

2. 痛みを感じるメカニズム

痛みはからだを防御し、警告を発する感覚であり、情動である。
痛みを原因によって分類すると以下のようになる。

1 侵害受容性疼痛

からだの障害による痛みで、体性痛覚神経線維が刺激されて起きる体性痛と、内臓痛覚神経線維が刺激されて生じる内臓痛とがある。内臓の痛みは関連痛を伴うこともある。

体性痛は皮膚や体表の粘膜の痛みである表面痛と、関節、靱帯・骨格筋、骨膜などの痛みである深部痛に分けられる。

2 神経因性疼痛

神経系の一時的な損傷やその機能異常が原因となるか，またはそれによって引き起こされる疼痛である。

この代表的なものに幻肢痛といわれる痛みがある。幻肢痛の例としては，下肢の膝関節から下部を切断された人が，下肢の痛みを訴えるということがある。これは，切断された神経の断端から興奮（神経衝撃）が脳に伝わることによって，実際にはなくなった下肢の痛みと感じるのである。

3 心因性疼痛

痛みの原因が器質的には説明がつかず，心理的なものだと考えられるものをいう。心因性であると診断するためには，侵害受容性疼痛と神経因性疼痛が完全に否定されていなければならない。

痛みには大別して，チクッとする鋭い痛み（1次痛：速い痛み）と，ズキーンとする鈍い痛み（2次痛：遅延痛）がある。

痛みの伝達は，それぞれに対応する感覚受容器の興奮に始まり，脊髄から脳幹，大脳に至る痛みの経路を通じて行われる（図4-17）。

鋭い痛みをきたす刺激に対しては，表情の変化や恐怖感，発汗，血圧上昇，頻脈，瞳孔散大などの不随意な生体の反応がみられる。過去の痛み経験などによって，これらの反応

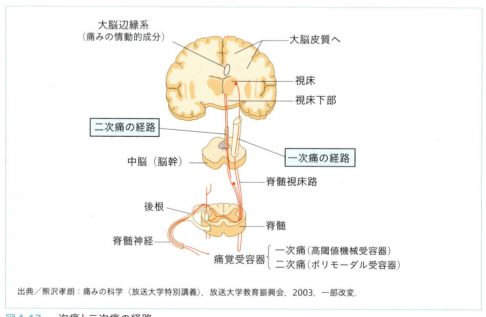

出典／熊沢孝朗：痛みの科学〈放送大学特別講義〉，放送大学教育振興会，2003，一部改変．

図4-17 一次痛と二次痛の経路

が増強されることがある。

B 痛みの経験とその影響

1 身体的な痛みが生み出す精神的苦痛

これまでの人生・生活のなかで，ほとんどの人は痛み（pain）を体験してきているだろう*。たとえば，幼い頃に走っていて転んだときの記憶をたどってみよう。腕や膝に痛みを感じ，起きてそこを見ると傷になっていることがわかった。さらにそこからにじみ出てくる血液に驚き，余計に痛みが増強された思い出がある人も少なくないだろう。また，発熱とともに「頭が痛い」という体験をしたこともあるだろう。強い痛みは，しばしばほかの感覚を弱めたり感じなくさせたりして，まさしく苦痛となる。

ある女性が高速道路で交通事故に遭い，シートベルトが肩に食い込んだことが原因で，その翌日から痛みを感じ出し，数週間，1か月，1年と日を経るごとに痛みは増強してきた。途切れることのないこの痛みを女性は，「脈を打つような（pulsing），削るような（boring），鋭い（sharp），熱い（hot），うずく（aching），しめつけるような（tight），なかなか消えない（nagging），痛めつけるような（punishing）」痛み[10]のために「ひどく絶望し，すっかり落胆している」と述べている。

この女性にとって，24時間継続する肩の痛みは，慣用的な表現での身体的な苦痛だけでなく，痛みが自分の人生を支配していると思うほど，心理的な苦痛の源になっているのである。身体的な痛みと心理的な苦痛とは強い関連性をもつことをこの事例は示している。

2 こころの痛み

身体的な痛みはないのに，肉親や親しい人を失ったこと，友人や仕事仲間とのトラブルなどから「こころが痛む」という表現をする人もいる。「こころ」は脳の活動の場にあることから，「こころが痛む」ということは，その人の全存在が痛んでいるということであるといえる。

3 主観的な感覚としての痛み

『医学大辞典（第2版）』（医学書院）によれば，痛み（疼痛）は「組織の実質的または潜在的な傷害によって生じる不快な感覚情動体験，あるいは心因のみによって生じる同様の体験」としてまとめることができるが，それはまったく主観的な感覚である。この，痛みを「主観的な感覚である」ととらえることが大切である。したがって，看護師をはじめ医療者は，痛みを訴えて鎮痛薬を希望する患者に対して「そんなに痛いわけはない」と対応す

＊**痛みの体験**：感覚障害（先天的・後天的）があり，痛みを感じられない人もいる。

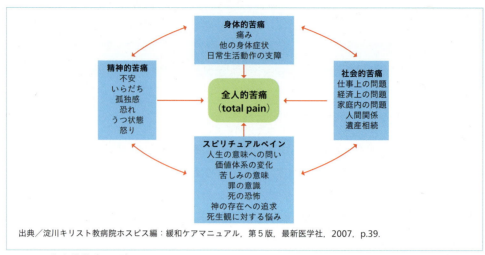

図4-18 全人的苦痛の理解

ることは，決してあってはならないことである。「患者が『痛い』と言うように痛いのだ」と認識する必要がある。

　痛みのなかでも，特にがんに起因する痛みは，その強度や持続時間の長さ，除痛の困難性から患者にとって最大の苦痛の一つと考えられる。それはがんという「死」の隠喩[11]としての苦悩―自分の命がどうなるのかという不安や恐怖―と共に，そのこと自体が身体にもたらす痛みを増強して，日夜，苦悩することになる。さらに，治癒が困難であることを自覚して，職場や家族のなかでの役割期待に応えられないことや，身体的な自己のイメージが崩壊して絶望感を抱くなど，がんの痛みによってその患者の社会的な自己概念も障害される。さらに，「なぜ私だけが」「神はなぜ私だけに試練を与えるのか」「私の人生にとって何の意味があるのだろう」というスピリチュアルな痛みも生じて，患者が全人的な痛みを感じていることをとらえる必要がある（図4-18）。

C 痛みの治療

1 薬物療法

▶ 鎮痛薬

❶ **非麻薬性鎮痛薬・非ステロイド性抗炎症薬**：プロスタグランジン合成抑制作用により鎮痛を図る。代表的なものは，アスピリン，インドメタシン，イブプロフェンなどである。副作用は胃腸障害が最も強い。

❷ **オピオイド*鎮痛薬**：リン酸コデイン，塩酸モルヒネ，フェンタニル，オキシコドンなどが

* **オピオイド**：類麻薬。ケシの未成熟果実から抽出されるアヘンの主要薬理成分であるモルヒネに類似した鎮痛作用と麻薬性をもつ物質の総称である。

ある。

▶ 鎮痛補助薬

❶ **抗うつ薬**：痛みがもたらすうつ状態の治療に用いられる。また、抗うつ薬そのものにも鎮痛効果がある。塩酸アミトリプチリンなどがある。

❷ **ステロイド**：抗浮腫作用，抗炎症作用，損傷神経への興奮性抑制作用により，痛みが抑制されると考えられている。プレドニゾロン（プレドニン®），デキサメタゾン（デカドロン®），ベタメゾン（リンデロン®）などがある。

❸ **抗痙攣薬**：神経の過剰興奮を抑制し，神経痛や神経因性疼痛に鎮痛効果を発揮する。カルバマゼピン，フェニトインなどがある。

▶ **がん性疼痛の治療薬**　がん患者の身体的な痛みは激烈であり，そのことが生きる意欲を失わせる原因になる。痛みからの解放は治療のなかで最優先されなくてはならない。

世界中のがん患者を疼痛から解放する目的でWHOが作成した鎮痛薬治療法である「WHO3段階がん疼痛治療ラダー（WHO three-step analgesic ladder）」（図4-19）は，世界共通の標準的治療法である。

がん性疼痛に対する薬物療法の基本を以下に示す。

①軽度の疼痛にはアスピリンなどの非オピオイド鎮痛薬，中程度以下の疼痛にはコデインなどの弱オピオイド鎮痛薬，中程度以上の疼痛にはモルヒネなどの強オピオイド鎮痛薬を選択する。

②できる限り内服で投与する。

③少量で始めて，疼痛が消える量へと漸増する。

④定時投与＊を行う。

⑤必要に応じて鎮痛補助薬を併用する。

さらに，持続的な痛みに対して，より有効な鎮痛効果を得るためには，鎮痛薬の血中濃度を保つことができるように，患者が痛みを訴える前から予防的に使用することが重要である。

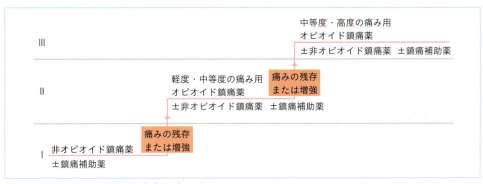

図4-19　WHOの3段階がん疼痛治療ラダー

＊ **定時投与**：定時投与にすると，痛みを感じ始めてから投与して薬効が現れる場合のように，痛みに耐える時間を過ごさなくてもよく，患者の安楽が保てる。

2　神経ブロック

　神経ブロックは，薬物によって一時的に，あるいは永続的に神経伝導路の遮断を図ることである。ほとんどの場合，局所麻酔薬を用いて一時的な痛みの軽減を図る。局所麻酔薬を用いるので，その薬効時間をすぎると神経ブロックの効果は薄れるが，痛みから一時的にでも解放されることは患者のQOLを改善させる意義がある。

　次の①②のブロックがペインクリニック外来などで多用される[12]。

❶**星状神経節ブロック**：頭頸(けい)部，上肢，上胸背部に分布する頸部交感神経をブロックする。全身の自律神経系のバランスを整える作用もある。

❷**硬膜外ブロック**：脊髄分節性に除痛，血行改善を図る。局所麻酔薬，時にはステロイドも用いる。近年，外科手術後に多用されるようになった。

❸**その他**：三叉神経ブロック，腕神経叢(そう)ブロック，肩甲上神経ブロック，肋間(ろっかん)神経ブロック，大腰筋筋溝ブロック，神経根ブロック，椎間(ついかん)関節ブロック，腹腔(ふくくう)神経叢ブロックなどがある。

　多くの痛みを訴える患者にとって，神経ブロックを受けることで，満足感や安心感を得ることができるという効果もある。

3　理学療法

　上記の薬物療法，神経ブロックといった痛みに直接働きかける療法に加えて，筋骨格系の痛みや，痛みに伴って生じる筋力低下，筋肉疲労に対して，次のような理学療法を組み合わせて相乗効果を図る[13]。

❶**温罨(あんぽう)法**：温湿布や加温パッドを用いる。

❷**冷罨法**：軟らかいアイスパックを使う。

❸**マッサージ**：いわゆるもみさすりをする。

❹**振動**：筋肉のリラックスを図る。

❺**軽い運動**：弱った筋力の増強，関節の硬直軽減，平衡感覚を取り戻す，心臓の機能を高めるなどのために行う。

4　心理療法

　痛みの治療にあたっては，患者の心理・思考を整えることも重要である。それには次のような療法がある。

▶**リラクセーション**　リラクセーションのためのゆっくりしたリズミカルな呼吸法を指導する。

❶**ステップ1**：ゆっくりと深く呼吸し，腹部と肩は力を抜いた状態になる。

❷**ステップ2**：息をゆっくりと吐き出しながら，自分がリラックスし始めていることを感じ，全身から緊張が抜けていることを感じる。

❸ **ステップ3**：息を自分にとって気持ちの良い速さで,規則的に吸ったり吐いたりする。腹部の力を抜き,お腹の底まで息を吸い込む。

❹ **ステップ4**：呼吸に意識を集中して,ゆっくりとリズミカルに呼吸するために,「心」の中で静かに「吸う,2,3」と言いながら吸う。息を吐き出すたびに心の中で静かに「リラックス」と自分に語りかける。

ステップ1から4までを1回だけ行うか,ステップ3と4を20分ほど繰り返し,ゆっくりと深呼吸して終了する。

息を吐き出すときには,「今の私は意識がはっきりしていて,リラックスしている」と自分に語りかけるとよい。

患者の好むヒーリングミュージックを低い音でかけながら行うのもよい。

▶ **思考の転換**　音楽を聴く,テレビを見る,本を読んでもらう,会話する,祈るなど,痛み以外のことに意識を向ける。

▶ **過去の心安らぐ経験の回想**　患者の経験を静かに引き出して語ってもらう。

D 痛みをもつ患者の看護

1. 痛みの観察とアセスメント

1 痛みの観察

痛みは局所に限局しているのか,全身に影響を及ぼしているのか,その痛みの部位,強さ,持続時間,原因(患者の言葉も参考にする),増強因子などについて,患者と家族から情報を得る。

2 痛みのアセスメント

主観的で個体差もある痛みの強さを,アメリカでは第5のバイタルサインだとする考え方もあり,患者と医療者との認識が近くなることを目指して,できるだけ客観的に測定・評価するために考案された痛みの評価法(ペインスケール)が,次のようにいくつかある(図4-20)。

❶ **視覚アナログ尺度**(Visual Analogue Scale；VAS)：10cmの線を引き,一端を0(無痛),他端を10(想像できる最強の痛み)として,現在の痛みがどのあたりかを指摘してもらい,数値で表す。

❷ **痛みの程度を整数で表現してもらう方法**(Numeric pain intensity scale)：0から10までの数字を横に並べて,11段階のうちどの程度の痛みなのかを示してもらう。

❸ **フェイススケール**(faces scale)：小児などに用いられるもので,笑顔から泣き顔まで6段階に分けた顔の絵から該当するものを選んでもらう。

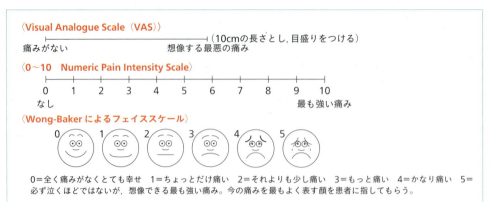

図4-20 痛みの評価尺度

いずれも数値で表現されるが,その数値は患者が選ぶものであり,完全に主観・個体差を除くことはできないと考えるべきである。

患者に不安が強いと痛みが増強されることをブルンナー（Brunner, S.）が示している（図4-21）。痛みを訴える患者に対して,どんなときにも看護師は,患者の痛みをなくす,あるいは軽減させる援助を最優先で実践しなければならないが,同じ痛みであっても,不安がある場合は患者の不安を軽減することがその援助を効果的にすることを知る必要がある。

この説を実証するのが,痛みの感じ方に影響する因子に関する研究[14]であり,それによると,負の感情は痛みを増強させることがわかっている（表4-26）。それに対して,痛み以外の症状を緩和すること,良い睡眠がとれるように援助すること,家族や親しい人たちとの温かい交流の機会を増すことなどが,痛みを軽減させる重要な因子となる。

2. 痛みをもつ患者の看護

1　患者の痛みは患者が表現するとおりのものと考える

痛みは,「現にそれを体験している人が表現するとおりのものであり,それを表現したときにはいつでも存在するもの」[15]という考えを大前提にして看護を考える。

 痛みを計測する疼痛計・痛覚計（algometer）について

痛みについてできるだけ客観的に測定するために考案された装置が疼痛計（または痛覚計）[16]である。輻射熱疼痛計や圧疼痛計のほか,赤外線レーザー熱疼痛計や,電気刺激を用いた疼痛計などがあり,皮膚面への加圧や加熱,化学的・電気的刺激などを利用している。しかし,いずれの装置を用いても主観を完全に除くことはできない。

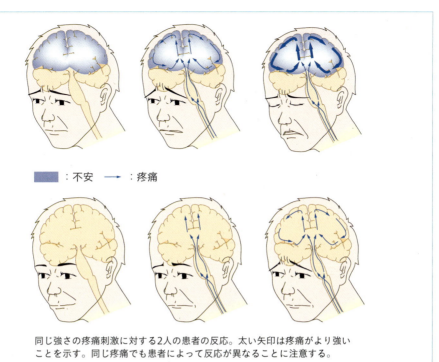

■：不安　→：疼痛

同じ強さの疼痛刺激に対する2人の患者の反応。太い矢印は疼痛がより強いことを示す。同じ疼痛でも患者によって反応が異なることに注意する。

図4-21 同じ強さの疼痛刺激に対する2人の患者の反応（ブルンナーによる）

表4-26 痛みの感じ方に影響する因子

痛みの感じ方を増強する因子		痛みの感じ方を軽減する因子	
不快感	悲しみ	ほかの症状の緩和	人との触れ合い
不眠	抑うつ	睡眠	創造的な活動
疲労	倦怠	理解	緊張感の緩和
不安	孤独感		不安の減退
恐怖	社会的地位の喪失		気分の高揚
怒り			

 Column　痛みの物語り

以下の引用[17]のうち，「医師」を「看護師」に置き換えて考えてみよう。

「痛みは患者が訴える最も一般的な症状の一つであり，これが主たる症状であることもまれではなく，また唯一の症状であることもしばしばである。

その物語り（ナラティブ），すなわち痛みについての患者の物語り（ナラティブ）は，患者自身の言葉で，話の道筋などおかまいなく無計画に，まるで『豆がまかれる』かのように勢いよくあふれ出る。医師は単に患者が話していることを聞くというだけでなく，訓練された耳で患者の使った言葉をそのまま，話される順に正確に耳を傾けて聴かなければならない。加えて，患者が無意識に使っている『ボディランゲージ（身体言語）』というもう一つの伝達方法にも注意しなければならない。（痛みについての）物語り（ナラティブ）の受け手は，耳と眼の両方を働かせて，同時に重要で互いに補足的な2通りの物語りの表現を受け止めなければならない」

2 患者の訴えを真摯に受け止める

看護師は患者の痛みに関するどのような訴えに対しても,真摯(しんし)に受けとめることが重要である。すなわち,患者のそばに行き,しっかりと向き合って,「どんなことも聴きます」という気持ちを伝えることである。

さらに患者が自分の痛みについて語るときに示す表情やしぐさにも注意を払う。そのことによって,言葉だけでは表現できない患者の真意を汲み取ることができる。

3 不安を軽減し,リラックスできるような援助を考える

前述したとおり(図4-21),不安は痛みを増幅させることを踏まえ,患者の思いに焦点を当てて訴えを聴き,患者の痛みをすべてわかりたい,医師や看護師は患者の痛みに全力で対処したいと思っていることを伝え,その不安が軽減できるように援助する。

4 身体的な痛みのみに焦点を当てない

スケールで計れない心因性の痛みには,特に患者のベッドサイドにいる時間を多くとり,患者には支援者がいることを繰り返し伝え,患者が守られているという認識を深めることができるような援助を考える。

文献

1) 多田富雄,鶴見和子:邂逅,藤原書店,2003,p.29-33.
2) フランクル,V.E.著,山田邦男,松田美佳訳:それでも人生にイエスと言う,春秋社,1993,p.22-69,p.161-162.
3) トラベルビー,J.著,長谷川浩,藤枝知子訳:人間対人間の看護,医学書院,1974,p.3-16.
4) 羽山由美子,他:精神看護学,放送大学教育振興会,2004,p.95.
5) ペプロウ,H. E. 著,稲田八重子訳:人間関係の看護論,医学書院,1973,p.15.
6) 前掲5),p.7.
7) 西尾雅明:ACT入門;精神障害者のための包括型地域生活支援プログラム,金剛出版,2004,p.13.
8) 大島巌:ACT・ケアマネジメント・ホームヘルプサービス;精神障害者地域生活支援の新デザイン,精神看護出版,2004,p.98.
9) 熊澤孝朗監:痛みのケア;慢性痛,がん性疼痛へのアプローチ,照林社,2006,p.6.
10) A. クラインマン著,江口重幸,五木田紳,上野剛志訳:病いの語り;慢性の病いをめぐる臨床人類学,誠信書房,1998,p.114-115.
11) S. ソンタグ著,富山太佳夫訳:隠喩としての病い,みすず書房,1982,p.5-131.
12) 前掲9),p.152-160.
13) 先端医療振興財団,臨床研究情報センター監:患者・家族のためのがん緩和マニュアル;米国国立がん研究所(NCI)PDQ®,支持療法と緩和ケア版,日経メディカル開発,2009,p.24-29.
14) R. トワイクロス著,武田文和監訳:トワイクロス先生のがん患者の症状マネジメント,医学書院,2003,p.18.
15) M. マカフェリー著,中西睦子訳:痛みをもつ患者の看護,医学書院,1991,p.11.
16) 医学大辞典,医学書院,CD-ROM,2003.
17) T. グリーンハル,B. ハーウィッツ編,斎藤清二,他監訳:ナラティブ・ベイスド・メディスン;臨床における物語りと対話,金剛出版,2003,p.18.

参考文献

・American Psychiatric Association : DSM-IV®-TR Diagnostic and Statistical Manual of Mental Disorders (4th), American Psychiatric Association, 2000.
・American Psychiatric Association : Diagnostic and Statistical Manual of Mental Disorders Fifth Edition, American Psychiatric Association, 2013.
・B.Herlihy著,飯島治行,他監訳:ヒューマンボディ,第3版,エルゼビア・ジャパン,2008.
・E.N. マリーブ著,林正健二,他監訳:人体の構造と機能,第2版,医学書院,2005.
・G.W. スチュアート,他著,安保寛明,他監訳,金子亜矢子監修:精神科看護;原理と実践〈看護学名著シリーズ〉,エルゼビア・ジャパン,2007.
・伊藤利之,鎌倉矩子:ADLとその周辺 評価・指導・介護の実際,第2版,医学書院,2008.

- 医療情報科学研究所編：病気がみえる　vol.1　消化器, vol.4　呼吸器, MEDIC MEDIA, 2007.
- 氏家幸子, 他編：基礎看護技術1, 第6版, 医学書院, 2005.
- 江本愛子：アクティブ・ナーシング　実践ロイ理論　活動と休息, 講談社, 2004.
- 大熊輝雄：現代臨床精神医学, 改訂第11版, 金原出版, 2008.
- 大島巌：ACT・ケアマネジメント・ホームヘルプサービス；精神障害者地域生活支援の新デザイン, 精神看護出版, 2004.
- 大島弓子, 他総編集：からだの異常　病態生理学Ⅱ, Ⅲ〈シリーズ, 看護の基礎科学第4, 5巻〉, 日本看護協会出版会, 2000.
- 大島弓子, 滝島紀子：アクティブ・ナーシング　実践ロイ理論　排泄の援助, 講談社, 2005.
- 紙屋克子監：意識障害患者のケア；看護職が担う, ブレインナーシング（夏季増刊号）, 2004.
- 国立がんセンター, 国立循環器センター編：ビジュアル版　3大疾病の教科書；がん・心臓病・脳卒中をストップ, 三省堂, 2008.
- 児玉南海雄監：標準脳神経外科学, 第12版, 医学書院, 2011, p.143.
- 坂田三允：統合失調症・気分障害をもつ人の生活と看護ケア, 中央法規出版, 2004.
- 白石弘巳：家族のための統合失調症入門, 河出書房新社, 2005.
- 仙波純一, 他：精神医学, 放送大学教育振興会, 2002.
- 外間邦江, 他：精神科看護の展開；患者との接点をさぐる, 医学書院, 1967.
- 竹下研三：人間発達学　ヒトはどう育つのか, 中央法規出版, 2009.
- 田上美千佳編著：家族にもケア；統合失調症はじめての入院〈シリーズ　ともに歩むケア〉, 精神看護出版, 2004.
- 中尾弘之, 他：現代精神医学, 第3版, 朝倉書店, 1994.
- 西尾雅明：ACT入門　精神障害者のための包括型地域生活支援プログラム, 金剛出版, 2004.
- 日本精神神経学会精神科病名検討連絡会：DSM-5 病名・用語翻訳ガイドライン精神神経学雑誌, 116（6）, 429-457, 2014.
- 野村総一郎, 他：標準精神医学, 第4版, 医学書院, 2009.
- 羽山由美子, 他：精神看護学, 放送大学教育振興会, 2004.
- 平井俊策, 江藤文夫：神経疾患のリハビリテーション, 第2版, 1997.
- 樋口康子, 他監：精神看護〈看護学双書〉, 第2版, 文光堂, 2004.
- 深井喜代子編：基礎看護学テキスト　EBN志向の看護実践, 南江堂, 2006.
- 本郷利憲, 他監：標準生理学, 第6版, 医学書院, 2005.
- 前原澄子, 野口美和子：身体運動機能の障害と看護／排尿機能の障害と看護〈機能別臨床看護学第8巻〉, 同朋舎メディアプラン, 2005.
- 松木光子監：ザ・ロイ適応看護モデル, 医学書院, 2002.
- 三上真弘, 石田暉：リハビリテーション医学テキスト, 南江堂, 2001.
- 三上れつ, 小松万喜子編：演習・実習に役立つ基礎看護技術；根拠に基づいた実践を目指して, 第3版, ヌーヴェルヒロカワ, 2008.
- 三品桂子：実践力を高める～リカバリー, 精神科看護, 40（1）, 78, 2013.
- 森田夏実：基礎看護④　臨床看護論〈新体系看護学全書第13巻〉, 第3版, メヂカルフレンド社, 2009.
- 山内豊明：フィジカルアセスメントガイドブック；目と手と耳でここまでわかる, 医学書院, 2005.
- 山浦晶, 田中隆一監：標準脳神経外科学, 第11版, 医学書院, 2008, p130.
- 吉松和哉, 他：精神分裂病者の入院治療；すべての治療スタッフのために, 第2版, 医学書院, 1993.
- ラップ, C.A., ゴスチャー, R.J.著, 田中英樹監訳：ストレングスモデル；リカバリー志向の精神保健福祉サービス, 金剛出版, 2014, p.45-91.

第 5 章

治療方法とそれを受ける患者の看護

この章では

- 治療方法の多様化とインフォームドコンセントの意義について学ぶ。
- 安静療法,食事療法,薬物療法,手術療法の特徴と,それを受ける患者の看護について理解する。
- 集中治療が患者に及ぼす影響と,それを受ける患者の看護について理解する。
- 救急治療を提供する現場の特徴と,それを受ける患者・家族の看護について理解する。
- 人工臓器／臓器移植を必要とする患者の特徴と,患者の看護について理解する。
- がん薬物療法(薬物療法),放射線療法の特徴と,それを受ける患者の看護について理解する。
- 主な精神療法と,それを受ける患者の看護について理解する。

I 医療における意思決定とインフォームドコンセント

A 医療ニーズの多様化

わが国の医療は，超高齢化，複雑・高度化する技術革新，医療のIT化，価値観の多様化，権利意識の向上など大きな転換期にあるといえよう。人生80年時代を迎えた現在，人々は，病の治療方法においても，医師に「お任せする」というより，必要な情報について知らせてもらったうえで，自身の人生計画，価値観に合う幸せとは何かといった生活の質（Quality Of Life：QOL）を重視した選択が可能となった。さらに医療に加え福祉まで見据えた取り組みが求められている。

また，これまで，患者の療養の場として中心的役割を果たしてきたのは病院であるが，今後は「病院完結型」から，高齢者が病気と付き合いながら，介護施設や住み慣れた自宅で生活していくことを可能とする医療を地域全体で支える「地域完結型」へとシフトしていくことになる。したがって，臨床看護の場も広がることになり，介護や福祉分野との有機的な連携が求められるとともに，患者の医療における意思決定を支援するうえでの看護の役割の重要性が高まっている。

B インフォームドコンセント

看護師の職能団体である日本看護協会は，2003（平成15）年，看護実践における看護師としての道徳的な理想的行動を述べた「看護者の倫理綱領」を公表し，その後，見直しを行い，2021（令和3）年，「看護職の倫理綱領」を公表した[1]。このなかで，看護職が対象となる人の意向を尊重し，その家族や多職種等と十分な話し合いを通じて合意形成したうえで，最善の選択ができるよう支援することをうたっている。看護師は，いかにして患者の尊厳を守り，意思決定を支援していけばよいのだろうか。

1. インフォームドコンセント普及までの経緯

かつて，医療における意思決定は，医師が行うことが一般的であった。しかし，患者は，自身の生活や人生にかかわる重要なことがらに関する意思決定をすべて医師にゆだねたいと考えているわけではない。インフォームドコンセント＊（Informed Consent：IC）という概念は，1957年のサルゴ判決というアメリカの法廷のなかで生まれたが，概念が確立する

＊**インフォームドコンセント**：主語は患者である。患者には，医療における意思決定について，医師や医療者から必要な情報（説明）を得たうえで，その内容を理解し，自己決定できる権利がある。

過程には臨床研究と日常診療における2つの流れがあった。

▶ **臨床研究とインフォームドコンセント**　その始まりは，第2次世界大戦下におけるナチスドイツの医師団によって行われた非人道的な人体実験に対する，ニュルンベルグ国際軍事裁判（1945～46）に基づいて作成された「ニュルンベルグ綱領」（1947）にある[2]。本綱領は，10か条からなるが，その第1条では，臨床医学研究においては，被験者の「自発的同意」が絶対に必要であるとしている。これは，被験者が研究に参加するか否かを，研究者から研究の目的，期間，方法に加えて，被験者に起こり得るすべてのリスク（害）について説明を受け，強制や圧力を受けることなく，自身の自由意思で決定できるということである。1947年，国際組織として設立された世界医師会（World Medical Association；WMA）は，1964年，「ニュルンベルグ綱領」を受けて，臨床研究に関して自らを律するための倫理指針として「ヘルシンキ宣言」を発表した。その中では，人を対象とした臨床研究においては，その人が研究に関して十分に説明を受けたうえで，自由意思に基づいて決定するといった内容が記されているが，この時点ではインフォームドコンセントという用語は使用されておらず，1975年の改訂で登場している。

しかし，アメリカでは，ニュルンベルグ以降も，アラバマ州で起きた「タスキギー梅毒研究」に代表される非人道的な臨床研究が1932年から40年という長きにわたり続けられ，1972年にスクープにより発覚した。

その後，アメリカは複数の非人道的な研究への反省として，「生物医科学と行動研究における被験者の保護のための国家委員会」（The National Commission for the Protection of Human Subjects of Biomedical and Behavioral Research）を設置し，委員会は，1979年に報告書「ベルモント・レポート－研究における被験者の保護のための倫理原則と指針」（The Belmont Report−Ethical Principles and Guidelines for the Protection of Human Subjects of Research）を提出した[3]。この報告では，研究倫理に関する3原則「人格の尊重」「善行」「正義」が提唱され，「人権尊重」においてインフォームドコンセントが不可欠であるとしている（表5-1）。

▶ **日常診療とインフォームドコンセント**　アメリカでは，1957年カリフォルニア控訴裁判所における医療過誤裁判である「サルゴ判決」のなかで，裁判基準の法理として，インフォームドコンセントという概念が誕生した。また，1960年代の後半頃より，医療を専門職か

表5-1　倫理原則

研究倫理に関する3原則（ベルモントレポート）	医療倫理の4原則
• 人格の尊重（respect for persons） ―IC‐自発性による同意 • 善行（恩恵・与益）（beneficence） ―研究における利益と不利益の評価 • 正義（justice） ―被験者の選択‐公平，平等	• 自律（respect for autonomy） ―IC‐患者の自己決定を尊重する • 善行（beneficence） ―患者の利益を最大に • 無危害（non-maleficence） ―患者の不利益（害）を最小に • 正義（justice） ―同等の者は同等に扱う ―医療資源等の公平な配分

ら市民の手に取り戻す「患者の権利運動」が起こった。その後，インフォームドコンセントは，生命・医療倫理の原理として深められた。1973年には，米国病院協会は，病院内に掲げるための「患者の権利章典（A Patient Bill of Rights）」を配付し，1979年には，医療倫理の4原則が導入されるなど，自己決定権は人権の一部として確立してきた。

さらに，1990年には，連邦法として「患者の自己決定権法」が成立した。これを受けて，患者の権利として「事前指示書」が尊重される権利が認められた。

一方，わが国では，インフォームドコンセントの概念が輸入された当初，日本医師会は，「説明と同意」と訳したため，患者が主語であることや患者の権利であるという意味が国民に正しく伝わらなかった。しかし，最近では，病院機能評価に「患者の権利と医療者の倫理」の項目があり，患者の権利の明確化と明文化についての質問項目がある。

2. プロセスとしてのインフォームドコンセント

▶ リスボン宣言　医師をはじめとする医療者が，患者に説明する内容とはどのようなものか。世界医師会は，1981年，第31回総会で「患者の権利に関するリスボン宣言」[4]を採択した。その後，この宣言内容にある6項目だけでは不十分であるとして，14年後の1995年，バリで開催された第47回総会において「患者の権利に関するリスボン宣言」は大々的に修正された（表5-2）。

このなかで，原則3の自己決定には，患者は自己決定するために必要な情報を得る権利をもち，すべての検査，治療の目的，結果の意味，そして同意することを差し控えることの意味について，はっきりと理解するべきであるとしている。また，原則7の情報を得る権利では，患者は，自分の診療記録にある情報を得る権利をもっており，自分の状態についての医学的事実を含む健康状態について十分に知らされるべきであるとしている。さらに，情報は，「患者が理解できる」方法で，その「地域の文化に適する」ような方法で知らされなければならないとしている。

このように，患者の権利を明らかにしたことにより，医療者には患者が受ける治療につ

表5-2　第47回総会修正「患者の権利に関するリスボン宣言」1995

原則
1 良質の医療を受ける権利
2 選択自由の権利（担当医師，病院・機関）
3 自己決定権
4 意識不明患者
5 法的無能力者
6 患者の意思に反した処置
7 情報を得る権利
8 機密の権利
9 健康教育を受ける権利
10 尊厳に対する権利
11 宗教的支援を受ける権利

資料／日本医師会訳：患者の権利に関するWMAリスボン宣言　URL：http://dl.med.or.jp/dl-med/wma/lisbon2005j.pdf

いて明確に説明し，理解と同意を得るという必要性が生じた。

▶インフォームドコンセント説得から納得へ　しかしながら，患者がインフォームドコンセントを医療者に与えるためには，いくつかの要件を満たす必要がある。まずは，適切な情報開示であるが，患者は，医学的な情報だけでなく，生活者として自己決定するうえで必要な情報についても知る必要がある。次に，患者には説明された情報についての理解が求められるが，説明を聞いた多くの患者の反応は「もっとていねいな説明がほしかった」というものである。リスボン宣言にもあるように，医療者と患者とのコミュニケーションギャップがあるため，医療者は患者が理解できる言葉で説明する必要があり，理解できたか否かを確認する責任がある。患者は，説明された内容が理解できた後は，その内容を自分の生活に引き寄せて評価し，さらにその結果を医療者に伝えなければならないが，それは容易なことではない。最善の選択に向けて，患者と医療者が共同して意思決定する方法もある。

この一連のプロセスは，法的な意味合いというより，コミュニケーションプロセスとして理解されるべきものである[4]（図5-1）。

3. インフォームドコンセントにおける看護の役割

▶患者の代弁者としての役割

インフォームドコンセントは，患者が納得できるためのものであり，医療者が説得するためのものではない。また，医療者には，専門職としての一定の裁量権はあるが，最終的に決定できる権利が患者にあることを認識すべきである。そのためには，コミュニケーションプロセスとしてのインフォームドコンセントであることが重要であり，最善の選択に必要なのは，「対話」を続けることである。医療現場では，「ICをとる」という言葉が日常的に聞かれるが，同意や選択は患者が医療者に「与え」，医療者が「得る」ものであり，「と

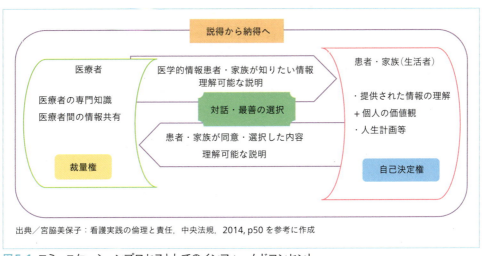

出典／宮脇美保子：看護実践の倫理と責任，中央法規，2014, p50を参考に作成

図5-1　コミュニケーションプロセスとしてのインフォームドコンセント

る」ものではないだろう。

　看護師は，説明の場に同席し，患者の権利の擁護者としての役割を遂行する。たとえば，患者がリラックスして説明を受けることができるように，部屋の環境や患者の体調を前もって把握し，説明中は，患者の様子をよく観察し，理解が進むように支援する。医師が用いる言葉が患者の理解範囲内であるか，反応を観察し，理解していないようであれば，「○○さん，ご自身のからだのことですから，おわかりにならないことがあれば遠慮なくお聞きになっていいんですよ」などのように質問できるきっかけを提供することも必要である。また，説明終了後も，再度患者の理解程度を確認し，補足し必要があれば医師に再度の説明を依頼するなどの調整を行う。看護師は患者が意思を表現できるよう，それが難しい場合は，代弁できるよう支援する。

　専門家である医療者から伝えられる情報の適切性や妥当性を，患者や家族が判断するのは容易ではなく，説明された内容を理解できたとしても，自分で意思決定することにとまどったり悩んだりすることも少なくない。看護師は，こうした患者の揺れる気持ちに寄り添いながら，納得いく最善の選択に向けて他職種と連携して支援する。

　▶ Bad News の伝え方　医療者は，治療が困難な場合など，悪い情報を患者や家族に伝えなければならないことがある。その場合，時間や場所などに配慮し，患者や家族ができるだけ落ち着いて説明を聞ける環境を整えることが重要である。特に，説明内容について，

「本当は胃ろうを造りたくない」

　患者さんは，70代後半の女性，入院して2週間経過していた。患者さんは，肺炎が悪化したため経口摂取が困難となり，経鼻胃管チューブで栄養を摂っていた。準夜勤で患者さんを担当した新人看護師が巡視でベッドサイドに行ったときに起こった。患者さんは，閉眼しているものの寝息が聞こえ，眠っていないように見えたので，「眠れませんか？」と声をかけると，突然に腕を出して看護師の手をとり，「口から食べられないから，胃に管をいれるんだって，ショックだし，本当は嫌なの」と涙を浮かべて今にも泣き出しそうな顔で，胃ろう造設についての本音を語りだした。看護師は，とまどいながらも患者さんの手をさすりつつ，うなずきながら聴いていた。看護師の間では，医師から胃ろうを造設したほうが良いという説明を聞いたときは，「わかりました。お願いします」と答えたため，本人も承諾しているという認識で，その後は，胃ろうのしくみを中心に指導を始めていた。患者さんは，「胃ろうを造ったら家に帰れると思っていたから，仕方なく同意したけど，ここを出たら家じゃなくて，別の施設に行かないといけないらしい。こんな歳で知らないところへ行くなんて」と語った。看護師は，椅子に座って，患者さんの手を握り，「そうでしたか，つらかったですね。まだ間に合いますよ。ご自分の正直な思いを医師に伝えてください。自分のからだのことですから，希望をおっしゃってください。みんなで良い方法を考えましょう」と励ましたところ，患者さんは，「ずっと言いたかったけど，あなたに聴いてもらえて，すっきりしたわ，先生にも話せそうな気がしてきました」と笑顔を見せた。

医療者間のコミュニケーション不足があると，患者は信頼できないと感じてしまうこともあるため，チーム内における情報共有が重要である。

▶ **患者に判断能力がない場合**　患者が自己決定することが困難な小児や認知機能，意識レベルなどが低下している場合は，家族などの代諾者の存在が求められる。家族は，患者本人とは異なる人格であることを認識したうえで，話し合いを続けることが重要となる。可能な限り，患者の意思を反映することができるように，本人の意思を確認する（第3章-Ⅴ「人生の最終段階にある患者の看護」を参照）。

Ⅱ　安静療法と看護

　安静については，日常的には「静かに寝ていること」というイメージがある。病気にかかって，医師から「安静にするように」と言われた場合の病状は比較的軽いイメージだが，「絶対安静です」と言われると重症のイメージを抱く。このように，「安静」という言葉は，感覚的にはイメージしやすいものであるが，患者にとっては具体的な程度や内容がわかりにくいのではないだろうか。

　安静の必要性と程度は，病態や疾病の経過によって変化する。看護師は安静の程度に応じて，なぜ安静が必要なのか，安静にすることは，心身にとってどういう効果と害をもたらすのかを理解したうえで，患者の回復力を促進する援助が必要である。

A　安静療法とは

　安静とは「休息の一種で，身体的エネルギーの消耗を少なくし，病人の症状の悪化を防ぎ，疾病の回復を早めるためにとる方法である」とされる。すなわち安静療法とは，安静状態を保つことによって，身体の組織・臓器のエネルギー代謝レベルを低下させ，疾病による身体的侵襲に対して蓄えたエネルギーを供給することで，身体機能の回復を図ることといえる。

1. 安静療法の目的

　疾病によって身体組織・臓器への侵襲を受けた場合，その修復のためのエネルギーが必要となる。また，からだに侵襲を受けると自律神経系やホルモン代謝への影響が増大し，神経系の興奮が生じ，内部環境が不安定な状態となる。一方，安静臥床しているときは，エネルギーの需要が最も抑えられる。

　安静療法は，このことを利用してからだのエネルギー消費を抑えることで，疾病による侵襲に対応し，内部環境を安定させ，健康回復を促進することを目的としている。

2. 安静の意義

安静療法が必要な患者の看護を行う場合，看護師は，安静の必要性と共にその弊害を正しく認識したうえで療養生活を援助しなければならない。そのためにはまず，安静を保つことの生理学的意義を理解する必要がある。

1 安静の生理学的意義

▶ エネルギー代謝　人間が生きていくために必要な日常生活行動，たとえば呼吸，食事，歩行などでは，筋肉による運動が起こり，そのときにエネルギーが消費される。運動が激しいほどエネルギーの消費量が増して，そのエネルギーを産生するために細胞の代謝が亢進する。

生理学的には，安静臥床の状態を保つことによって，生命を維持する基礎代謝*以外のエネルギー消費量を最小限に抑えることができる。

▶ 循環機能　成人の場合，安静時の心拍出量は約5000mL/分であり，臥床と立位では重力の影響を受け心拍出量が変化し，血圧は変動する。

立位では，心臓の高さより低い部位にある血管内の血圧はより高くなり，心臓より高い部位ではより低くなる。安静時は立位に比べて下肢の静脈還流が容易になり，速やかな血液循環が行われるため，より低い血圧で血液を体内に循環させることができる。

脳は運動量にかかわらず常に750mL/分という血液を供給されている。筋肉では軽運動（日常生活動作）時には4500mL/分となる。これに対して安静時は1200mL/分と減少し，心臓への負担が減少する。

▶ 呼吸機能　運動時にはエネルギー代謝が亢進するため，酸素の需要量は増加する。そのため，肺でのガス交換を促進する必要性が生じて呼吸筋の活動は活発となり，呼吸数および呼吸の深さも増加する。これに対して安静状態では，酸素供給のためのエネルギー消費量は，運動時に比べて非常に少ないため呼吸機能の負担を軽減できる。

▶ 腎機能　腎臓は物質代謝の最終処理を行い，老廃物を尿として排出する。腎血流量は約1200〜1300mL/分で，心拍出量の約25%を占める。

運動時には代謝が亢進して体内の分解産物が多くなり，腎機能を促進させるために多くの血液量を必要とする。

運動時に比べて安静状態では，老廃物の産生が抑制されて腎血流量が保持できることから，糸球体の濾過効率が高まり腎臓への負担が減る。

▶ 肝機能　肝臓は栄養・物質代謝を行う臓器である。肝臓に入る血液は，門脈や肝動脈から供給される。肝血流量は臥床時の血流量を100%とした場合，立位では20〜30%，運

＊ **基礎代謝**：basal metabolism。積極的に活動せず安静臥床の状態にあるときにも，心臓の拍動や呼吸運動，体温維持などの生命の維持に必要とされる最小限のエネルギー量のことをいう。日本人の成人では，通常1200〜1500kcalである。

動時は 50 〜 80% と減少する。

　安静を保つことは，肝血流量を保持し，肝細胞へ十分な酸素と栄養素を供給することになる。

▶ **体温調節機能**　体温は，体熱の産生と放散によって調整されている。体熱の産生量は，骨格筋が最大であり，特に筋肉の運動によって著しく増加する。

　運動時には，体温保持のためのエネルギーに加えて，体熱を放散するためのエネルギー消費量が多くなる。また発熱時は，体温1℃の上昇に対して代謝は約15%上昇するといわれている。

　安静を保つことによって体熱の産生が抑制され，放散にかかるエネルギー消費が少なくなる。

▶ **神経系の機能**　身体の機能は，神経系と内分泌系の働きによって調整されている。特に自律神経系は，心臓，肺，消化管，内分泌腺など，身体の各器官を支配している。そのため，交感神経が刺激されるとエネルギー代謝が亢進し，各器官の負担が大きくなる。また，興奮や不安，焦燥感などの情動の変調は交感神経を刺激し，精神的ストレスが生じる。

　安静にすることにより交感神経の刺激が抑えられ，ストレスも軽減し副交感神経の働きが活発となり，エネルギー代謝が低下し，心身への負担が軽減される。

2　安静の治療的意義

　安静療法は局所的安静と全身的安静とに分けられる。

▶ **局所的安静**　局所的安静は，からだの各部分の損傷に対して，その部位をできるだけ動かさないことで組織の治癒を促す。たとえば，骨折の場合を考えると，その骨折部位を安静に保つことで，骨や骨を取り巻く組織の癒合を促す。

▶ **全身的安静**　全身的安静は，臥床して活動を制限することでエネルギーを蓄積し，疾病によるからだへの侵襲に対しては，各臓器・組織の修復のためのエネルギーを補給することになる。また，心臓カテーテルや血管造影などのような検査・処置後の止血や，創部の保護を図る目的で指示される時間的安静も全身的安静に含まれる。

B　安静療法を必要とする患者とは

　安静の目的やその程度は，患者の疾病の経過や状態によって異なる。
　ここではまず，安静の程度を説明し，疾病の経過の観点から安静を必要とする患者について考えてみることにする。

1. 安静の程度

　安静は患者の疾病の経過や症状に応じて適用され，絶対安静，床上安静，制限つき安静に分けられる。

▶ **絶対安静** 最も厳重な安静状態で，基礎代謝に近い状態を保つことである。患者は，体位変換も含め，日常生活動作のすべてにおいて他者の援助を必要とする。

　急性心筋梗塞など，生命の危機に直結するような疾患の急性期や，種々の疾患の病態の不安定な時期に適用される。

▶ **床上安静** 主としてベッドに臥床している状態であるが，病状の経過によって，終日臥床している状態から，なるべく臥床している状態までの範囲がある。

　ベッド上の体位としては，水平仰臥位，セミファーラー位，ファーラー位，起座位などがあり，疾病の回復状態によって適用される。

▶ **制限つき安静** 病室内歩行，病棟内歩行が可能となる安静をいい，洗面，入浴などの清潔や，トイレでの排泄，食事などの生活行動の条件が具体的に指示される。

2. 疾病の状態に応じた安静の必要性

1 急性期にある患者

　急性期にある患者は，身体の組織・臓器のどこかに感染，炎症，出血，梗塞など急激な生体反応の変化が現れ，生体がその変化に適応するための反応を起こしている状態にある。また，生命危機の段階を脱したとしても，意識障害，知覚・運動障害によって，危険を感知したり，訴えたりできない状態の患者もいる。

　この時期にある患者に対しては，安静により，2次的障害を起こさないための注意深い観察と，日常生活行動のすべてにおいて安楽への援助が求められる。

2 回復期・慢性期にある患者

　回復期・慢性期の患者は，治療への依存度が低くなるとともにリハビリテーションが進み，セルフケアの度合いが増える。回復期にある患者は，段階的に安静度が解除され，日常生活行動の範囲が広がる。患者は，合併症や2次的障害に注意しながら社会復帰への準備が必要となる。

　また，慢性期にある患者は，日常生活を継続しながら治療やケアを受けることになる。発病からの経過が長期にわたる肝臓病，腎臓病など慢性疾患をもつ患者は，安静を適度に取り入れ，活動（運動）と休息（安静）のバランスを保っていく必要がある。

　特に高齢者では，安静が続くと廃用症候群をきたし，自立性が阻害されることが多い。外科的疾患，内科的疾患にかかわらず，安静による弊害や2次的障害を理解し，それらを予防するための援助が求められる。

C 安静が患者に及ぼす弊害

　安静療法は，安静にすることで疾病の治癒促進の効果を期待するものである。しかし一

表5-3 安静による弊害

影響	機能	原因	障害・合併症
身体面	循環器系	・循環機能の低下 ・静脈血還流抑制 ・末梢循環不全 ・持続的圧迫による血流障害	・起立性低血圧 ・静脈血栓 ・浮腫，静脈瘤 ・褥瘡
	呼吸器系	・胸郭運動の制限 ・拡張不全 ・気管内分泌物の貯留 ・喀痰喀出困難	・肺機能低下 ・低酸素血症 ・無気肺 ・沈下性肺炎
	骨・筋系	・運動の抑制 ・骨の脱カルシウム ・関節運動の抑制	・筋力の低下 ・廃用症候群 ・関節拘縮 ・骨粗鬆症
	消化器系	・エネルギー消費の低下 ・消化機能の低下 ・消化管の運動抑制	・食欲不振 ・ストレス性胃潰瘍 ・下痢 ・便秘 ・腸管麻痺
	泌尿器系	・尿の生成低下 ・腹圧の抑制 ・尿の停滞	・排尿障害 ・尿路感染 ・腎結石，尿管結石
心理面	神経系，感覚器系	・基本的ニーズの未充足 ・自律神経の変調 ・心理的刺激の減少 ・活動低下	・欲求不満 ・抑うつ状態 ・認知症 ・感覚遮断症状（無気力，不安，抑うつ） ・睡眠障害，不眠
社会面	療養環境，人間関係，経済	・生活空間の縮小 ・社会的役割期待の遂行に対する願望と現実のずれ ・医療スタッフとの不調 ・長期入院	・情緒不安定 ・知覚・認識の変化 ・失見当識，葛藤 ・経済的問題 ・社会復帰の問題

方，長期間の床上安静や運動制限は身体的・心理的・社会的に様々な弊害を及ぼす（表5-3）。

1. 身体に及ぼす影響

1 循環器系

　安静にしていると，心筋の収縮力の低下や循環血液量の低下などが生じ，1回の心拍出量が減少する。長期臥床を続けると，これらの代償機能として心拍出量を増加させ，循環血液量を維持しようとする。そのため心臓への負荷が増加し，循環機能の低下をきたす。また，血管運動反射が低下し，静脈血還流が緩慢になることから，起立性低血圧や静脈血栓，浮腫などが起こりやすい。

　長時間にわたる身体の同一部位への持続的圧迫は，局所の循環障害を招き，褥瘡を発生させる。

2 呼吸器系

呼吸は，呼吸運動と肺の換気が正常に行われることで維持される。臥床したままの状態では，呼吸運動が制限され，胸郭の拡張不全によって呼吸機能が低下して無気肺や肺炎を起こしやすい。また，痰の喀出が困難になり，分泌物が貯留することで沈下性肺炎を引き起こしやすくなる。

特に高齢者では，嚥下機能の低下による誤嚥性肺炎なども併発しやすい。

3 骨・筋系

臥床したままの状態で運動が制限されると，筋肉は使わないことによる廃用性萎縮や筋力低下を起こす。さらに，関節は動かなくなり，拘縮を起こす。また，骨に重力が加わらないため骨からカルシウムが失われ，骨はもろくなり，骨粗鬆症を発症して骨折しやすくなる。

4 消化器系

運動しないことによって消化器系の機能が低下することや，外部からの刺激が減少することで食事に対する意欲がなくなり，食欲不振となる。

臥床状態では，消化管運動が抑制されることや，腹圧がかけにくいことから便秘傾向になる。また，消化管は自律神経支配であることから，長期臥床による自律神経の変調によってストレスが生じ，下痢や腹痛，胃潰瘍を起こす可能性もある。

5 泌尿器系

臥床状態が続くと骨のカルシウムが血中に流出し，泌尿器系に蓄積し，腎結石，尿管結石などを起こす。また，尿の生成低下に伴う尿閉などの排尿障害や尿の停滞，腹圧がかけられないことによる尿路感染を起こしやすい。

2. 心理に及ぼす影響

臥床状態が続くと，精神的・知的刺激の減少に加えて外部からの刺激も少なくなる。精神活動はいっそう低下し，自分の身体状況さえ把握できないことがある。そのため感情表出も少なく，無気力や不安，抑うつ症状，認知症，意識レベルの低下などを引き起こす可能性がある。

このような精神活動の低下に加えて，疾病に対する不安感や諦めが生じるなどして，回復意欲の低下を招く。さらに，精神活動の低下は，不眠や頭重感などの身体症状やストレス症状も引き起こす。

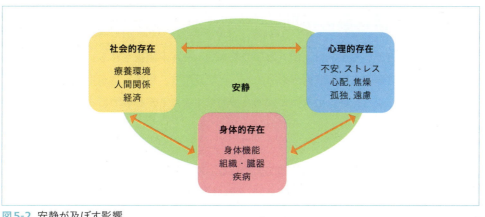

図 5-2　安静が及ぼす影響

3. 社会生活に及ぼす影響

　患者にとって，入院自体がそれまでの社会生活を中断させることであり，健康時の人間関係から遠ざかることになる。

　病室の生活空間もベッド上だけである。狭い空間での臥床生活は，知覚・認識の変化や情緒の不安定を生じさせる。また，家族や，職場における自分の役割を果たせないことによる葛藤が生じ，無気力や回復意欲の低下につながる。長期入院では，入院費などの経済的問題，社会復帰の問題などが生じてくる。

　このように，長期間の床上安静・生活行動制限による影響は，身体，心理，社会に単独で影響をもたらすのではなく，全体的存在としての人間の反応として現れる（図 5-2）。

D　安静療法を受ける患者の看護

　局所的安静，全身的安静に限らず，安静を指示されると，生活行動の制限はもとより，心理的にも社会的にも患者に影響を及ぼすことは先のとおりである。

　このことは安静の様々な弊害ともなり，患者の QOL を低下させる。看護師は患者に対して，なぜ安静が必要なのかを理解できるように説明し，納得して治療を受けてもらうことが重要である。同時に，病態の改善を考えつつも，安静による弊害を常に意識しながら看護を行う必要がある。

　今日では，日帰り手術の増加や在院日数の短縮化傾向によって，帰宅後も安静が必要な患者が多い。日常生活行動における注意点を説明し，患者個々に応じた具体的援助を考えていくことが必要である。

　また，指導する場合は制限することに目を向けるのではなく，「……してはいけません」より「……することはできますよ」というように肯定的表現を用いて，何をどこまで行うことができるのかなどをイメージしやすいように説明し，患者を尊重した援助を行う。

1. 日常生活行動の援助

　安静療法を受けている患者は，様々な形で基本的ニーズが阻害される。看護師は患者の気持ちを十分に理解し，臥床状態であっても，可能な限り，患者自身が生活動作を行えるよう看護技術の工夫を行い，心身共に安楽な援助をすることが必要である。

1 活動

　安静臥床の患者には，安楽な体位の工夫を行う。ゆったりした衣服で拘束感を与えないように工夫し，効果的な体位変換に努める。特に体位や姿勢は循環血液量や血圧に影響を及ぼすため，体位変換を行うときは細心の注意が必要である。
　同じベッド上安静でも，臥位よりも座位のほうが呼吸・循環機能を上昇させる。また，座位になることで感覚・知覚刺激が増加し，精神活動にも良い効果をもたらす。しかし，同一体位を長時間続けることによる疲労にも注意が必要である。

2 睡眠

　安静臥床により活動が制限されると，一日の活動と休息のバランスがとれなくなる。また，安静が必要な患者は治療・処置も多く，安眠がいっそう妨げられる。さらには，臥床していることで心身ともに疲労感が強くなり，不眠傾向になる。
　寝具やカーテン，温度・湿度の調整など室内環境を整え，タッチングやマッサージ，足浴などリラクセーションを図る技術を用いて睡眠への援助を行う。

3 食事

　食物の消化・吸収に伴うエネルギー消費の抑制，術後における消化管自体の安静が必要な場合は絶飲食となり，経静脈的に電解質や栄養を供給することが多い。そのような場合，口渇が起こり，水分摂取のニーズも高まるため，含嗽や氷片などで湿潤を図る。
　食事が開始になり，患者が自分で食行動がとれる場合でも，食事環境の整備はもとより，はし，スプーン，お茶などを適切に配膳し，患者に負担をかけることのないような配慮が必要である。

4 排泄

　安静による生活行動の制限のなかで排泄に対しては，特に患者が自分で行いたいというニーズが高い。患者は排泄援助の依頼に加え病室内での排泄は排泄音や臭気を伴うことから，羞恥心や苦痛を感じる。患者の尊厳，プライバシー尊重のための配慮が重要である。

5 清潔

　安静を要する患者は，特に感染予防の観点からも清潔の保持が重要である。清潔への援

助は，部分清拭（せいしき）から入浴まで範囲は広いが，安静度の拡大に伴って，患者の洗髪やシャワーなどのセルフケアへのニーズは高まる。衣服の着脱や清潔動作に伴うエネルギー消費量はもとより，湯の温度や，からだを湯に浸した場合の呼吸・循環器系，自律神経系への影響を考慮したうえでの援助が必要となる。

2. 心理的・社会的援助

▶ **心理的援助**　安静状態が長期化すると，不安やイライラ，焦燥感などにより精神的な苦痛も生じてくる。特に排泄や清潔など生活行動が制限されることは大きなストレスの要因となる。看護師は，時間が許す限り訪室を多くし，患者の訴えに耳を傾けることで患者が自分の意思や感情，ニーズを自然に表出できるようになり，気が紛れ気分転換にもなる。安静という行動制限があるなかでも患者のできることに目を向け内的エネルギーを引き出すことで，患者と共に気分転換の方法を見つけ，闘病意欲につながる援助が必要である。

▶ **社会的援助**　患者や家族には，入院・治療がいつまで続くのか，その後はどうなるのかなど，経済面や仕事の問題など生活上の不安が生じる。患者とのコミュニケーションを十分に行い，患者が現在の状況を受容し，患者自身で解決できることか，職場・家族も含めた医療チームで解決できることか，ほかの機関によって解決可能なことなのかを適切に判断し，調整を図る。このことは，患者自身の回復意欲を高める援助につながる。

3. 安静による弊害の予防に向けた援助

今日では，安静を保持することによって生じる弊害を予防することが着目されている。すなわち安静は必要最低限とし，むしろ動くことの意義が強調されている。たとえば，手術後は，身体の侵襲を修復しようとして身体に激しい反応が起こる。患者は，創痛に加え疲労感・脱力感を感じ，安静にしていたいという気持ちになるが，翌日には離床を勧められる。生体の活動が心身の合併症を予防し，治癒を促進するからである。

患者は，痛みや疲労感があっても看護師の励ましや支えを感じて動こうとする。術後1

Column　床上安静を保っている患者への配慮

ナイチンゲールは，「その病気につきもので避けられないと一般的に考えられている症状や苦痛などは，実はその病気の症状などでは決してなくて，まったく別のことからくる症状であることが多い」[5]と述べている。この「まったく別のこと」による症状というのが，環境からの影響といえる。

床上安静の患者は生活行動が制限された状態にあり，その苦痛は私たちの想像をはるかに超えたものだと思われる。患者の本当の苦痛は，安静によって生じた症状ではなく，まったく別の苦痛なのかもしれない。天井を眺めて臥床している患者は，窓を少し開けるという看護師の配慮により，新鮮な空気や陽の光を感じることができる。このような気づきや配慮が患者を癒やし，回復への意欲につながっていく。

日目であっても立つことができた，歩くことができたという達成感が患者のセルフケア行動の拡大の効果をもたらす。

患者は，「動く」という小さな行動であっても，それにより自身の役割を呼び起こすことになりQOLの向上につながるのである。

III 食事療法と看護

A 食事療法とは

1 看護における「食事」の意義

人間にとって，食事は生きていくために必要不可欠な生活行動の一つである。食事によって必要な水分や栄養素を摂取し，適切に排泄が行われることは，体内の恒常性を保ち，身体発育や健康の維持・増進につながる。また，食事をとおして食欲が満たされ，おいしいと感じることで，心理的満足を得ることができる。家族や親しい仲間との楽しい食事のひとときや，冠婚葬祭の様々な行事においてみんなで同じものを食べることは，食事の文化的・社会的意味においても重要である。

現代の日本社会は，外食産業や食事宅配サービスの利用，調理済み食品やスナック菓子，種々のサプリメントが手に入りやすいといった利便性は高い。時間や手間をかけずに容易に食べたい物を食べることができ，時にエネルギーの過剰摂取による肥満や生活習慣病が問題になっている。一方で，過度な偏食や欠食の習慣，心身の体調不良から食欲が低下し，必要な栄養が摂取できない場合には，栄養素の不足や栄養状態低下に起因する様々な疾病にかかりやすくなる。

このような人間にとっての食事の意義や社会環境が及ぼす食生活への影響を踏まえ，看護師は対象者の身体面だけでなく，心理・社会的な健康を含めて，一人ひとりの状況や生活背景に応じた適切な食事への支援を行うことが重要である。

2 食事療法の目的と適応

目的

偏った食習慣や摂取量の過不足は，肥満や高血圧，脂質異常症，糖尿病などの生活習慣病の発症や栄養状態低下，患者がわずらっている病気の症状悪化につながることがある。健康状態を回復するために，これまでの食事内容を見直し，食習慣自体を改善する必要が生じる場合もある。食事療法（diet therapy）とは，食事により必要なエネルギーや栄養素を摂取することで栄養状態の改善や，健康状態悪化につながる栄養素の制限を行うことで，

疾病の症状コントロールや合併症予防を目的として行われる治療法である。食事内容は，患者の疾患や栄養状態，摂食・嚥下機能，消化吸収機能の障害に応じて，エネルギーや栄養素量が決められ，食品の選択や調理法，献立が調整される。

❷ 健康障害に応じた食事療法

　食事療法には，疾病の発症予防，急性期，慢性期，終末期における様々な適応がある。たとえば，生活習慣病や低栄養の予防（発症予防），発熱や下痢など感染症状をはじめとする急性症状や外傷，手術後（急性期），糖尿病や腎臓病などの慢性疾患の病状コントロール，合併症予防（慢性期），治癒が困難な場合でもできるだけ栄養状態を維持し，患者の食べたいという欲求や生活の質に配慮するとき（終末期）などの適応があげられる。また，抗がん薬や放射線療法の治療に関連して口内炎や悪心・嘔吐，食欲低下，味覚異常を起こし，食事摂取が進まない患者に対して，食材や調理法に配慮した食事の提供が必要となることがある。各時期の患者の状態や治療，発達段階，食習慣を踏まえて栄養評価を行い，その人にとっての食事療法の目的を理解したうえで支援を行うことが重要である。

　食事療法は，ほかの治療法と併用して行われることが多い。たとえば，職場の健康診断で脂質異常症と肥満（表5-4）を指摘され，栄養指導を受ける人の場合は，食事だけでなく生活習慣や活動量を把握し，年齢や活動量に応じた1日のエネルギー量を設定し，適正な栄養素の配分を考慮した食事指導と共に運動療法を取り入れることが望ましい。糖尿病患者の場合には，血糖値を下げるための薬物療法や運動療法と併せて，食事療法を行うことが重要である。1日の摂取エネルギー量をほぼ一定に保ち，適切な栄養素を含む食事を規則正しく摂ることで，血糖値を基準の変動範囲内に維持し，動脈硬化や網膜症，腎症や神経障害，易感染による下肢潰瘍や壊疽といった合併症を予防することにつながる。

　一方で，脳梗塞や脳出血などの脳血管障害やパーキンソン病などの神経疾患，加齢などにより摂食・嚥下機能が低下し，経口摂取によって十分かつ適切なエネルギー量や栄養を摂れない場合には，経管栄養や経静脈栄養が併用される場合もある。

❸ 食事療法で用いられる病院食の種類

　病院食には，一般食と特別（治療）食＊がある。一般食は，性別，年齢，体位や活動レベル，

表5-4 肥満度分類（日本肥満学会, 2016年）

BMI（body mass index）	判定
＜ 18.5	低体重
18.5 ≦ ～ ＜ 25	普通体重
25 ≦ ～ ＜ 30	肥満（1度）
30 ≦ ～ ＜ 35	肥満（2度）
35 ≦ ～ ＜ 40	肥満（3度）
40 ≦	肥満（4度）

注：BMI＝体重（kg）／身長（m)^2
　　標準体重（理想体重）はBMI＝22を基準として計算する。
　　BMI35以上を「高度肥満」と定義。
出典／日本肥満学会：肥満症診療ガイドライン2016，ライフサイエンス出版，2016．

＊ **特別（治療）食**：特別食には，治療を目的とした治療食と検査を目的とした検査食が含まれる。

病状によりエネルギーや栄養素が適正量に配慮された食事である。特別（治療）食には，治療食，治療乳，無菌食，検査食，経管栄養用濃厚流動食が含まれる。主として食事療法として用いられる食事が治療食である。治療食には，腎臓食，肝臓食，糖尿食，胃潰瘍食（流動食を除く），貧血食，膵臓食，脂質異常食，痛風食，てんかん食，フェニルケトン尿症そのほか代謝異常疾患にかかわる食事や治療乳がある。治療食の目的に応じて，エネルギーやたんぱく質，脂質，ナトリウム（塩分）などを調整した食事が提供される（表5-5）。

　食事の形態は，患者の咀嚼や嚥下，消化吸収能力に応じて，常食，軟食，流動食，ミキサー食に分類される。常食は，咀嚼・嚥下機能や消化吸収機能に問題がない患者に提供される，一般的な硬さや形態の食事をいう。軟食は常食よりも軟らかく，咀嚼の負担が少なく摂取できる形態の食事である。主食は粥で，粥の硬さの順に全粥，七分粥，五分粥，三分粥食がある。「分粥」とは，重湯と全粥を合わせた10割のうちの全粥の割合を示し，数字が少ないほど重湯の割合が多い。病院食の基準となる日本人の1日当たりの食事摂取基準を表5-6に示す（「日本人の食事摂取基準（2025年版）」）。

表5-5　主な治療食の種類と特徴

種類	特徴
腎臓食	腎臓疾患による腎排泄機能低下により，たんぱく質や電解質の排泄が十分に行えないため，症状の程度や透析などの治療に応じて，たんぱく質，ナトリウム（食塩0〜6g程度/日），カリウム，水分の制限を行った食事。
肝臓食	肝臓・胆嚢疾患により，たんぱく質代謝機能や脂質の消化吸収機能が低下するため，症状に応じて低脂肪，たんぱく質制限を行った食事。たんぱく質の代謝産物である血中アンモニア値が高い場合（高アンモニア血症）には，必須アミノ酸のうちBCAA（branched chain amino acid：分岐鎖アミノ酸であるバリン，ロイシン，イソロイシン）を多く含む魚・肉・卵・大豆製品・乳製品を取り入れる。
糖尿食	糖尿病は，膵臓から分泌されるインスリンの不足や機能低下により，血糖が組織に取り込まれずに高血糖の状態が続き，種々の血管障害や神経障害などの合併症をきたしやすい。患者の年齢や性別，活動量に応じて糖質の割合を一定に抑えたエネルギー制限のもとで，栄養バランスの良い食事を規則正しく摂取する。
胃潰瘍食（流動食を除く）	潰瘍が回復し出血がないことが確認されたら，流動食，軟食（三分粥，五分粥，七分粥，全粥），軟飯へと移行する。脂質は1日40〜50g程度（成人）に抑え，香辛料や炭酸飲料などの刺激物，食物繊維の多い食品を避けた献立を規則正しく摂取する。
貧血食	貧血では，鉄やビタミンB₁₂，葉酸などの栄養素の不足や吸収障害，過剰なダイエット，血液疾患，出血により，赤血球を中心とした血球成分が減少している。鉄欠乏性貧血の場合には，推奨量（表5-6）を超えない範囲で，鉄を多く含む食品と共に，体内への鉄吸収を高める作用のあるビタミンCを含む食品に考慮した食事とする。
膵臓食	膵臓の機能低下が著しい場合には絶食とするが，回復に応じて消化管への刺激や膵液の分泌をできるだけ抑えられるよう，糖質を中心とした低たんぱく・低脂肪の流動食から，徐々にたんぱく質や脂質の割合を戻していく。
脂質異常食	肥満や脂質異常症に対して，体脂肪を消費して中性脂肪やコレステロール値を下げ，動脈硬化の進行や予防をすることを目的とした食事。エネルギーを制限して脂質の割合を一定に抑え（20〜25％程度），食塩（6g/日未満程度）制限をしたものである。
痛風食	たんぱく質の代謝産物である尿酸が体内に過剰に蓄積することで，関節炎や腎障害を起こしやすいため，尿酸の前駆物質であるプリン体を多く含む食品（レバー，魚卵，干物など），脂質およびアルコールの過剰摂取を控えた食事とする。
てんかん食	難治性てんかんの治療食。エネルギー量のうち炭水化物の割合を抑え，脂質の割合を高めることにより，代謝産物であるケトン体を増加させることを目的とした食事。
代謝異常疾患にかかわる治療食・治療乳	フェニルケトン尿症など先天的な消化酵素分泌異常のため，糖やたんぱく質の代謝異常が起こり，種々の代謝産物が体内に蓄積することにより，小児期の成長発達に影響を及ぼす。病態に応じて，栄養素や配分を考慮した食事や治療乳が調整される。

表5-6 日本人の食事摂取基準（1人1日当たり，推奨量），栄養素等の種類・性・年齢階級別

エネルギー・栄養素別		1～2歳	3～5	6～7	8～9	10～11	12～14	15～17	18～29	30～49	50～64	65～74	75歳以上
男性													
エネルギー	kcal	950	1,300	1,550	1,850	2,250	2,600	2,850	2,600	2,750	2,650	2,350	2,250
たんぱく質	g	20	25	30	40	45	60	65	65	65	65	60	60
食物繊維	g	—	8以上	10以上	11以上	13以上	17以上	19以上	20以上	22以上	22以上	21以上	20以上
ビタミンB₁	mg	0.4	0.5	0.7	0.8	0.9	1.1	1.2	1.1	1.2	1.1	1.0	1.0
ビタミンB₂	mg	0.6	0.8	0.9	1.1	1.4	1.6	1.7	1.6	1.7	1.6	1.4	1.4
ビタミンB₆	mg	0.5	0.6	0.7	0.9	1.0	1.4	1.5	1.5	1.5	1.5	1.4	1.4
ビタミンB₁₂*	μg	1.5	1.5	2.0	2.5	3.0	4.0	4.0	4.0	4.0	4.0	4.0	4.0
葉酸	μg	90	100	130	150	180	230	240	240	240	240	240	240
ビタミンC	mg	35	40	50	60	70	90	100	100	100	100	100	100
ビタミンA	μgRAE	400	500	500	500	600	800	900	850	900	900	850	800
ビタミンD*	μg	3.5	4.5	5.5	6.5	8.0	9.0	9.0	9.0	9.0	9.0	9.0	9.0
ビタミンE*	mg	3.0	4.0	4.5	5.0	5.0	6.5	7.0	6.5	6.5	6.5	7.5	7.0
ビタミンK*	μg	50	60	80	90	110	140	150	150	150	150	150	150
ナトリウム（食塩相当量）	g	3.0未満	3.5未満	4.5未満	5.0未満	6.0未満	7.0未満	7.5未満	7.5未満	7.5未満	7.5未満	7.5未満	7.5未満
カリウム*	mg	—	1,100	1,300	1,600	1,900	2,400	2,800	2,500	2,500	2,500	2,500	2,500
カルシウム	mg	450	600	600	650	700	1,000	800	800	750	750	750	750
マグネシウム	mg	70	100	130	170	210	290	360	340	380	370	350	330
リン*	mg	600	700	900	1,000	1,100	1,200	1,200	1,000	1,000	1,000	1,000	1,000
鉄	mg	4.0	5.0	6.0	7.5	9.5	9.0	9.0	7.0	7.5	7.0	7.0	6.5
亜鉛	mg	3.5	4.0	5.0	5.5	8.0	8.5	10.0	9.0	9.5	9.5	9.0	9.0
銅	mg	0.3	0.4	0.4	0.5	0.6	0.8	0.9	0.9	0.9	0.9	0.8	0.8
女性													
エネルギー	kcal	900	1,250	1,450	1,700	2,100	2,400	2,300	1,950	2,050	1,950	1,850	1,750
たんぱく質	g	20	25	30	40	50	55	55	50	50	50	50	50
食物繊維	g	—	8以上	9以上	11以上	13以上	16以上	18以上	18以上	18以上	18以上	18以上	17以上
ビタミンB₁	mg	0.4	0.5	0.6	0.7	0.9	1.0	1.0	0.8	0.9	0.8	0.8	0.7
ビタミンB₂	mg	0.5	0.8	0.9	1.0	1.3	1.4	1.4	1.2	1.2	1.2	1.1	1.1
ビタミンB₆	mg	0.5	0.6	0.7	0.9	1.2	1.3	1.3	1.2	1.2	1.2	1.2	1.2
ビタミンB₁₂*	μg	1.5	1.5	2.0	2.5	3.0	4.0	4.0	4.0	4.0	4.0	4.0	4.0
葉酸	μg	90	100	130	150	180	230	240	240	240	240	240	240
ビタミンC	mg	35	40	50	60	70	90	100	100	100	100	100	100
ビタミンA	μgRAE	350	500	500	500	600	700	650	650	700	700	700	650
ビタミンD*	μg	3.5	4.5	5.5	6.5	8.0	9.0	9.0	9.0	9.0	9.0	9.0	9.0
ビタミンE*	mg	3.0	4.0	4.0	5.0	5.5	6.0	6.0	5.0	6.0	6.0	7.0	6.0
ビタミンK*	μg	60	70	90	110	130	150	150	150	150	150	150	150
ナトリウム（食塩相当量）	g	2.5未満	3.5未満	4.5未満	5.0未満	6.0未満	6.5未満	6.5未満	6.5未満	6.5未満	6.5未満	6.5未満	6.5未満
カリウム*	mg	—	1,000	1,200	1,400	1,800	2,200	2,000	2,000	2,000	2,000	2,000	2,000
カルシウム	mg	400	550	550	750	750	800	650	650	650	650	650	600
マグネシウム	mg	70	100	130	160	220	290	310	280	290	290	280	270
リン*	mg	500	700	800	900	1,000	1,100	1,000	800	800	800	800	800
鉄	mg	—	—	—	—	12.5	12.5	11.0	10.0	10.5	10.5	—	—
亜鉛	mg	3.0	3.5	4.5	5.5	7.5	8.5	8.0	10.0	8.0	8.0	7.5	7.0
銅	mg	0.3	0.3	0.4	0.5	0.6	0.8	0.7	0.7	0.7	0.7	0.7	0.7

注 1) エネルギーについては，身体活動レベルが「ふつう」のときの推定エネルギー必要量である。
2) 各栄養素の数値は，推奨量〔ほとんどの人の必要量を満たす量〕である。ただし，*を付したものは目安量（推定平均必要量・推奨量を算定するのに十分な科学的根拠が得られない場合に設定するもので，一定の栄養状態を維持するのに十分な量。不足のリスクはほとんどない），食物繊維，ナトリウムは目標量（生活習慣病の予防のために現在の日本人が当面の目標とすべき摂取量）である。
3) RAE（ビタミンAの単位）はレチノール活性当量である。
4) 鉄については，女性は「月経あり」の推奨量である。
5) 脂質，炭水化物については，食事摂取基準が％エネルギー（総エネルギー摂取量に占める，それぞれの割合）で示されているため，ここに掲載していない。

資料／厚生労働省：「日本人の食事摂取基準（2025年版）」策定検討会報告書，2024．

B 食事療法を必要とする患者

　食事療法では，患者の性別や年齢，体格，日々の活動量に加えて，疾患や症状，行われている治療，消化吸収機能により，エネルギーや栄養素の摂取を通常時より制限する場合と，一定量あるいは通常より多いエネルギーや栄養素を摂取しなければならない場合がある。胃・十二指腸などの消化管潰瘍や出血，腸閉塞（イレウス），手術や抗がん薬の治療時など，消化管の機能回復まで一定期間行われる食事療法もあれば，糖尿病や腎臓病，肝臓病などの慢性疾患のために長期間にわたり食事療法が必要な場合もある。

　また，小児の場合は発育を，妊産婦では胎児の発育や母乳栄養中であることを考慮しなければならない。脳神経系の疾患や障害により，摂食・嚥下機能に障害がある場合には，さらに食事の形態についても配慮する必要がある。

1 一定期間，食事療法を必要とする患者

❶臓器の安静・保護が必要な患者

　消化管の潰瘍や出血がある場合や，消化器系疾患に伴い悪心・嘔吐が強い場合には，一定期間，消化管の安静や保護が必要である。食事や水分を経口摂取すること自体が腸管への刺激になる場合には，絶飲食，もしくは経口摂取を制限し，経静脈栄養が行われる。

　腸管が閉塞した状態である腸閉塞の場合には，発症時は絶飲食として経静脈栄養が行われる。末梢静脈からの濃度の高い薬剤による栄養投与法では静脈炎を起こしやすいため，回復まで日数を要する場合には中心静脈栄養が行われることもある。症状の改善に伴い，腸蠕動を確認したうえで，少量の水分や刺激の少ない流動食から経口摂取を開始する。

❷嚥下障害，通過障害，消化・吸収機能が低下している患者

　意識障害や麻痺がある患者，嚥下反射が弱い患者は，咀嚼や嚥下機能が低下しており，誤嚥や誤嚥性肺炎を起こすリスクが高くなる。歯の欠損や義歯の不適切な装着，口腔粘膜の障害や唾液分泌の低下など口腔内の変化や，延髄や大脳の障害，運動麻痺があると，摂食・嚥下機能が低下する。このような機能障害がある場合には，障害の部位や程度により，食事の形態を喉ごしが良く飲み込みやすい軟食や嚥下食やとろみをつけるなどして，安全かつできるだけ経口摂取ができる食事形態を工夫する。消化・吸収機能に問題がなければ，機能回復訓練を行いながら経腸栄養を実施する。

　腫瘍や食道蠕動運動機能障害（アカラシア），胃食道逆流などにより，食道の通過障害がある場合には，食事形態を流動食にしたり，経管による経腸栄養が行われる。

　腸管の一部を切除するなど消化器疾患術後は，消化吸収機能が低下しているため，手術部位や術式，全身状態に応じて，栄養状態改善を目的とした経静脈栄養が行われる。

❸高齢者の栄養管理

　高齢者は，加齢に伴い基礎代謝が低下したり，義歯や味覚の変化など口腔内環境の変化

表5-7 高齢者の推定エネルギー必要量

		50～64歳（kcal/日）	65～74歳（kcal/日）	75歳以上（kcal/日）
身体活動レベル「低い」	男性	2,250	2,100	1,850
	女性	1,700	1,650	1,450
身体活動レベル「ふつう」	男性	2,650	2,350	2,250
	女性	1,950	1,850	1,750
身体活動レベル「高い」	男性	3,000	2,650	―
	女性	2,250	2,050	―

資料／厚生労働省：「日本人の食事摂取基準（2025年版）」策定検討会報告書，2024, p.78.

が生じやすい。また、嚥下機能の障害により誤嚥を起こしやすくなったり、複数の疾患に罹患している場合がある。

認知機能や日常生活動作の機能が低下した場合には、買い物や地域活動などの社会参加機会の減少、食欲低下などにより、栄養の偏りや栄養状態の低下を起こしやすい。特に、たんぱく質やエネルギーの摂取が不足すると、筋肉量の減少や筋力低下を生じるサルコペニア*をきたしやすく、身体的な予備能力が低下するフレイル*に陥りやすい。そのため、病状と併せて年齢や活動量、生活習慣や口腔機能などを踏まえた食事内容や調理法の工夫、栄養摂取法の検討が必要である。高齢者の推定エネルギー必要量を表5-7に示す。

❹がん治療を受けている患者

がんの治療法は、部位や病態により様々である。

がんで、化学療法（抗がん薬）、免疫療法、放射線療法、骨髄幹細胞移植などの治療を受けている患者は、口腔内の粘膜障害や味覚障害、悪心・嘔吐の症状が現れ、「食欲がない」「食べてもおいしく感じられない」時期が一定期間続くことがある。その場合には、無理に食べることを勧めず、患者の嗜好に合わせて少量でも食べたい物を食べてもらい、食事に対する満足感や前向きな気持ちをもち続けられるような支援が必要である。手術後の栄養摂取は「❶臓器の安静・保護が必要な患者」に準ずる。

治療効果を高め、合併症をできるだけ予防するためには栄養状態を整える。経口摂取が困難な場合は、脱水や低栄養を予防するために経静脈栄養が併用される。

2 長期間にわたって食事療法を必要とする患者

❶慢性疾患の治療の一環としての食事療法

慢性疾患である糖尿病や高血圧などの生活習慣病や、炎症性腸疾患や消化管腫瘍により消化吸収機能が低下している疾患、肝臓病や腎臓病など代謝・排泄機能障害がある患者は、

---

* **サルコペニア**：高齢期にみられる骨格筋量の減少と、筋力もしくは身体機能（歩行速度など）の低下をいう[3]。様々な疾患や活動量の低下、栄養状態低下に関連して起こりやすい。サルコペニアの予防や改善のためには、多様で適切な量の栄養摂取、特に必要量を満たすエネルギーとたんぱく質の摂取が重要である。

* **フレイル**：加齢に伴う予備能力低下のため、ストレスに対する回復力が低下した状態（fraility）をいう[4]。要介護状態に至る前段階として、転倒や身体障害を起こしやすい状態であり、介護予防や健康寿命を伸ばすために、サルコペニアと共に予防・改善することが近年注目されている。

III 食事療法と看護

表5-8 食事療法を必要とする主な疾患

疾患の種類	具体例
栄養性疾患	肥満, やせ, たんぱく質欠乏症, ビタミン欠乏症・過剰症, ミネラル欠乏症・過剰症
消化器疾患	口内炎, 舌炎, 胃炎, 胃・十二指腸潰瘍, 潰瘍性大腸炎, クローン病, イレウス（腸閉塞）
肝臓・胆嚢・膵臓疾患	肝炎, 肝硬変, 脂肪肝, 肝細胞がん, 胆嚢炎, 胆石, 膵炎
循環器・脳血管疾患	高血圧, 虚血性心疾患, うっ血性心不全, 動脈硬化症, 脳出血, 脳梗塞
腎臓・泌尿器疾患	腎炎, ネフローゼ症候群, 糖尿病性腎症, 慢性腎臓病, 腎不全
代謝性疾患	糖尿病, 脂質異常症, 高尿酸血症, 痛風
内分泌疾患	甲状腺機能亢進症, 甲状腺機能低下症, クッシング症候群, アジソン病
血液疾患	鉄欠乏性貧血, 巨赤芽球性貧血, 白血病
アレルギー性疾患	食物アレルギー, アトピー性皮膚炎
呼吸器疾患	肺炎, 肺結核, 慢性閉塞性肺疾患, 誤嚥性肺炎
骨疾患	骨軟化症, 骨粗鬆症
食中毒, 感染症	細菌性食中毒, 赤痢, 腸チフス, コレラ
その他	熱傷, 褥瘡　など

疾患に応じた薬物療法や外科的治療（手術），放射線療法，理学療法，精神療法などと併せて，長期間にわたる食事療法が重要な治療の一つとなる。

食事療法を必要とする主な疾患について，表5-8に示す。

❷ 慢性疾患患者の特徴

慢性疾患の種類や患者個別の状態により，症状の経過は様々であるが，いずれも症状コントロールや合併症予防のために長期間あるいは一生，治療を継続する必要がある。そのため，慢性疾患をもつ患者，家族（介護者）は，①セルフケア能力を高め，必要な養生法をその人の生活に組み入れていく，②養生法を取り入れ，継続するために，患者や家族の生活を再構築する，③病状の安定期には自宅療養，不安定期には入院する，といった特徴がある。食事療法は，成長発達や加齢，進学や就職，結婚などのライフイベントにより，継続が時に困難となったり，中断に至りやすい。そのため，慢性疾患という病と共に生きる生活者としての患者理解が重要である。

C 食事療法が患者に及ぼす影響

種々の疾患により，臓器や組織に何らかの障害が起きると，人間の身体はそれを修復しようと働く。感染症などによって発熱が続く場合には代謝が亢進し，外傷や熱傷といった直接的な組織の損傷時や，手術など身体侵襲の大きい外科的治療後は，創部の治癒の過程で体内の異化作用が亢進する。そのため，健康なときよりもエネルギーやたんぱく質などの栄養素がより必要となる。このようなときは，回復のために栄養摂取の必要性があるにもかかわらず，体調の悪化により食欲が低下したり，消化吸収機能の障害により食事を摂ることができない状況が起こる。

一方で，肥満や高血圧，糖尿病，脂質異常症などの生活習慣病をもつ人のなかには，食

欲が旺盛であったり，甘い物や脂質の多い食べ物を嗜好する長年の食習慣や多量の飲酒習慣をもっている場合がある。食事療法を導入する際には，これまでの食習慣や生活習慣全体を変えることを余儀なくされ，制限の多さによるストレスや「治療食はおいしくない」「食べたくても我慢しなくてはならない」といった不満を生じやすくなる。

いずれの場合でも，患者の病状と共に，病気や治療に対する理解や食事療法に対するとらえかた，患者の生活習慣を理解したうえで，食事療法の支援を行うことが重要である。

1 一定期間，食事療法を必要とする患者

消化管の潰瘍や出血，様々な消化器系疾患に伴い，悪心・嘔吐，下痢症状が続く場合には，脱水や電解質のバランス異常，栄養状態の低下をきたしやすい。症状が安定するまでは，消化管の安静を保つために経口摂取を制限し，輸液療法（経静脈栄養）が行われる。

食道や胃・十二指腸などの消化管手術後の数日間は，全身麻酔により消化管の蠕動運動が抑制されているため絶食となり，蠕動運動や消化管通過障害がないことが確認できれば，水分から段階的に流動食，軟食，常食へと経口摂取が進められる。これらの手術後は，消化管の狭窄や通過障害，術中の気管挿管による嚥下機能にかかわる舌咽神経麻痺をきたすことがあり，誤嚥にも注意が必要である。

絶食や飲食の制限が続く場合には，口から食べることや飲むことができないストレスを感じることが多いため，栄養状態の維持と共に心身の安楽への援助が重要である。

2 長期間にわたって食事療法を必要とする患者

❶生活の再構築が必要となる

生活習慣病をはじめとした慢性疾患に罹患した場合には，ほかの治療法と並行して長期にわたり食事療法を継続する必要がある。たとえば，インスリンの分泌とその働きが低下する糖尿病患者の場合には，食前のインスリン自己注射，血糖測定，運動療法と共に，年齢，BMI，症状の程度などに応じて栄養バランスのとれたエネルギー制限食の摂取が必要となる。患者が壮年期の男性で，朝食を欠食しがちであったり，昼・夜の外食が多い会社員の場合には，仕事優先の生活の中に食事療法をどのように組み入れ，食事を選択するかなど，その人の生活に応じた工夫をしたり，職場での理解を得ることが求められる。

❷食事療法の継続が難しい

患者一人ひとりに，長年築いてきた食習慣や食事に対する価値観，嗜好がある。生活習慣病の多くは，急性疾患と異なり自覚症状が少ないことが特徴であり，診断を受けても自分の病気として受け入れ，合併症のリスクについてイメージすることが難しく，食事療法を取り入れて継続することに困難や負担を感じやすい。

たとえば，慢性腎臓病患者の場合には，腎臓の排泄機能が低下しているため，ナトリウム（食塩），たんぱく質，カリウム制限のある食事療法が行われる。1日6gの塩分制限が必要となれば，日頃から味付けの濃い食物を好む人にとっては，治療食は「味の薄い，ま

Ⅲ 食事療法と看護 229

ずいもの」と感じられ，食事療法の継続には，その人なりの工夫や努力，家族の協力を要する。また，カリウムは果物や生野菜に多く含まれているため，それらの摂取も制限される。外食時，あるいは進学や就職，結婚，単身赴任といったライフイベントによっても食事環境が変わり，食事療法の中断や自己判断で不適切な食事の調整を行うことがある。

食事療法は，家族にとっても継続の負担感や生活上の拘束感となりやすい。患者のキーパーソンとなる家族や介護者，学校や職場の人はだれか，どのような役割を果たしているのかを把握することも，食事療法の継続において重要である。

❸ **食事療法による空腹感，ストレス，自己効力感の低下**

食事には，身体のみでなく心理社会的意義がある。治療のためとはいえ，疾患に応じた制限食（治療食）を「食べなければならない」，食べたいものを思うように「食べられない」生活が続くことは，時に食欲低下を招き，空腹感や制限による心身のストレスから過食につながりやすい。食事療法を守れないときには，患者自身や介護者が自責の念を抱いたり，病気に支配されていると感じ，自己効力感が低下しやすい。

食事療法を受ける患者の，このような特性を踏まえた援助を行うことが大切である。

D 食事療法を受ける患者の看護

食事療法を患者の個別性に合った方法で取り入れ，継続するための援助は，入院中だけでなく退院後も安定した療養生活を送るうえで重要である。看護師は，患者の疾患だけでなく，生活者としてどのような生活習慣や食事の嗜好，社会的役割（表5-9），価値観をもっているか，家族やキーパーソンはだれか，どのように病を受け止めているかについて把握し，援助の必要性を判断する必要がある。

表5-9 身体活動レベル（カテゴリー）別にみた活動内容と活動時間の代表例

身体活動レベル（カテゴリー）	低い	ふつう	高い
身体活動レベル基準値[1]	1.50（1.40〜1.60）	1.75（1.60〜1.90）	2.00（1.90〜2.20）
日常生活の内容[2]	生活の大部分が座位で，静的な活動が中心の場合	座位中心の仕事だが，職場内での移動や立位での作業・接客等，通勤・買い物での歩行，家事，軽いスポーツのいずれかを含む場合	移動や立位の多い仕事への従事者，あるいは，スポーツ等余暇における活発な運動習慣を持っている場合
中程度の強度（3.0〜5.9メッツ）の身体活動の1日当たりの合計時間（時間／日）[3]	1.65	2.06	2.53
仕事での1日当たりの合計歩行時間（時間／日）[3]	0.25	0.54	1.00

注1）代表値。（ ）内はおよその範囲。
2）Black, et al., Ishikawa-Tanaka, et al. を参考に，身体活動レベルに及ぼす仕事時間中の労作の影響が大きいことを考慮して作成。
3）Ishikawa-Tanaka, et al. による。
資料／厚生労働省：「日本人の食事摂取基準（2025年版）」策定検討会報告書，2024, p.68.

1 食事摂取が困難な患者の看護

　食事摂取が困難な患者の場合には，その原因が加齢や脳血管疾患などによる摂食・嚥下機能の低下にあるのか，消化器系疾患による症状や手術，化学療法，放射線治療などの治療によるものなのかをアセスメントする。それらの原因により生じている症状や患者の苦痛を把握し，症状の緩和を図りながら食事の援助を行う。食事摂取が困難な原因と症状に応じて，食事内容や形態を工夫したり患者の嗜好を取り入れたりし，体位や食具，食事の環境を整える。

　たとえば，脳血管障害により嚥下障害のある患者や，誤嚥性肺炎のある高齢患者の場合，義歯をはずしたままの状態で口腔ケアが十分に行われていないことがある。まずは，経口摂取のための口腔内環境を整えるために，舌苔を取り除いて歯や粘膜の清潔を保ち，口腔周囲の筋肉の緊張を和らげるためにマッサージを行うことも有用である。また，食事前には，余裕をもって排泄を済ませておき，気持ちよく食事の時間を迎えられる環境を整えることも大切である。食事時には，体幹と肘が安定するようにクッションなどを用いて体位を整えることで，患者が自分で食べる動作を行いやすくなる。

　配膳時には，患者の見える位置にお膳を置き，患者の嗜好を確認しながら献立の説明を行う。食事の香りを楽しめるよう食欲を促すかかわりもまた重要である。

2 セルフケアのための支援

　患者が食事療法を行ううえでの困難な要因を見きわめ，患者が自分の意思で継続できるような動機づけやセルフケアを支援することにより病状の進行や合併症を予防するとともに，その人らしい生活を再構築するための援助が重要である。

❶患者の知識や病の受けとめ，食事療法に対する関心や思いを把握する

　食事療法を患者自身，あるいは介護者と共に適切に実施し，継続するためには，まずは患者自身が疾患や治療に関してどのような知識をもち，どのように受け止めているのか，そして食事療法に対する理解や関心，継続するにあたっての困りごとなどについて具体的に聴くことが大切である。

❷患者と目標や問題を共有し，患者の選択や意思決定を支援する

　看護師は，患者自身がとらえている食事療法を行う際の問題や，「食べ過ぎたときは翌日に調整する」「合併症を起こさない」といった患者なりの目標を共有し，患者一人ひとりに合った食事療法について共に考える姿勢が必要である。それが患者と医療者との信頼関係の構築や，患者自身が療養法を選択し，意思決定することにもつながる。

　たとえば，肥満と脂質異常症のためエネルギーと脂質を制限した食事療法を行っている患者が，会社の同僚との夕食でアルコールや脂分の多い肉類を摂り過ぎてしまったとしても，それを隠さず医療者に話すことができ，今後食べ過ぎないようにする工夫や食べ過ぎたときの調整方法について一緒に考え，患者ができたことに対してフィードバックできれ

ば，患者が自分なりの対処法を身につけ，行動することにつながる。

❸ 社会資源やピアサポートグループを活用する

　食事療法は長期間にわたることが多く，患者のライフイベントや生活環境の変化，症状に応じて食事内容を変更する必要がある。適切な食事療法を継続し，病状をコントロールするために，患者や家族は，疾患や症状，治療について情報を得たり，療養生活について相談できる場を必要としている。特に，同じ疾患をもつ患者とその家族がどのように食事療法を行っているのか，様々な問題にどのように対処しているのかといった情報は，同じ病をもつ患者，家族だからこそ共有できる体験である。

　看護師は，患者，家族のニーズに応じて，栄養士による相談や料理教室，病院や学術団体，患者会や家族会などが発信する情報を紹介したり，市販されている治療食を紹介するなど，必要に応じて様々な社会資源やピアサポートグループを活用できるよう支援する。

3　医療チームによる支援

　食事や栄養摂取の管理および支援にあたっては，栄養サポートチーム（nutrition support team；NST）が重要な役割を果たす。NSTは，医療施設により医師，看護師（外来看護師，

食べたくないのか，食べられないのかを見きわめる

　　佐藤さん（80歳代，男性）は，脳梗塞後のリハビリテーションと糖尿病の血糖コントロールのために入院しています。ある日の午後，看護師が，佐藤さんの病室に行くと，オーバーテーブル上の昼食後のお膳が目にとまりました。主食と副食が残さず食べられていましたが，みかんが1つ残されたままになっていることに看護師は気づきました。
　　「デザートのみかんは，お口に合いませんでしたか？」と尋ねると，佐藤さんは「みかんはねぇ，皮をむかないと食べられないでしょ。家なら家内がやってくれるんだけど……」と言って，左手でいたわるように右手をさすりました。佐藤さんには，利き手である右手に不全麻痺があり，みかんが嫌いで食べたくなかったのではなく，食べられなかったのです。看護師は，佐藤さんが食べられるように，みかんの皮をむいてお皿の上に置き，誤嚥なく安全に，おいしそうに食べるのを確認してベッドサイドを離れました。
　　看護師の行動の背景には，佐藤さんが一人でみかんを食べられないことだけでなく，脳梗塞による嚥下障害から誤嚥のリスクがあるかもしれないこと，そして，糖尿病治療のために食前にインスリン注射が行われている佐藤さんにとって，みかんを食べないことで血糖値が下がってしまうかもしれないという看護師としての予測があったのです。
　　病院での食事の配膳や下膳は，ふだんだれがどのように行っているでしょうか。看護助手が日常業務として行い，看護師がかかわる機会が少なくなっているかもしれません。しかし，患者にとっての食事の意味や，健康回復にもたらす影響を考えると，看護師は患者の食事により関心をもち，一人ひとりに応じた食事と栄養摂取の援助を行うことが大切です。

摂食・嚥下障害看護認定看護師を含む），薬剤師，管理栄養士，臨床検査技師，言語聴覚士，医療ソーシャルワーカーなどから構成される。主治医の依頼に応じて，チームとして患者の栄養評価，患者に応じた栄養方法の選択と栄養管理，合併症の早期発見，患者や家族の栄養相談に応じるといった活動を行い，それぞれの専門性を生かし，相互に連携して患者の栄養状態の改善や疾病の回復，悪化予防に努める役割が求められている。

摂食・嚥下障害看護認定看護師は，他職種と連携しながら，患者の摂食・嚥下機能及び栄養状態の評価と，患者が安全においしく食べるための支援にかかわっている。入院患者の食事や栄養に関する相談を受けて，病棟看護師の支援を行ったり，ベッドサイドで直接患者の食事や栄養に関する相談を受けて，病棟看護師の支援を行ったり，ベッドサイドで直接患者の経口摂取の評価や摂食・嚥下訓練を行うこともある。摂食・嚥下障害看護の専門性をもつ看護師として，患者の食べる権利を尊重し，栄養に関する治療に対する患者・家族の意思決定支援に関わっている。2019 年 7 月現在，936 名の看護師が日本看護協会より認定を受け，全国で活動を行っている[6]。

2010（平成 22）年より，診療報酬において栄養サポートチーム加算が実施されている。

IV 薬物療法と看護

A 薬物療法とは

1. 薬物療法について

薬物療法とは，薬を使う治療の総称をいい，手術療法や放射線療法よりも，疾病の適応範囲が広く，患者にとっても馴染みのある治療法である。

医師の処方箋に従って薬を適切に調剤し，患者に説明し，保管・管理する役割を担っているのが薬剤師である。看護師は，医師の指示を受けて注射し，自分で薬を飲めない人の介助をするとともに，副作用の観察を行うことも重要な役割である。このように，医師・看護師・薬剤師は，それぞれの専門知識を生かし，必要な情報を共有しながら協力することで，患者に対して安全かつ効果的に薬を与薬している。

2. 薬物療法の種類

薬物療法の目的には下記の種類がある。

❶**原因療法**：疾病の原因そのものを取り除く療法であり，病原菌を殺菌する抗菌薬がその例である。

❷**対症療法**：原因療法に対して，疾病に伴う症状を緩和，軽減することを目的としている。

たとえば，発熱に対して用いる解熱薬や痛みを和らげる鎮痛薬などである。
❸**予防療法**：インフルエンザを予防するためのワクチンのように予防的に用いる。
❹**補充療法**：ホルモンの不足やビタミン欠乏などのように，体内に本来あるべきものが無くなったり，不足したりすることで起こる疾病に対し，それを補う療法である。

3. 薬物の使用法

　薬物療法においては，薬物を適正に使用することが重要であり，使用法を誤れば，過量投与による中毒やアレルギー反応といった重篤な有害反応をもたらしたり，生命を脅かしたりすることもある。また，薬物に対する作用には個体差があるため，患者に最も適した薬剤を選択し，最も適した投与量で最大の効果をあげ，有害反応を最小にすることが求められる。

　薬物療法を適切に実施するためには，薬物療法に用いる用語について理解しておく必要がある（表5-10）。

B 薬物療法を必要とする患者

1. 医療施設外でも用いられる治療法

　「薬を飲む」あるいは「注射をする」といった行為は，ほかの治療法と比較すると患者にとっては馴染みのあるものであり，薬物療法は，入院中だけでなく外来通院や在宅においても用いることができる治療法である。

　ただし，薬物療法は正確に実施することが重要であり，その意味において，入院患者は，医師，看護師，薬剤師などの支援を受けることができる環境にいるといえよう。それに比べて，外来通院や在宅療養をしている患者の場合，薬物療法を継続することには努力を要する。なぜなら，基本的に薬剤の自己管理が必要なだけでなく，食材との食べ合わせにも注意することが求められているからである。たとえば，抗凝固薬であるワーファリン®という薬剤は，ビタミンKを阻害することで抗凝固作用を発現するため，納豆のようにビタミンKを多く含む食材には注意を必要とする。

2. 適用範囲が広い治療法

　薬物療法は，乳児から高齢者まで幅広い年齢層に用いることができるが，対象者によっては注意が必要な場合がある。たとえば妊婦に対しては，胎児への影響を配慮する必要があるため，原則として使用を避ける。妊婦自身も，胎児への影響を心配して薬物療法を受けることに対して不安を抱く傾向が強い。したがって，どうしても薬物が必要な場合には，妊娠の時期と妊婦の心身の状態を考慮して適切かつ慎重に用いることになる。

　新生児期は，身体機能が未熟なため薬物の代謝も不十分であり，薬物を投与すること自

表5-10 薬物療法にかかわる用語と意味

薬理作用		薬が生体に働きかけて及ぼす作用をいう
薬理動態		薬物の生体内における移行と変化の過程をいう。すなわち，投与された薬物が吸収されて体循環血液中に入り，生体内に分布し，作用部位に到達して薬効を発現し，肝臓などで分解（代謝）され，その後，尿中に排泄されて体内から消失する過程である
薬物依存		ある特定の薬物を継続して取らなければいられない状態で，薬物の使用を自分の意思でコントロールすることが困難な状態である
臨床試験		ヒトを対象とした薬物の有効性や安全性に関する試験であり，「医薬品の臨床試験の実施に関する基準（good clinical practice；GCP）」に則って行われる
主作用と副作用	主作用	薬物本来の治療目的に合った作用
	副作用	主作用以外の作用で，期待しない，あるいは治療上には不必要な作用
作用の速効性と遅効性	速効性	薬物の投与から作用が現れるまでの時間が短い
	遅効性	薬物の投与から作用が現れるまでの時間が長い
作用の一過性と持続性	一過性	薬物作用の持続時間が短い
	持続性	薬物作用の持続時間が長い
局所作用と全身作用	局所作用	外用薬や局所麻酔薬のように，薬物の作用が局限して現れる
	全身作用	経口で用いる薬物のように，循環系を介して作用部位に到達して作用が現れる
薬物の相互作用	協力作用	2種類の薬物を同時にあるいは前後して使用したとき，それぞれの薬物の薬理作用が増強される
	拮抗作用	2種類の薬物を同時にあるいは前後して使用したとき，それぞれの薬物の薬理作用が消失または減弱される
薬の剤形	チュワブル錠	かんで服用する。即効性で，しばしば子どもに投与される
	錠剤，カプセル剤	長い時間にわたって放出されるよう加工してあるため，かんだり，砕いたりしない。効果は持続性である
	注射薬	早い薬物効果を期待する場合や，経口では投与できない場合に用いる
	坐薬・浣腸	薬は直腸から吸収される
	軟膏・クリームなど	皮膚への外用薬として用いられるものがほとんどである
薬の用量と用法	用量	体内に投与する薬物の量をいい，1日量や1回量で示されることが多い
	用法	薬物の投与経路，期間，回数，間隔，注射薬では適応部位と投与速度などが示されている
薬物の一般名と商品名	一般名	薬物を構成している物質の名称であり，薬品にはそれぞれ名前が1つついている
	商品名	製薬会社などが命名した薬剤の商品名で，販売効果をねらった名前をつけている

体が安全とは言い難く注意深い観察が必要である。一方，高齢者も加齢に伴う多くの生理機能低下により，肝血流量が減少することから薬物代謝速度が低下することに加え，多くの疾患をもっているため，投与される薬剤の種類も増えることになる。したがって，高齢者には必要なだけの種類と量の薬剤を短期間投与することが望ましい。

また，小児，精神障害，認知症がある患者の場合，なぜ薬を飲まないといけないのか，なぜ注射が必要なのかといった，薬物療法の必要性と方法に対する十分な理解が得られないことも少なくない。

看護師に求められているのは，薬物療法を受けている患者に対して，単に処方された薬を渡すという行為に終わることなく，薬物の作用機序，効果が現れる時間と持続時間，吸

収と排泄、副作用、ほかの薬物との相互作用といった知識である。

C 薬物の投与方法と薬物療法が患者に及ぼす影響

薬物療法を実施するうえでは、安全かつ確実に投与し、効果は最大に、害は最小になるようにすることが重要である。

1. 薬物の投与方法とその特徴

薬物は、通常は体内には存在しない化学物質であり、尿、便、涙、汗、呼気をとおして排泄される。薬物はどれも、投与から排泄されるまでに一定の時間を要するが、この時間は薬の服用量に関係している。薬物の効果が現れる時間や持続時間などは、その投与経路によって異なるため、処方時に考慮する。主な薬物の投与方法とその特徴について理解しておく必要がある（表 5-11）。

たとえば、比較的簡便かつ安全な経口投与では、薬物の一部は胃で吸収されるが、大部分は胃を通過して小腸で吸収され、門脈、肝臓を経て体循環に入る。多くの薬物は門脈、肝臓で化学的に変化（代謝）するため、体循環に到達したときは量が少なくなる。

一方、注射により投与された薬物は、消化管による吸収時間を必要としないで体循環に入ることができ、経口投与よりも作用が現れるのは速い。吸収時間は、静脈、筋肉、皮下の順に速い。特に、静脈注射は薬物が直接、静脈内に注入されるため、最も早く期待する血中濃度を得ることができる。

表5-11 薬物の投与方法

投与法		投与経路
経口		胃・小腸で吸収され、門脈、肝臓を経て体循環に入り作用する。経口投与では、消化管内に食べ物やほかの薬が残っていると、薬物を吸収する量や速度に影響を及ぼすことがあるため、服用は、空腹時、食後、食間、食前などに分類されている。また、ほかの薬と併用できない薬もある
注射	静脈注射,動脈注射	直接、静脈内または動脈内に注入され、体循環に入り作用する 静脈注射は、用量を速くかつ正確に全身に作用させるのに適している 動脈注射は、抗がん剤のように、標的となる病巣（組織や器官）に薬物を作用させたい場合などに用いられる
	筋肉注射	筋肉組織から吸収される。筋肉組織は毛細血管が多いため、水溶性の薬物であれば皮下注射より吸収が速い。油性溶液や懸濁液の場合は、持続性を高めることができる
	皮下注射	皮下組織の毛細血管や、一部はリンパ液から吸収される。多くのたんぱく質製剤は経口投与すると消化管で消化されてしまうため、皮下から投与される
	脊髄腔内注射	薬物を脊髄のクモ膜下腔内に注入する方法で、脊髄とそれらを覆っている組織（髄膜）に作用する。局所麻酔薬として用いられることが多い
外用		皮膚・粘膜から吸収されるもので、ほとんどは局所作用を目的とするが、なかにはニトログリセリンテープ剤のように、貼付することで全身作用を期待するものもある
直腸投与		直腸粘膜から吸収され、一部は肝臓を通過するが、ほとんどは直接、体循環に入り、全身あるいは局所に作用する
口腔投与		口腔粘膜から吸収され、肝臓を通過せずに直接、体循環に入るため、作用の出現は速い
吸入		気道粘膜および肺胞上皮から吸収され、速やかに作用する

その反面，過量投与では毒性が現れる危険が高くなり，注入速度が速過ぎると高濃度の薬物が作用部位に達して過剰反応を引き起こすなどの問題が生じるため注意深い観察を要する。

2. 薬物が患者に及ぼす影響

薬物には，投与目的となる主作用（main effect）と目的外の作用，すなわち副作用（side effect）が生じることがある。患者に及ぼす影響には次のようなものがある。

▶薬物の副作用　副作用は薬物を使用するにあたって注意するべきことの一つである。特に血圧低下や呼吸困難を伴い生命を脅かすアナフィラキシー（薬物過敏症）ショックには注意を要する。

そのほか，薬物を投与した直後，あるいは数週間後に発赤やかゆみから腫脹や潰瘍といった様々な反応として現れる皮膚アレルギーがある。また，薬物による臓器障害も起こる。腎臓，肝臓，血液などに障害を起こすことがあるため注意を要する。

▶薬物の相互作用　臨床では，日常的に薬物の作用を増強したり，副作用を軽減したりする目的で複数の薬物が併用されることがある。ある薬物が併用するほかの薬物の作用を増強したり，逆にほかの薬物の作用を減弱したりすることもある。薬物が互いに作用を及ぼすことがある一方で，複数の薬物の作用が組み合わさることにより新たな作用を生み出す場合もある。

たとえば，アルコールは精神安定薬に2倍以上の効果をもたらす。したがって基本的に，どのような薬物であっても，服用時にはアルコールは避けなければならない。

薬の副作用によるボディイメージの変化

　Bさん，男性，20代は，ネフローゼ症候群の治療の目的で入院していました。ネフローゼ症候群は，腎臓の中の糸球体に障害が起こったために，多量のたんぱく質が尿中に排泄されて血液中のたんぱく質が減少し，まぶたなどに浮腫がみられる病気です。Bさんは，治療法として安静，食事療法（塩分制限）と併せて，ステロイドの薬物療法を受けていました。

　患者さんは，病室から出ることを嫌がり，X線撮影などのために検査室に行くときも下を向いて歩いていました。看護師が「どうして下ばかり向いているのですか」と尋ねると「看護師さんには，僕の気持ちはわからないでしょう。僕は自分の顔を見たくもない。満月みたいな丸い顔になって，皮膚は荒れているし……。僕じゃないみたいだ，人前には出たくないんだ」という言葉が返ってきました。

　患者さんが気にしている満月様顔貌（moon face）は，ステロイド薬の副作用の一つです。看護師は，ステロイド薬を服用している患者にはよくみられる副作用であったため，それほど気にかけていなかったのですが，患者さんにとっては，治療のためとはいえ，自分のボディイメージが変化するほどの大きなショックを受けていたのだと知ったのです。

▶ **薬物依存**　薬物依存とは，その薬物を継続して摂りたい思いを自分の意志ではコントロールできない状態であり，精神的なものと身体的なものがある。

　精神的依存とは，コカインや大麻などのように薬物を摂り続けるうちに，多幸感や活力の亢進を体験することで，常にその薬物を欲するようになり，どのような手段を用いても手に入れようとする衝動に駆られることである。

　一方，身体的依存は，精神的依存が繰り返されることによって形成される。モルヒネやアルコールはその代表である。身体的依存が生じると，生体は薬物の存在があるときのみ機能を発揮するようになるため，薬物投与が中断され，その作用が切れると，激しい禁断症状が現れる。

3. 薬効への影響因子

　薬物の作用のしかたに影響を及ぼす要因として，薬物の用量・用法，年齢，体重（小児の場合は体表面積），性別，人種，病態，薬物の併用，個体差など，様々なものがある。

　薬物の説明書には，その使用にあたって「用法・用量をお守りください」と書かれている。用量は，投与される薬物の量であり，用法は，薬物の投与方法や回数，時間などであり，作用の発現に影響する。

D　薬物療法を受ける患者の看護

　患者が，処方された薬剤を安全かつ最小の負担で効果的に体内に摂り入れることができるように援助する。

1. 薬物の処方目的の理解

　薬物療法といっても，薬物の投与目的，形態，投与方法などは様々である。したがって，薬物療法においては，どのような目的で，どのような薬剤が処方されているのかを理解しておくことは看護の基本である。そうでなければ患者に薬剤の効果や副作用を説明することもできないし，効果を評価する，副作用を早期発見する，あるいは患者の苦痛を緩和するなどの対応もできない。以下に悪い例と良い例でみてみよう。

▶ **悪い例：処方目的に対する看護師の理解不足**　患者は水分制限があるために持続点滴を受けていたが，状態が改善されたため水分摂取が可能となった。しかし，なかなか点滴が中止にならない。そこで，看護師に尋ねたところ「主治医の指示が継続になっていますからまだ必要です」という答えが返ってきたため，患者は看護師が自分のことを何も考えていないのだと思ったという。

▶ **良い例：処方目的への十分な理解と適切な判断**　患者は利尿薬を服用していたが，投与間隔の影響から朝はからだがだるく何もする気が起こらないため，「飲む時間を変えてもらうことはできないのですか」と看護師に相談した。相談された看護師は，患者の利尿薬の

効用と，患者の一日の行動から服用時間を変更できるのではないかと判断し，医師にそのことを相談した。医師はその相談を受け，判断したうえで「それなら服用時間を変更しましょう」と言った。変更後，患者は「前よりも朝がすっきりして，何かしようという気持ちになった」と喜んだ。

▶ **看護師が処方目的を理解することで生まれる効果**　看護師が患者の言葉をどのように受け止めて行動するかで，患者のQOLは変化する。看護師は，患者の最も身近にいる存在として，何を観察し，説明し，調整すべきかを判断することを期待されている。意図的な観察，患者の立場に立った説明，正確な知識と確実な技術をもってしか，患者の信頼を得ることはできないのである。

2. 安全かつ正確な与薬

　薬物は医師が処方し，薬剤師はその処方に従って調剤する。看護師は調剤された薬物を用法，用量を守って患者に与薬するとともに，薬物の効果と副作用について観察し，医師と情報を共有する。これは当たり前のことではあるが，現実に薬物にかかわる医療事故や，事故に及ぶ寸前で発覚したヒヤリ・ハットなどの報告は少なくない。

▶ **与薬時の事故事例**　与薬に関する安全には細心の注意が必要である。㈶日本医療機能評価機構医療事故防止センターでは，2004（平成16）年度から，医療事故情報やヒヤリ・ハット事例収集などを行う医療事故情報収集等事業を実施し，結果を公表している[7]。そのなかには，以下のような事故事例が示されている。

❶**ベッドサイドにおける確認を怠った例**：処置室に準備されていたシリンジを確認後，誤って別の患者のシリンジを持って病室に行き，本来，別の患者に投与すべき利尿薬を投与した。

❷**名前の似ている別の患者の内服薬を間違って内服させた例**：患者は高齢で認知症があり，本人に氏名を確認することができなかった。

▶ **与薬時の事故防止対策**　人間が行うことに「絶対」はない。故に，事故を起こさないた

「投薬」「与薬」という言葉をめぐって

　医療者のなかでは，患者に薬を渡す際に「投薬」あるいは「与薬」という言葉が用いられている。前者は医師が，後者は看護師が使用する頻度が高いようである。そもそも，看護の領域で投薬を与薬とよぶようになった背景には，薬を投げるという表現が好ましくないということがあったようである。言葉の意味に諸説があるが，投薬という言葉は患者に対して失礼な表現ではなく，与薬のほうが問題だとする見方もある。たとえば，「投」という字にはいくつかの意味があり，そのなかには「相手の手の中に差し出す」という意があるのに対して，「与」には目上の者が目下の者に「与える」という意味があるというものである。言葉は生きており，時代によって変化することはあるが，その使い方は慎重でありたい。

めの対策を立てる必要がある。そのためには，看護師個人が仕事に専心するとともに，システム全体に問題がないか，病棟・病院全体で事故防止に取り組む必要がある。

　薬剤に関する事故について，これまでの報告では，処方の指示受けの段階，準備の段階，実施の段階など，それぞれに誤りやすい状況があることがわかっている。そうしたこれまでの結果をもとに事故防止に取り組む必要がある。たとえば，以下の点に留意することは事故防止につながる。

❶正確な指示：指示は口頭ではなく必ず指示書で受ける。
❷正しい薬剤，正確な量と投与方法：準備段階では複数の看護師で確認する。
❸正しい量と用法：実施の段階では再度，薬物内容，量，時間を確認する。
❹正しい患者：患者の確認を行う。

▶ 点滴注射時の留意事項　与薬の実施段階で特に注意を要するのは点滴注射である。薬液が血管外に漏れて（血管外漏出），皮膚障害を起こすことはあってはならない。患者のなかには，痛くても我慢している人がいる。針の刺入部位に発赤や腫脹がないか注意深く観察する。特に抗がん薬などを投与している患者の場合，それらの症状があれば医師に相談し，速やかに対処する（本章Ⅸ「がん薬物療法（化学療法）と看護」を参照）。

　血管外漏出した部位への対処には，冷罨法と温罨法があるが，漏出時の症状や薬物の種類によって選択する。冷罨法には，炎症を鎮める目的と冷やすことによって血管を収縮させ，薬剤の拡散を防ぐ意味がある。温罨法は，逆に血管を拡張させて漏出薬物の組織吸収の促進を図る目的で用いる[8]。

3. 与薬の確認

▶ 確実な与薬　薬物療法のなかで，経口与薬は高い頻度で用いられる方法であるが，看護師がどれだけ慎重に準備をしたうえで薬物を渡したとしても，患者がそれを服用しなければ意味がないことは自明の理である。経口与薬の方法は，患者の状況によって様々であるが，以下のような方法が効果的である場合がある。

　①薬物の作用や服用方法を説明し，同意を得たうえで患者に自己管理してもらう。
　②患者に水の入ったコップを準備し，薬を包装から取り出して飲める状態まで援助する。
　③看護師が患者の口に薬を入れて服薬を確認する。

▶ 薬物療法の必要性についての理解　薬の自己管理ができる患者は，運動機能，認知力，体力などに問題がないことがほとんどであるが，薬物の必要性について納得していない場合がある。看護学生が患者から「この心臓の薬ね，飲んでも効かないように思うんだよね。だから今は飲んでないの。でも先生や看護師さんには黙っていてよ」「これを飲むと吐き気がするから飲んでないのよ」といったことを打ち明けられることは稀ではない。

　こうした患者のなかには，服薬を拒否したり，薬を捨てたり，飲んだふりをしたりすることもある。さらに，在宅では飲み忘れて大量に飲み残した薬をもっている患者も少なくない。看護師は，患者が薬の自己管理ができたとしても，一方的に薬の必要性や用量・用

法を説明し,「わかりましたか」という同意を求めるようなことをしてはならない。

　患者が自分の病気や身体感覚をどのように感じ,薬物療法をどのようにとらえているかについて情報を収集する必要がある。そのためには,単に薬を渡すという作業的行為ではなく,患者が処方されている薬について理解できるように医師と連携して働きかけること,すなわち,プロセスとしてのインフォームドコンセントを実践し,患者と信頼関係を構築していくことが重要である。

　与薬にあたって,看護師は,患者自身が自分の病気を治す,あるいは症状を緩和するために「必要なもの」という認識をもって,「自分のために飲む」という意思決定ができるように支援する。

4. 副作用の早期発見と対処

　薬物療法は疾患を治療し,症状の改善を図るうえでは有効な方法である。しかし,一方において,薬物は様々な副作用を伴うことも事実であり,まさに「両刃の剣である」といえる。特に,化学療法薬(抗がん薬)を使用した際には,極めて高頻度に副作用が出現する(本章IX「がん薬物療法(化学療法)と看護」を参照)。それでも薬物療法が用いられるのは,副作用以上の効果が期待できるからである。それは,倫理的観点からいえば,患者が受ける利益(効果)が不利益(副作用)を上回るという判断ができるからである。

　看護師は薬物の効果を観察するとともに,有害作用の早期発見に努め,重症化させないように速やかに対処する。そのためには,患者の協力も必要である。事前に予測できる副作用について説明し,「何かおかしい」と感じたらすぐに報告してもらうようにする。

5. 安心できる環境づくり

▶ **患者の理解とニーズへの応答**　薬物療法に対する理解のしかたは患者によって異なる。なかには,「薬-効く-安心」というイメージをもっている人もいる。一方では,内服薬は「苦い-嫌い-飲みたくない」,注射であれば「痛い-嫌い-針を刺されたくない」というように思っている患者も少なくない。それでも,患者が薬物療法を受けているのは,病気を治すため,あるいは苦痛を軽減するためである。

　看護師は,そうした患者の気持ちを理解したうえで,安心して薬物療法が受けられるように,新鮮な空気や清潔なベッド,静かな環境などに配慮する必要がある。特に,輸液療法を受けている患者は,身体的に針が固定されている苦痛や輸液バッグからのラインがそばにあることからくる不自由さを感じ,ストレスとなることもある。点滴の滴下速度や針の刺入部位が気になって,「眠れない」「からだを動かせない」と訴える患者もいる。看護師は,こうした患者の身体的・心理的圧迫感や不安を緩和し,清潔や排泄などに関するニーズに応える必要がある。

▶ **患者の経済的負担とジェネリック医薬品**　長期に薬物療法を受ける患者の場合,経済的不安をもつことも少なくない。近年,「ジェネリック医薬品を使うと薬代が安くなる」といっ

たことを耳にする機会が増えてきた。では，ジェネリック医薬品とはどのようなものか。厚生労働省は，「先発医薬品と後発医薬品について」(2002［平成14］年3月28日．5月28日改訂版)のなかで次のように説明している。「現在，医療機関等で保険診療に用いられる医療用医薬品は，約1万種類程度ある。このうち，新しい効能や効果を有し，臨床試験等により，その有効性や安全性が確認され，承認された医薬品を『先発医薬品』という。また，先発医薬品の特許が切れた後に，先発医薬品と成分や規格等が同一であるとして，臨床試験などを省略して承認される医薬品を『後発医薬品』（いわゆるジェネリック医薬品）という」[9]。

　すなわち，後発医薬品は，先発医薬品に比べ，開発費用が抑えられることから薬価が安くなっているということである。しかし，医療関係者の間では，成分が同一であるという表現に対して，すべての物質が同一なジェネリック医薬品はほとんどなく，主成分は同じであっても，そのほかの含有成分は類似成分が多いとの指摘もあり，後発医薬品の品質，情報提供などについて不安をもっているともいわれている[10]。

　看護師は，患者から「ジェネリック医薬品は安心して使っていいのか」という質問を受けることがある。そのような場合，医師，薬剤師と連携して先発医薬品との違いを患者が理解できるように説明し，そのうえで，納得してどちらかを選択できるように支援していくことが求められる。

V 手術療法と看護

A 手術療法とは

1 手術療法とその変化

　手術療法とは，疾患の根治，疾病(しっぺい)の診断や確定，患者のQOLの維持・向上，苦痛の緩和や延命を目的とした治療法である。

　従来，手術は，医師により観血的に臓器や器官の病巣を取り除く，あるいは臓器を形成する治療手段が主であった。しかし近年，内視鏡や画像診断技術，カテーテルなどの手術用機器や技術の発達に伴い，皮膚や臓器を大きく切開せずに病巣を切除・摘出する内視鏡下手術や血管内手術も，手術療法として多く行われるようになってきた（低侵襲手術）。また，臓器そのものを別の臓器と取り換える臓器移植術も，手術療法としてとらえられる。

　さらに，麻酔法や医療機器の進歩，移植医療の発展に伴い，従来であれば対象とされなかった重篤な患者，高齢者，新生児，心臓疾患患者などのハイリスク患者にも手術が適応されるようになった。

表5-12 術後回復能力強化プログラム（ERAS）の内容

時期	術前	術中	術後
内容	・手術に関する説明と不安の軽減 ・貧血の改善，禁煙・禁酒，術前リハビリテーション ・絶飲食期間の短縮 ・水分・炭水化物の摂取 ・必要最低限の腸管の前処置 ・適切な麻酔前投薬の使用	・低侵襲手術の選択 ・標準的な麻酔方法の選択 ・予防的な抗菌薬の投与 ・効果的な皮膚消毒薬の選択 ・体温管理による低体温の予防 ・過剰投与予防のための輸液管理 ・深部静脈塞栓症の予防 ・術後悪心・嘔吐予防のための薬物投与 ・必要最低限のドレーン留置	・麻酔覚醒前の経鼻胃管の抜去 ・不要なドレーンの抜去 ・膀胱留置カテーテルの早期抜去 ・消化管蠕動運動の促進 ・適切な疼痛コントロール ・経口摂取の早期再開 ・経口サプリメントによる栄養補給 ・血糖のコントロール ・早期離床の促進 ・退院に向けた調整

　これまで手術を受ける場合，患者は，手術前の検査を行うために入院し，手術後も回復するまでの期間，入院を必要としていた。しかし現在は，外来である程度の術前準備をすませ，入院した翌日に手術を行い，通院治療や在宅療養が可能な状態であれば退院となる場合が多い。また，その日のうちに帰宅できる「日帰り手術」が普及している。

　このように，手術療法の形態が多様化した背景には，手術手技や術後管理の安全性が高まってきたこと，在院日数の短縮化が進められたことがある。

2 チームで行う周術期管理プログラム

　在院日数の短縮化，早期の社会復帰を実現するための取り組みとして，チーム医療でかかわる周術期管理プログラムがある。術後回復能力強化プログラム（enhanced recovery after surgery；ERAS）は，ヨーロッパ静脈経腸栄養学会が提唱した周術期管理で，術後合併症予防，早期回復，予後の改善を目指し，根拠に基づいたプロトコルが示され，様々な手術で活用されている（表5-12）。

B 手術療法を必要とする患者とは

1. 手術適応となる患者

　手術適応は次の2つに大別される。
①絶対的適応：生命の危険があり，手術による治療を第一に考える場合である。
②相対的適応：内科的治療を継続することが可能でも，本人の状況で手術による治療を行う場合である。
いずれの場合も，両者の効果や不利益を検討して治療法が決定される。

2. 手術療法に臨むまでの患者の意思決定

1　情報提供

　手術療法は患者の承諾がなければ実施できない。医療者は，患者や家族がインフォームドコンセント（説明を受けたうえでの同意）に基づく意思決定が行えるよう支援する必要がある。

　患者にとって医療者が示す情報は，意思決定の判断材料になる。その意味で医療者の提供する情報の一つ一つが患者の情動や意思決定に影響する。したがって，医療者は今置かれている状況や患者の意向を見きわめながら，情報の意味を理解できるよう提供することが大切である。

　治療法決定のための情報提供の要点を以下に示す。情報提供にあたっては，図や絵を用いたり，専門用語ではなく患者が理解できる言葉を使って説明する。
　①病名や病状の説明
　②どのような手術を行うのか，治療実績はどうか
　③手術によってどこまで治癒するのか，予後に変化はあるのか
　④手術によって起きる危険性：合併症，機能障害，からだの変化，生活の変化など
　⑤術後，どのような経過が予測されるか：治療内容，生活行動，入院期間，継続治療の必要性
　⑥手術以外の治療方法はあるのか。その場合，どのような利点があるのか
　⑦手術をした場合と，しない場合の予後に変化はあるのか

2　説明を受けたうえでの選択（インフォームドチョイス）

　患者は，医療者からの説明や情報提供を受けたうえで，どの治療方法にするのか，選択が求められる。そこには，病状の経過，発達段階や生活背景など，個人の生き方に依拠し

選択に悩む

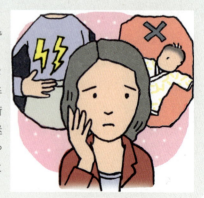

　Cさん（女性，40歳）は夫と自営業を営んでいます。子どもはいません。子宮筋腫で長年，月経過多と強度の貧血に苦しんできたCさんは，鉄剤を注射しながら閉経を待つか，手術で子宮を摘出するかで悩んでいます。手術すると「子どもが産めなくなる」「入院中，迷惑をかける」と思う一方で，「早く，痛みやつらさから逃れたい」との思いもあり選択に悩んでいます。

た様々な心理的葛藤やかけひきが存在する。

選択には，時間的猶予や病状の受け止め方も影響する。自分や身近な人の過去の体験が，手術や術後のイメージを形づくることもある。治療に緊急性があり短時間で決断を求められる場合や，予期しない説明を受けた場合などは，冷静な判断をするには困難を伴う。

看護師は，そうした場合の対処法を考えておく必要がある。

3　自己決定の方法

「私は素人ですから，先生にすべてお任せします。悪いものは早く取ってください」と，信頼する医師に決定をゆだねる人もいる。手術を受けると決定しても，それ以外の方法で何とかならないものかと問い続ける人もいる。納得のうえで決定する人もいる。

自己決定のしかたは人それぞれであるが，患者の意思決定の過程が，術後の闘病生活や生き方に影響を与えることもある。

4　意思決定における患者のストレス

手術を控えた患者は，病状改善に対する期待と手術への不安や恐怖など様々な感情をもち合わせ，ストレスが大きいと考えられる。「手術はうまくいくのだろうか」「悪いものは取り除くことができるのか」「痛くないのか」などの不安は，手術の説明を受けた後，患者からよく耳にする言葉である。数間らは，手術に対する患者の不安や心配を次のようにまとめている[11]。

①手術の成功に対する不安
②手術の大きさに関する不安
③全身麻酔下に置かれることに対する不安
④痛みに対する不安・心配
⑤術後の状態と経過に対する不安・心配

Column　手術にあたっての決定

①Dさんの心配事

手術を数時間後に控えたDさん（女性，70歳）が，心配そうな表情でつぶやきました。「麻酔をかけたら，筋肉がだらんとなって，肛門も開くんでしょう？　もし，手術中におもらししたらどうしようかと，それが心配で心配で」

排泄行為への『羞恥心』の強さは計り知れないのです。

②予後不良と告知された後の手術の決断

Eさん（男性，50歳）は，突然のイレウス症状で救急外来に搬送されました。診断の結果，末期の大腸がんであり，余命数か月と宣告されました。症状緩和と延命治療として，人工肛門を造設することが提示されたのです。

家族と話し合って決めるようにと，早急な決定を求められました。

⑥傷あとに対する心配
⑦生活への影響に対する不安・心配
⑧偶発事故に対する不安

5 | 家族や重要な人々との関係

意思決定を行ううえで，家族の存在は重要な意味をもつ。「手術がうまくいかなかった場合，家族はどうなるのか」といった家族に及ぼす影響を考え，家族の意向や希望を優先させることもある。将来への予測や，家族帰属の特性が影響する。

C 手術療法が患者に及ぼす影響

1. 手術侵襲に伴う生体反応

生体は，刺激によって内部環境が乱される出来事が発生すると，常に安定した環境に戻そうとするシステムが働く。これを恒常性（ホメオスタシス）という。生体の内部環境の恒常性を乱す外的な刺激を侵襲という。手術は，正常な皮膚や組織に損傷を加える刺激であり，意図的に与えられる侵襲の一つである。

生体に侵襲が加わると，細胞における局所的な反応と，生体全体に及ぶ反応が起こる。ムーア（Moore, F. D.）は，術後の回復過程について，内分泌・代謝系の変動から4相に分類し，説明している（表5-13）。

侵襲を受けた組織や器官の修復過程は，すなわち術後の回復過程である。時間経過に沿ってバイタルサインや患者の反応として現れる。術後に観察を行うのは，生体の修復過程の状態を判断するためである。

2. 術後の疼痛

痛みは，侵害受容性疼痛，神経因性疼痛，心因性疼痛に分類されている（第4章Ⅷ「痛み

表5-13 手術侵襲に対する生体反応の経過（ムーア説）

	時期	生体反応	臨床症状
第1相：傷害期	術後2～4日	下垂体副腎系・副腎髄質系の機能亢進	頻脈，消化管機能低下，食欲低下，発熱，耐糖能異常，機能的細胞外液量低下
第2相：転換期	第1相に続く1～3日	内分泌系変動の減少，尿素窒素排泄減少，筋たんぱく合成促進	利尿，耐糖能の正常化
第3相：筋肉強化期	第2相に続く数週間	内分泌・代謝変動の消失，たんぱく合成能の亢進	食欲，筋力の回復
第4相：脂肪蓄積期	第3相に続く数か月～数年	たんぱく代謝の正常化	体脂肪の増加，体重増加

出典／Moore, F. D.：The metabolic response to surgery, Edby Charles, Thomas Publisher, Springfield, 1952.

を経験するということ」を参照）。

　術後の疼痛は，侵害受容性疼痛である。組織が損傷されると痛覚受容線維が興奮し，その興奮は脊髄を経由して大脳に伝達され，痛みを知覚する。また，痛みの知覚には，組織が損傷されるときに生じる発痛物質も関与する。

　知覚神経の興奮は交感神経を刺激し，血管の収縮や筋の緊張を助長する。この状態が続くことで，血流量の減少を招いて組織の酸素不足が生じ，発痛物質の産生が促進される。その結果，痛みの悪循環を招く。さらに，自律神経系の反応や不安，恐怖といった様々な情動反応を引き起こす。

　疼痛は，身体的な苦痛だけでなく，術後の回復に重大な影響をもたらす。

▶呼吸への影響　全身の筋肉を緊張させ，呼吸に重要な肋間筋や横隔膜の動きを刺激する。呼吸が浅くなり，排痰行動の抑制などにより低換気状態や無気肺などが起きる。

▶循環への影響　疼痛刺激は，交感神経の興奮とレニン-アンジオテンシン-アルドステロン系を賦活化し，脈拍・血圧の上昇，心筋酸素消費量の増大を起こす。また，疼痛により床上安静が長引くことで末梢の血流停滞を招き，静脈血栓の原因にもなる。

▶消化器への影響　術後は，生理的イレウス状態にある。すなわち，疼痛により交感神経が優位となり，腸蠕動の低下や消化液分泌の減少など，消化管活動の低下を助長する。

▶心理面に及ぼす影響　大脳は，自律神経や情動に関与する中枢神経である。疼痛により，不安や恐怖，いらいら，抑うつなどの感情変化が起こるといわれる。精神的ストレスが，術後せん妄の誘発因子ともなる。

3. 麻酔が及ぼす影響

　手術で使用される麻酔の目的は，意識の消失，痛みの除去，筋緊張の緩和，有害な神経反射の抑制である。麻酔は，生体の機能を正常に保ち，手術が安全に行われるためには不可欠であるが，術後の回復過程においては侵襲の一つともいえる。

　麻酔には全身麻酔と局所麻酔があり，目的によって選択される。ここでは，全身麻酔の覚醒遅延が術後の生体に及ぼす影響について述べる。

▶意識　麻酔薬は，中枢神経系を抑制する。手術が終了してから数時間は患者は傾眠傾向にあるが，その後は徐々に回復する。麻酔薬の残存や鎮静・鎮痛薬により，麻酔の覚醒遅延が生じることもある。また，麻酔薬の過量投与に伴う低酸素状態の持続や，手術に使用する薬剤が，せん妄の要因にもなる。

▶呼吸　手術中は呼吸が抑制されるため，人工呼吸器で管理される。手術が終了すると人工呼吸器から離脱し，自発的な呼吸に戻っていくが，麻酔薬や筋弛緩薬の残存により，呼吸抑制を招くこともある。また，気管挿管や人工呼吸器による機械的刺激は，気道内分泌物の貯留や喉頭浮腫の発生を招き，気道閉塞の原因にもなる。

▶循環　術後は，麻酔薬・筋弛緩薬の残存により，血圧低下や不整脈をきたしやすい。また，麻酔薬による体温調整機構の障害や，体腔の長時間に及ぶ露出の影響で低体温になりやす

い。術後に生じるふるえ（シバリング）は，生理的機構が関与した反応で，代謝や酸素消費量を上昇させるため，心肺機能に負荷がかかる。

▶ **腸蠕動**　麻酔薬により腸蠕動は消失する。特に，消化管や骨盤内の手術では，腸の蠕動運動を支配する神経の損傷があれば，回復遅延を助長する。術後の鎮静薬には，蠕動運動を低下させるものもある。

▶ **骨格筋**　手術中は，筋弛緩薬の影響で骨格筋は完全に脱力している。術後しばらくは，全身の脱力感や筋力低下を感じることもある。骨格筋の機能は，回復期や脂肪蓄積期に回復していくが，術前から筋力や全身状態が低下している患者の場合，体力の回復や創傷の治癒過程に影響する。

D 周手術期の患者の看護

術前・術中・術後の全期間を含めて周手術期という。ここでは，一般的な周手術期の流れと患者の経過（図 5-3）を踏まえて，各期の基本的看護について述べる。

1. 手術前の患者の看護

在院日数の短縮化により，手術に必要な検査や術前オリエンテーションの多くは外来で行われるようになった。入院後であれば，手術前日と当日に実施される。

看護師は，患者が自分の病状や治療を十分に理解し，納得して治療を受け入れ，術後の合併症のリスクを最小にできるよう，身体的・心理的・社会的状態を十分に把握して，患者の準備を整える援助が必要となる。

術前オリエンテーションは，手術を具体的にイメージできるように行う。

▶ **クリティカルパスを用いた説明**　クリティカルパスは，入院治療を効率良く行うために標

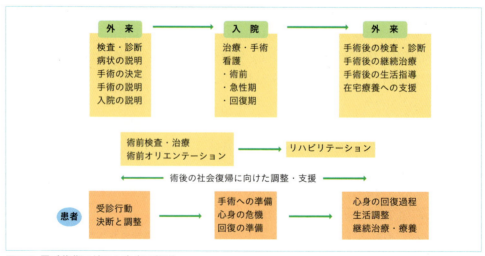

図 5-3 周手術期の流れと患者の経過

準的に作成された診療計画書である。患者は，入院から退院までどのような経過をたどるかを把握しやすいため，準備がしやすくなる。

▶ **見て，感じて，触れて，体感できる場をつくる** 術後に自分が置かれる療養環境や，生活動作を知っておくと，術後の状況に適応しやすくなる。すなわち，術後患者としての役割のリハーサルである。たとえば，術後ベッドの寝心地，体位変換のしかた，咳の出し方を練習する。術後に入室する集中治療室（ICU）の様子（音，光など）やスタッフの顔を見ておくことなども必要である。

2. 手術中の患者の看護

手術中の患者の看護は，手術が，安全・安楽に行われて退室できるよう援助することである。特に，全身麻酔での手術の場合，麻酔による事故を予防することは重要である。また，感染防止や事故防止などリスクマネジメントを十分に行う必要がある。

▶ **入室から麻酔導入までの看護**
①患者誤認を防ぐためのチェックリストに基づき確認を行う。
②不安，緊張感，恐怖感を察知し，声をかけながら処置を行う。
③患者を一人にしない。
④保温，室温を調整する。
⑤羞恥心に配慮し，プライバシーの保護に留意する。

▶ **気管挿管から手術開始までの看護**
①安全で安楽な手術体位とし固定を行う。
②循環障害，換気障害，神経障害，熱傷，皮膚障害を起こさないよう注意する。

▶ **手術終了，麻酔覚醒時の看護**
①麻酔の覚醒状況を観察し，異常時の事態に備える。
②全身状態を観察し，保温，痛みの緩和に努める。

▶ **退室時の看護**
①チェックリストに基づき患者誤認を防ぐための確認を行う。
②病棟の看護師へ情報提供を行う。

3. 手術後の患者の看護

術後患者は，手術の侵襲による様々な生体反応を示す。看護師はその変化の推移を観察し，アセスメントしながら，合併症予防と早期離床をはかり，患者が順調な回復過程をたどれるよう援助することが重要である。

▶ **手術直後の患者の看護** 術直後は患者の状態は変化しやすいため，全身管理が行える環境が整っているICUや術後回復室（postanesthesia care unit；PACU）で治療を受ける。この時期は患者の意識状態，呼吸状態，循環状態の観察が特に重要である。

また，早期離床に向けて，術後疼痛の緩和や精神的苦痛への援助が必要である（術直後

の看護，急性期の看護については，本章VI「集中治療と看護」を参照）。

▶ 回復期の患者の看護　回復期は，ムーアの分類でいうと第2相から第3相の状態である（表5-13参照）。この時期は，手術侵襲によって変化した内部環境も安定する方向に向かっていく。患者が日常性を取り戻せるように，創傷治癒の促進や体力の回復，意欲を引き出す援助が必要となる。

また，身体機能の変化は，患者の生活や人生にも影響を与える。今後の生活に適応していけるよう，生活の再獲得に向けた援助も重要となる。

回復期には主に以下の点に留意する。
①患者に起こり得る術後合併症を予測し，その予防に努める。
②形態・機能の変化（術後障害）に対するセルフケア技術の習得を促す。
③リハビリテーションチームにより機能回復を図る。
④退院についての調節・指導を行う。
⑤家族の支援について説明する。

VI 集中治療と看護

集中治療とは

集中治療とは，内科系，外科系を問わず，呼吸，循環，代謝その他の重篤な急性機能不全の患者に対して，強力かつ集中的に治療や看護を行うことである。一般的には，ICUとよばれる場所で治療が行われる。

今日では，心臓血管系の疾患をもつ患者の管理をする冠疾患集中治療室（coronary care unit；CCU），脳外科患者の管理を行い，脳卒中治療室（stroke care unit；SCU）の機能を併せもつ脳神経外科集中治療室（neurosurgical care unit；NCU）などで，専門化した管理が行われている。

救命救急センターのある病院では，急病や外傷で救急外来に搬送された患者を治療する場として，救命救急ICUを設置している。また，ICUから一般病棟に移動するまでの中間施設として，ハイケアユニット（high care unit；HCU）を設置している病院もある。

ICUは重篤な患者に高度医療を提供する場であり，設備や運営については特定施設基準が設けられている。看護要員は，患者2人に対し看護師1人を配置することになっているが，ベッド数や勤務人員などは施設ごとに工夫されている。

看護では，このように危機的状況にある患者の状態を踏まえたケアを「重症集中治療看護（クリティカルケア）」と表現し，専門的な看護の一分野として位置づけている。

B 集中治療を必要とする患者とは

　集中治療を受ける患者は，生命の危機的状況にある，あるいは危機が予測される状態にあり，病状の経過が急速に変化し，症状が顕著に現れている。治療を行っても悪化の一途をたどり，死の転帰をとることもある。

　一方，突発的な事故や災害などで搬送された場合は，患者や家族は混乱した状態にある。何が起きたか理解できないままICUに入り，すぐに治療が開始される。予後や見通しのつかないなか，不安や恐怖感は高まり，心身ともに強いストレス状態が続く。

　以下，集中治療の対象となる患者の状態，身体的特徴，心理・社会的特徴について要約する。

1 集中治療の対象となる患者の状態

▶ **救急患者，緊急状態（突発的な発症）の患者**

　①交通事故や災害による外傷，熱傷，溺水など
　②心筋梗塞（こうそく），脳卒中，糖尿病性昏睡（こんすい），ショック
　③急性薬物中毒
　④救急蘇生後

▶ **一般病棟で療養中に病状が急変した患者**

　急性心不全，急性呼吸不全，代謝障害，ショック状態

▶ **心臓・大血管手術，開胸術，リスクの高い手術を受けた患者**

　①術後に人工呼吸器や補助循環装置などによる循環・呼吸管理を必要とする場合（状態が安定するまで）
　②モニタリングをしながらの特殊な治療が必要な場合
　③高齢，合併症がある場合
　④全身状態が低下している場合

2 患者の身体的特徴

　①意識障害，呼吸不全，循環不全，致死的不整脈，ショックなど，医療的介入なしには，生命の維持ができない。
　②血圧，脈拍，呼吸，体温，意識，尿量，出血量など，症状の変化や状態の変化が速い。
　③呼吸機能，循環機能，腎・体液調節機能，免疫機能，栄養代謝機能，凝固線溶機能などの生理的機能が低下している。
　④二次障害，合併症を起こす可能性が高い。
　⑤痛みや苦痛が大きい。
　⑥言語的コミュニケーションの障害があり，意思疎通が困難である。

⑦セルフケア能力が低下している。

3 患者の心理・社会的特徴

①死への恐怖を抱いている，衝撃の大きさによって予測のしかたが違うなど，心理的に危機的状態にある。
②特殊な環境に脅威やストレスを感じている。
③意思決定が困難な状況にある。
- 救命か，延命か，症状や苦痛の軽減など，意思決定の目的が影響する。
- 判断するための情報が少ない。
- 患者と家族の見解に違いがある。
- 意識障害や言語障害があり，意思が確認できない。
- 決定した後も，満足，後悔，妥当といった思いを抱き，悩み続ける。

④社会や家族から隔絶されている。
⑤家族も危機的状態にある。

C 集中治療が患者に及ぼす影響

　患者は24時間をとおして，多くの医療スタッフや医療機器に囲まれたなかに身を置くことになる。さらに，治療に必要な点滴やドレーンが挿入され，治療的安静を強いられる。
　ICU入室を体験した患者からは，「身動きがとれない」「あまり覚えていない」「音が耳から離れない」などの言葉を聞く。患者にとってICUは非日常の空間であり，緊迫した体験でもある。
　ここでは，集中治療の環境が患者に及ぼす影響について述べる。

1 照明・音が及ぼす影響

▶ 照明　照明は，患者の睡眠を妨げないことが重要である。しかしICUでは，患者の観察に必要なモニター画面や局所照明により，24時間，一定の照度が保たれている。また，窓がなく自然光が入らない構造では，昼夜の生活リズムが狂い，時間的感覚が消失することもある。

▶ 音　患者は，音にも敏感になる。患者が感じる不快音としては，機材の音，医療者の話し声や笑い声，人が行き交うざわめきや足音，モニターの作動音などがある。
　また，突然のアラーム音は患者を不安にさせる。

2 プライバシーへの影響

　ICUの構造は一般病棟とは大きく異なる。24時間をとおして効率よく治療や看護が行えるように，大部分が広いオープンスペースの構造になっている。個室が設けられている病

院もあるが，多くは患者の間をカーテンなどで区切った配置となっている。患者は，常に監視されている感覚になり，プライバシーは保たれにくい。

3 ICU症候群：術後せん妄

せん妄は意識障害の一つであり，幻覚や錯覚，感情興奮や独語などを伴う精神状態をいう。前駆症状として，落ち着きがない，点滴の管やチューブをしきりにさわる，不眠や不安を訴えるなどがある。しだいに独語や幻覚，大声を出す，攻撃的になるなどの症状が現れる。せん妄により安静保持ができず，治療に支障をきたし，全身状態の重篤化や2次的な事故につながる危険性がある。

発症予防として，術前からせん妄の発現リスクを検討することが重要である。術後は前駆症状のモニタリングを行い，症状への対処と安全の保持に努める。

D 集中治療を受ける患者の看護

ICUでは，生命の危機的状態にある患者の治療や看護が，24時間とおして行われている。生命の危機状態にある患者は，ささいなことで全身状態が悪化する。患者の回復を促進し，病態を安定させるためにも，いち早く患者の情報を得て適切な対処を行うことが重要であり，正確なモニタリング活動が必要である。

さらに，患者の安全な生活の場を保証するとともに，患者の人権や尊厳を守る看護を提供しなければならない。

1. 生命維持の援助

1 モニタリング

患者の生体反応の情報を把握する方法には，看護師の視覚・聴覚・嗅覚・触覚などの五感を使って測定し，観察していく方法と，医療機器によるモニタリングの2つがある（表5-14）。

ICUで使用する主な機器としては，セントラルモニターがある（図5-4）。

> **Column　カーテン越しに感じた「死」**
>
> Fさんは，「昨夜は眠れなくてね……」と言いました。
> 看護師が慌しく行き交い，声が飛び交い，けたたましくアラームが鳴る……。自分と隣の患者の間のカーテンが引かれ，ただならぬ事態が起きていると感じました。カーテンの向こうにいる患者のことを思いました。
> 「死ぬのか……」。そんな考えがFさんの頭をよぎりました。

VI 集中治療と看護

表5-14 一般的な手術後の観察事項

アセスメント項目	観察項目	測定方法
意識・覚醒状態, せん妄状態	意識レベル, 四肢の動き・反応, 患者の言動	ジャパンコーマスケール, グラスゴーコーマスケール, 脳波, 頭蓋内圧, せん妄ツールなど
呼吸状態	呼吸音, 呼吸のリズム, 咳・痰の喀出状態, 末梢酸素供給, チアノーゼ	胸部X線, SpO_2, 血液ガス分析, 呼吸器設定
循環状態	血圧, 脈拍, 心音, 体温, 末梢循環, 循環血液量, 尿量, 肺動脈, 浮腫	心電図, ドプラー, 胸部X線(心胸比), スワン-ガンツカテーテル法で得られる指標
消化管状態	悪心・嘔吐, 腹部聴診, 排ガス, 排便	腹部X線
水分出納バランス　*不感蒸泄, サードスペースも考慮	IN　輸液量, 輸血量, 経口水分量, 経管栄養量 OUT　出血量, 尿量, 排便, ドレーン排液量	
各種ドレーン類	種類, 挿入部位, 閉塞や屈曲の有無, 排液の色・性状・量, リーク	ドレナージ設定圧, ゼロ点補正
静脈ライン	種類, 数, 挿入部位, 薬液の確認, 輸液ポンプ・シリンジポンプ作動状況, 開存・閉塞の確認, 滴下速度, 注入量, 残量	
疼痛状態	痛みの程度・部位, 鎮痛薬の使用効果, 持続鎮痛薬の残量	ペインスケール
創部状態	創, 滲出液(出血), 発赤, 腫脹	

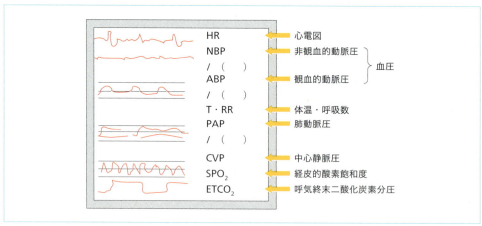

図5-4 モニタリング画面

　医療機器で得られる情報は，患者の生体反応である。しかし看護師は，モニターに出る数値をただ見ているだけではなく，その数値の意味を判断する必要がある。そのためには，機器に頼るのではなく，モニターの情報を自分の五感と組み合わせて正確にとらえることが重要である。

2　感染予防

　人のからだに手術などによって侵襲が加わると，細胞や組織の修復を行おうと，様々な生体反応が起こる。サイトカインは，白血球などから放出されるたんぱく質で，情報伝達物質の一つであり，自己防御に働く。しかし，過度に放出されると防衛機構が破綻し，臓器にダメージを与える。

ICUで治療を受ける患者は，抵抗性や免疫力が低下していることが多い。また，抗菌薬やステロイド薬などを持続的に使用しているため，菌交代現象が現れやすくなる。そのうえ，患者の身体には生命維持や治療に必要なチューブ類が留置されており，留置部位からの感染のリスクが大きい。

このようなリスクをもつ患者に対し，看護師は，日々のケアにおいて感染防止に努め，患者に安全な療養環境を提供する必要がある。

3　日常生活援助

生命維持装置が装着された患者や，循環動態が不安定な状態にある患者の生活援助は，患者の全身状態を十分にアセスメントしながら，安全・安楽・効果的に実施することが大切である。

人工呼吸器が装着された心臓血管バイパス術後の患者の清拭（せいしき）を例に考えてみよう（図5-5）。まず，援助を行うにあたっては，術式・術中経過，バイタルサイン，挿入・装着されている医療機器，ドレーン類の目的など病態・治療像を理解しておく。次に，看護目標を明確にしたうえで，清潔援助の目的と効果，実施の際に引き起こされる問題点，危険性について考え，援助方法を組み立てる。

たとえば，背部清拭をするために側臥位（そくがい）をとる。血圧は，胸腔内圧はどうなるか。挿入されたドレーン類，人工呼吸器と気管チューブの接続部は外れないよう工夫できるか。術後合併症の予防，離床促進に向けた援助になっているか。

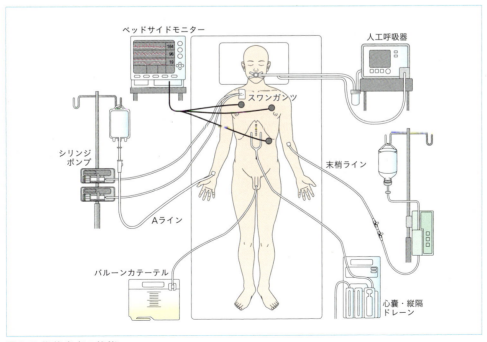

図5-5　術後患者の状態

VI　集中治療と看護　255

術後急性期の日常生活援助は，異常の早期発見・対処に努めながらも，ADLの拡大ができるよう身体機能を整えていくことが重要である。

4 術後の疼痛管理

術後の創傷治癒過程では，ヒスタミンなどの物質が患者に疼痛をもたらす。痛みは呼吸や循環にも影響を及ぼすため，看護に際しては痛みのアセスメントを行い，疼痛緩和に向けた管理が必要である。

疼痛緩和には，主に次のような方法がある。

①鎮痛薬による痛みの緩和
- 先制鎮痛法：前もって鎮痛処置を行う方法
- 硬膜外持続注入
- 筋肉内・皮下・経口・経腸投与

②安楽な体位の工夫，身体の動かし方の工夫：患者と共に工夫
- 創部への負担がなく，筋緊張を和らげる体位
- 咳嗽のしかたの工夫
- 患者が動かしやすい向きを考慮

③ドレーン類の固定の工夫
- ドレーン留置の目的を伝え，患者の理解と協力を得て固定
- 引っ張られたりしていないか，皮膚粘膜の観察
- 固定テープの位置や素材の変更

④患者管理鎮痛法（patient controlled analgesia：PCA）
- 患者が痛みを感じたときに，事前に設定された量の鎮痛薬を自分で注入できる方法
- 注入用の専用器具が必要

2. 家族への支援

患者がICUにいる間，患者の安否を気遣う家族の思いは特に強い。命に別状はないのか，今後どうなるのか，どのような治療が行われているのか，大切にされているのかなどを知りたいという思いである。そのため，医師や看護師の言葉や態度に非常に敏感になる。

手術を終えて順調な回復をたどる患者の家族，延命治療を続けるか否かの選択をしなければならない家族——集中治療を受ける患者の家族の状況は様々である。状況によって，家族が医療者に求めるニーズも異なる。

また，一般的にICUは，面会時間や面会の回数・人数などが制限されることが多い。そのため，家族の不安や気がかり，不満が助長されることもある。

看護師には，家族が知りたいと思う情報をわかりやすく伝える，面会時間を工夫してできるだけ患者と一緒にいることができるようにする，などの配慮が必要である。また，医療チームのなかで治療方針や見解の統一を図り，家族が混乱することのないよう言動に注

意することも大切である。さらに，終末期患者のグリーフケア（悲嘆のケア）も含め，家族の意思や希望を尊重した看護ケアが求められている。

VII 救急治療と看護

救急治療とは

けがや事故，病気はいつでも，だれもが遭遇し得る事態である。特に，傷病者のうちで緊急性が高く，迅速な医療介入を提供する必要がある患者に対応するのが救急医療である。対象となる患者は，年齢・性別，疾患や外傷，重症度・緊急度を問わず幅広い。救急治療においては，初期時の対応の適・不適が対象者の予後に決定的な意味をもつと言っても過言ではない。そのため，救急患者の疾患の重症度および緊急度を判断して，適切な医療施設を選別し，搬送するというトリアージ*の果たす役割は大きい。

わが国では，救急の患者を診察・治療する施設を機能的に表 5-15 のように分類している。

表 5-15 救急医療施設の分類

初期救急医療施設	けが，高熱，腹痛などを主訴とし，主に独歩で来院する軽度の救急患者への夜間および休日における外来診療を行う施設である。休日夜間急患センター，在宅当番医制などがある。
2次救急医療施設	24 時間 365 日救急搬送を受け入れ，地域で発生する救急患者への初期治療および入院治療を行う施設である。自施設で対応困難な救急患者については，必要な救命処置を行った後，速やかに救命救急医療を担う医療機関などへ紹介する。 地域の病院が当番を決め，夜間休日の救急診療を行う病院群輪番制病院方式，地域の拠点病院が施設の一部を開放し，そこに地域の医師が出向いて診療を行う共同利用型病院方式などがある。
3次救急医療施設	24 時間 365 日，救急搬送を受け入れ，緊急性・専門性の高い脳卒中，急性冠症候群や重症外傷など複数の診療科領域にわたる疾病など，幅広い疾患に対応して，高度な専門的医療を総合的に実施する施設である。その他の医療機関では対応できない重篤患者への医療を担当し，地域の救急患者を最終的に受け入れる役割を果たす。救命救急センター，高度救命救急センターなどがある。
ER型救急医療施設 （emergency room；ER）	ER 型救急医療とは，初期〜3次まで区別したわが国の救急医療体制に対する北米型救急医療モデルのことである。その特徴としては， ①重症度，傷病の種類，年齢によらず，すべての救急患者を ER で診療する ②救急医がすべての救急患者を診療する ③救急医が ER の管理運営をおこなう ④研修医が救急診療する場合には，ER に常駐する救急専従医が指導を行う ⑤救急医は ER での診療のみ行い，入院診療を担当しないなど しかし，北米と医療体制が異なるわが国では，厳密に北米型救急医療モデルを遂行している施設は少なく，上記の一部を満たす様々な診療形態が ER 型救急医療と呼称されている。

＊ トリアージ：多数の傷病者や患者が同時発生した場合，その緊急度や重症度に応じて適切な処置や搬送を行うための治療順位を決定すること。わが国ではもっぱら災害時に運用する機会が多かったため，病院施設内で行うトリアージを院内トリアージ（緊急度判定）と呼称している。

B 救急治療を必要とする患者・家族とは

1. 救急患者の特徴

救急患者には以下のような特徴がある。

①時と場所を選ばず突然に発症する。
- 人的災害（交通事故，火災現場など）
- 自然災害（地震，津波，洪水など）
- 誤飲，窒息，溺水，熱傷
- 急性冠症候群，脳卒中，慢性疾患の急性増悪（ぞうあく）
- 自殺企図，事件

②生命の危険を伴う場合がある。
- 心肺機能停止（cardiopulmonary arrest；CPA）
- 意識障害，呼吸不全，低血糖，ショック状態

③緊急度・重症度が様々であり変動している。
④感染症の既往がわからない。
⑤意識障害や身元不明，一人で搬入された場合，患者情報が限られている。
- 既往や現病歴，発症からの時間経過，内服薬，アレルギー，予防接種の状況が不明瞭
- 手術や検査，治療の説明や同意，承諾が得られない
- 母国語が日本語でない患者の場合，言葉が通じないことがある

⑥心理的に危機的状況にある。
- 現状の理解が困難，混乱している
- 自分の意思や身の上に起きたことを冷静に伝えられない
- 死の恐怖
- 緊急度や重症度によって様々な情緒的反応や行動的反応を示す：不安，恐怖，落胆，後悔，悲嘆，苛立ち，怒り，パニック，攻撃的な態度，諦め，多弁，無言，無反応など

⑦国籍，宗教的理由，経済的理由で医療を受け入れられない場合がある。
⑧患者本人または患者の利益にかかわる代理者の意思決定を受けて心肺蘇生を行わないこと（do not attempt resuscitate；DNAR）に関する問題が発生する：リビングウィル*に基づくDNAR*オーダーを明示していない場合。

---
* **リビングウィル**：人生の最終段階（終末期）を迎えたときの医療の選択について，事前に意思表示しておくこと。
* **DNAR**：患者本人または患者の利益にかかわる代理者の意思決定を受けて，蘇生に成功することがそう多くないなかで蘇生のための処置を試みないこと。

⑨発症が特異なため，医療従事者の言動により信頼関係に影響を及ぼす。
⑩事故や事件の場合，加害者と被害者が混在し，不測の事態が起こる可能性がある。

2. 家族の反応の特徴

救急治療を受ける患者の家族の反応には，以下のような特徴がある。
① CPA の場合，家族の衝撃が大きい。
②緊急度や重症度によって様々な情緒的反応と行動反応を示す。
③国籍，宗教的な理由，経済的な理由で医療を拒否する場合がある。
④危機状況，時間的余裕が無いなかで治療の選択と決断をゆだねられる。
- 脳死とされ得る状態の場合，臓器提供の意思決定
- 治療選択に迷う，決断が揺らぐ，答えが出ないことが多い
- かかりつけ医と連絡が取れない，もしくは医療機関にかかっていない

⑤患者の安否を気遣い，そばに付き添いたい希望がある。
⑥臨終の場に立ち会うことができないことがある。
⑦事故や事件の場合，加害者と被害者が混在し，不測の事態が起こる可能性がある。

C 救急治療を受ける患者・家族の看護

救急治療を受ける患者は，生命の危機状態にある場合が多い。看護師は，救命活動を最優先した処置の提供が求められる。少ない情報のなかで，的確に観察・判断し，対応するためには，総合的なアセスメント能力と確実な救命技術が必要になる。

さらに，突然の事態に患者・家族は，心理面でも危機的な状況にある。特異的な状況のなかで生じる法的・倫理的問題を踏まえ，患者・家族の人生観，価値観，死生観を尊重した援助を行うことは重要である。しかし，救急医療の現場では，患者の救命処置が優先されるため，家族への配慮を十分に行うことが困難な場合もある。

ここでは，その傾向を意識しながら，救急現場における外来看護を中心に述べる。

1. フィジカルアセスメントと生命維持の援助

短時間で全身を評価し，救命することが要求される。まずは，生命維持に必要な全身機能（気道，呼吸，循環，意識状態）を問診，視診，触診，聴診をとおして情報収集し，評価する。呼吸停止，心停止があれば，直ちに心肺蘇生処置を実施する。

1 心肺蘇生のアルゴリズムに沿った素早い対応

❶一次救命処置　一次救命処置（basic life support；BLS）は，突然の心肺停止や，それに近い状態の呼吸・循環機能を維持する目的で実施する処置である（図5-6）。その場に居合わせた人が人工呼吸と胸骨圧迫（心臓マッサージ）と共に，自動体外式除細動器（automated

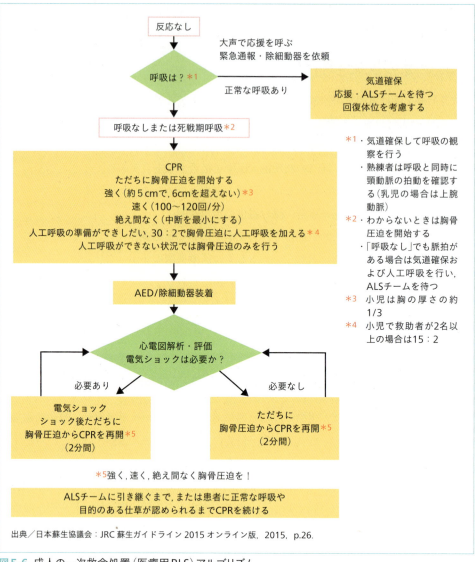

図5-6 成人の一次救命処置（医療用BLS）アルゴリズム

external defibrillator：AED）または電気的除細動器を直ちに装着する。BLSの基本は以下の4点である。

- A：気道確保（Airway）
- B：人工呼吸（Breathing）
- C：胸骨圧迫（Circulation）
- D：除細動（Defibrillation）

❷**二次救命処置**　二次救命処置（advanced life support：ALS）は，一次救命処置後に医療従事者で構成される蘇生チームによって実施されるもので，以下の基本的処置が含まれる。

- 可逆的な原因の検索と是正
- 静脈路/骨髄路確保

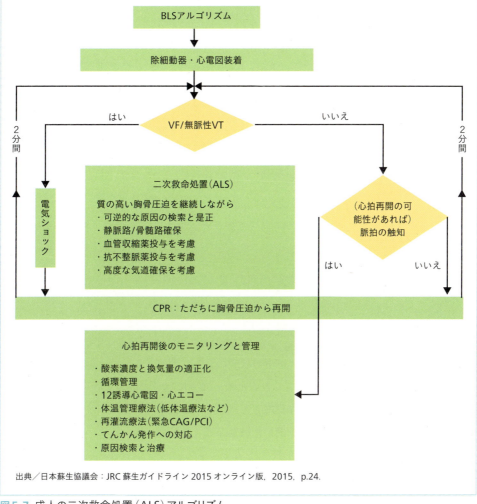

出典／日本蘇生協議会：JRC 蘇生ガイドライン 2015 オンライン版，2015，p.24.

図 5-7 成人の二次救命処置（ALS）アルゴリズム

- 薬剤投与を考慮（血管収縮薬／抗不整脈薬など）
- 高度な気道確保を考慮

　二次救命処置を含む手順を示した心停止のアルゴリズムがある（図 5-7）。また，これらのアルゴリズムを含む蘇生ガイドラインは，国際蘇生連絡委員会（international liaison committee on resuscitation；ILCOR）が救急に関連する最新のエビデンスを取り入れて公表している。わが国では，日本蘇生協議会（Japan resuscitation council；JRC）主導のもと，5年ごとにガイドラインが更新されるため，最新の内容を参照する必要がある。

2 救命処置の基本手技

　救命のための基本手技を以下に示す。
- 確実な人工呼吸を行う
- 良好な胸骨圧迫を実施する（図 5-8）

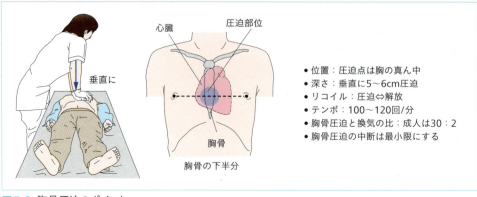

図5-8 胸骨圧迫のポイント

- 看護師は必要な物品を準備し，医師の処置を介助する：気管挿管，心電図モニター，電気的除細動，静脈路の確保など

2. 情報収集と整理

1 救急隊，警察から得られる情報

関係者からは，救急現場の状況，患者の状態の変化，実施した処置と経過報告，事故や災害などの詳しい情報を得ることができるため，必要に応じて情報を収集する。しかし，同伴者や目撃者がいない場合，および患者に意識がない場合は，傷病が生じてからの時間経過，氏名や年齢，既往歴など，予後や治療を左右する情報が得られないことが多い。

2 家族や同伴者からの情報

患者の多くは，突発的な事件や事故，自殺，急性冠症候群や脳卒中などにより緊急受診および搬送されてくる。傷病が発生した場所も，自宅，通勤・通学途中，外出先，旅先など様々である。そのため，家族や同伴者は精神的な動揺が強く，来院までの状況を冷静に伝達することは難しい場合が多い。家族が落ち着ける場や時間を考慮し，状況をみながら情報収集していく必要がある。

情報収集は，要点をまとめて実施する必要がある。その方法の一つに SAMPLE 法がある（表 5-16）。

表5-16 SAMPLE法

①S：Signs/Symptoms（徴候，症状）	主訴，症状の状態
②A：Allergy（アレルギー歴）	食品や薬品，環境因子によるアレルギー歴
③M：Medication（内服薬）	内服薬の有無と種類
④P：Past medical history（既往歴）	通院歴や治療歴，手術治療の有無
⑤L：Last meal（最後の食事）	最後に摂取した飲食物の内容や種類，時間
⑥E：Event leading to presentation（状況，イベント）	受診した経緯，いつ頃からどんな症状が出現し，どのように推移したのか

3. 家族への援助

1 待合室で待機する家族の心理

　救急場面において，家族への連絡は，患者が搬送される際に付き添ってくる場合と，救急隊や病院から連絡を受けて駆けつける場合がある。いずれの場合も，患者の救命活動が行われている処置室にはすぐに入室できない。家族は，医療関係者から事務的な手続きの説明を受け，待合室で救命に関する検査や処置が終わるまで待機することになる。多くの場合，待機する家族は十分な情報提供を得られず，処置の進行状況がわからず不安が募るため，医療者に苦情を訴える，泣き崩れる，落ち着かないなどの様々な心理的反応や対処行動が起きる。特に，事故や急変の連絡を受けて駆けつけた家族の場合，何が起きたのか状況がのみ込めず，現実を認識することが困難になる。また，患者が家族の目の前で急変し，搬送に付き添ってきた家族の場合，なぜ気づけなかったのかと自責の念を抱くこともある。

　このような動揺と不安，パニック状態のなか，医師から患者の容態や経過，今後の治療方針について説明を聞くことになる。緊急手術やICUへの入院，延命治療の選択，死の宣告など，家族は落ち着く時間もなく，新たな事態に備えなければならない。

2 救急外来待合室の環境

　施設により設備は異なるが，救急外来は一般外来や検査室に併設されていることが多い。その場合，救急外来の待合室は人どおりも多く，他者の視線を感じる，会話を聞かれるなどのリスクを抱えており，患者・家族が落ち着いて説明を聴く環境とは言い難い。そのため，医療者からの説明を行う際には，場所を変える，個室を手配するなど，患者・家族のプライバシーに配慮し，不必要な危惧を抱かせないよう環境を整えることも必要である。

3 看護の現状と課題

　看護師は，患者の救命処置を優先するため，家族に対する援助の必要性を認識してはいるものの，多数受診している患者への対応に追われ，タイムリーなかかわりが困難な現状がある。自分にとって大切な人が，予期せぬ事故や病気で生命が脅かされていると知ったときや，何もできずそばにいるとき，だれしも危機的状況に陥るのは当然の反応である。

　看護師はこのような家族の状況を理解し，援助しなければならない。患者に実施されている処置や検査，治療の進行状況について，迅速かつ的確に伝達することが求められる。その際には，平易な語句でゆっくりと話し，家族の理解度や反応を確認しながら説明することも忘れてはならない。また，家族が混乱し不安定な状況であれば，個室や別室を確保し，安定するまで付き添うなどの配慮も必要である。さらに，患者との面会の場をつくるときは，タイミングを考え，見守ることも重要な看護援助である。

4. 検査・処置などの介助

1 検査・処置の介助

　患者の病態把握を目的に実施する検査として，検体検査，超音波検査，心電図検査，画像検査（X線，CT，MRIなど），内視鏡検査，穿刺(せんし)検査などがある。

　救急患者への対応に際しては，救命に必要な検査・処置についての知識はもちろん，それらを安全に実施するための看護技術が求められる。また，検査や処置に関する患者・家族の同意を得ること，可能な限りプライバシーに配慮すること，および患者・家族に安心を与えるための声かけなどの配慮も忘れてはならない。

2 輸血・輸液・薬品管理

　輸血や輸液が必要なときは，副作用や感染の危険性に留意する必要がある。また，患者の血液型，交叉適合試験（クロスマッチ），薬品の容量・分量，投与方法など，リスクマネジメントの視点に立った薬剤投与の6R*確認など細心の注意が必要である。

　救急薬品の誤投与や投与遅延は，患者を生命の危機に曝す。事故を防ぐためにも，緊急時に用いる薬剤の作用や有害作用，投与方法について日頃より理解を深めておかなければならない。

3 リスクマネジメント

❶感染管理

　救急搬送された場合，患者の感染症に関する既往が不明確であるため，医療従事者は標準予防策（スタンダードプリコーション）に沿って，感染対策を行うことが重要である。また，救急隊および家族から血液感染症の既往や結核・インフルエンザの疑いなど感染症に関する情報があれば，直ちに症状や病態に応じた経路別感染予防対策（接触感染，飛沫感染，空気感染）の準備を整えたうえで，患者を迎え入れる必要がある。

❷チーム医療

　救急場面では，患者を救命するために，医師，看護師をはじめとした多種多様な医療職者で構成される医療チームで対応することになる。それにより，各職種がもつ専門的な知識と技術が集約され，より高度な医療を提供することができる。反面，患者とかかわる人員が増えることは，各職種の職域の重なりや集団特性などにより，コミュニケーションエラーをはじめとしたリスクが生じやすくなる。また，緊迫した状況においては，急きょ結成されたチームが統制された指揮命令系統で対応することは難しく，エラーが起こりやす

＊**薬剤投与の6R**：誤薬防止のための具体的な確認事項として，right patient（正しい患者），right drug（正しい薬），right purpose（正しい目的），right dose（正しい用量），right route（正しい用法，経路），right time（正しい投与時間）を確認することが推奨されている。

い。そのため，救急場面でのリスクマネジメントとして，リーダーシップや情報統制，意思疎通などのノンテクニカルスキルを身につけておく必要がある。看護師はチーム内の調整役として，情報の伝達や処置の介助を実施し，医療チームを円滑に機能させる能力が求められる。

❸日常からの環境整備

救命処置を行う際には，多くの医療機器，薬品，処置物品を使用する。そのため，平時より救急カートの中に何が入っているのか，どこに収納されているのかを把握しておく必要がある。さらに，保管薬剤の効果や分量，投与方法についての知識に加え，期限切れがないか品質管理も忘れてはならない。

❹非常時の対応

救急医療現場は非日常的な空間であり，患者・家族の暴力，器物破損，クレームなどの問題も生じる可能性が高い。看護師は待機する患者・家族の安全に留意するとともに，自分自身の安全を守るための対応を身につけておく必要がある。さらに，地震や津波，火災，停電などの災害が発生した場合には，患者の安全を確保しつつ，院内の緊急対応マニュ

Column 救急現場における患者家族へのグリーフケア
-おもいの表出・傾聴の支援-

交通事故で救急搬送されたAさん22歳。現場から懸命な処置を行いましたが，外傷が激しく，救命することができませんでした。同乗者はいなかったため，持参品から身元を確認したところ，Aさんは独り暮らしで家族は遠方に居住していることがわかりました。

Aさんの両親に連絡をとり，すぐに病院に来院することとなりました。久しぶりに会ったAさんの姿を見て，両親は「なぜ，この子がこんなことに……。この前会ったときはあんなに元気だったのに！ なんで，なんでうちの子なんですか！」と泣き崩れました。

看護師は家族を別室に案内し，家族のおもいを傾聴し，Aさんの家族が医師の説明を受ける状態を整えました。その後，医師，警察からの説明を受け，エンゼルケアを実施するときに，Aさんの両親に「一緒に入られますか？」と声をかけると「はい」と返事があり，家族と一緒に処置に入ることになりました。ケアの際，両親は「この子はふだんから弱音も一切吐かない両親思いの優しい子で，自分の夢に向かって一生懸命生きていました。私が泣いてたらいつまでもこの子が心配するでしょう？」と，看護師に多くのおもいを語ってくれました。

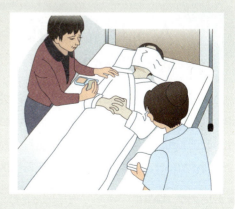

VII 救急治療と看護

ルに沿った措置を速やかに実施する。

5. 事件性への対応

　近年，年齢，性別を問わず様々な虐待が発生している。救急部門には，虐待を疑われる患者が搬送，来院するケースも少なくない。このような疑いがある患者への対応をする場面では，患者への対応と共に，医療ソーシャルワーカーや行政機関，関連施設との連携を図る必要がある。

　また，救急部門に搬送された患者が24時間以内に明らかな原因が不明で死亡し，死亡診断書が作成できない場合，医療施設では警察に検視を依頼する。手続きに関しては，各地域による差違があるため，所属施設での対応マニュアルに習熟しておく必要がある。検視の結果，事件性の可能性や死因が判明しない場合には，司法解剖が行われることもある。そのため，看護師は事件性を疑われる患者への不用意な処置を行うことは望ましくない。

6. 患者死亡時の対応

　生命の危機状況にある患者の治療では，死の可能性は避けて通れない。しかし，いかなる状態であったとしても，患者を一人の人として尊重し，ていねいに看護ケアを実施することが重要である。家族に対しても，患者が死亡した場合，それをどのように受け止めるか，家族の状況をみながら対応を考える必要がある。救命処置が行われた患者は，気管チューブや輸液ライン，生体モニターの装着，血液をはじめとした体液汚染，外傷の程度によっては外観が大きく変貌していることも少なくない。速やかに患者の整容に努め，安全に家族が別れの時間を確保できるよう配慮する必要がある。

　患者が死亡した場合，遺体の保清に努め，外観の変化を目立たないようにして，その人らしく整える。これをエンゼルケア(死後に行う処置)という。グリーフケア*の一環として，エンゼルケアに家族の参加を促すこともある。その際は，家族のつらさを察し，混乱が生じないよう意思や希望を十分に確認し，参加を呼びかけることが必要である。

VIII 人工臓器装着／臓器移植を必要とする患者の看護

　わが国における臓器移植に関する医療技術は，めざましい進歩を遂げ，1997（平成9）年には「臓器の移植に関する法律（臓器移植法）」が施行され，2009（平成21）年には，同法が改正され，翌年から現在に至り施行されている。

　臓器移植には，生きている人から臓器提供を受ける生体臓器移植と，亡くなった人から

＊**グリーフケア**：遺族が故人への思い，死別による喪失による複雑な情緒的感情を分かち合い，新しい生活，社会に適応できるよう支援・援助すること。

臓器提供を受ける死体臓器移植がある。死体臓器移植の中には，脳死の人から提供される脳死臓器移植と心臓が停止した後に提供される心停止後臓器移植がある。

臓器移植は，ドナー（臓器提供者）とレシピエント（臓器提供を受ける者）という異なる立場が存在することによって成立する医療である。

A 科学技術の進歩がもたらすものとは

▶ **人間と機械の違い**　人間と機械の違いとは何であろうか。最先端の科学技術を用いたロボットのなかには，人間と同じような動作や簡単なコミュニケーションを可能にするものも出てきているが，人間と機械の源泉には違いがある。人間は母親の胎内で1つの細胞が分裂を繰り返して，構造的に精巧につくりあげられるのに対して，機械は人間が多くの材料（部分）を組み合わせてつくり出したものである。機械の強度は，製造する際に使用した金属と部品の組み立ての完全さに依存している。しかし，人間のもつ耐久力は組織の順応性，粘り強さ，消耗する代わりに成長する特性，さらには新しい環境に遭遇した場合に，それに応じて変化し適応するというからだのもつ不思議な能力に依存している[12]。

機械は，部品の数がどれだけ多く，複雑そうに見えても，それらを正確に組み立てることができれば形となって機能し，同じものを大量生産することが可能である。それに対して人間は，同じ構造，機能を有するからだをもっていても，機械のようにまったく同じ人間を2人としてつくることはできない。

このように，人間はみんな同じであるがみんな違っており，一人ひとりが生まれたときからもっている自分の臓器というものは，この世に一つしかないものとしてとらえられてきた。

▶ **臓器機能の代行**　機械は，故障が起きれば，故障した部品を交換することで元の機能を果たすようにすることが可能である。しかし，人間はからだのどこかに障害があったとしても，その障害のある部分を交換することはできない。したがって，科学技術が発達する以前は，自分の寿命は，自分の臓器が機能しなくなったとき，すなわち臓器の寿命と同様に考えられていた。

ところが，急速な科学技術の進歩は，人工臓器や他者からの臓器移植によって，失ったあるいは低下した臓器の機能を代行することを可能にした。人間がもつ「もっと生きたい」「元気なときのような生活をしたい」という願いに応え得るようになったのである。

機械は，それ自体に，「寿命を延ばしたい」とか「このまま終わりたい」といった意思はないが，人間は意思をもっており，考え方も一様ではない。

▶ **生と死の再定義**　医療技術の進歩は，人間に計り知れない恩恵をもたらした。しかし，その一方において，そうした先端技術の適用は，大きな倫理的問題をはらんでおり，「人間」とは何か，「生」とは何か，「死」とは何かについての再定義を必要としているともいえるであろう。

医療者は，一人の生活者として，科学技術が可能にした光の部分と共に，それを利用するうえで生じる費用，正義，社会的合意といった様々な法的，倫理的問題についても関心を向ける必要がある。

B 人工臓器／臓器移植とは

1. 人工臓器とは

▶ **失われた組織・臓器の機能の代行・補助**　人間は，自分のからだを使って自身の考えや思いを行為化している。したがって，疾患や事故，老化によって，そのからだの一部が失われたり，機能が障害されたりすると，たちまち生きること，社会生活を送ることに支障をきたすようになる。特に，心臓，腎臓，肝臓，肺といった重要な臓器の機能が著しく低下すると，人間の生命は危機に直面することになる。人工臓器は，こうした，失われた組織や臓器の機能を代行したり補助する目的で開発された装置や材料の総称である。

▶ **人工臓器の安全性と正確性**　人工臓器には，身体の臓器を金属などの人工物で置き換えたもの，動物の身体の一部を代用したもの，さらに生体適合性の高い材料によるものなどがある。

外科手術と人工臓器の開発は 20 世紀に急速に進んだが，その始まりは，第 2 次世界大戦中にオランダの医師コルフ（Kolff, W. J.）によって開発された人工腎臓（透析器）とされている。

心臓と肺の機能の一部を代行する人工心臓や人工呼吸器は，患者の体外で使用する装置であり，からだの一部としての機能を完全に代行するものではない。こうした装置の使用には，一瞬の故障や停止が生命の危機を招くことになるため，極めて高い安全性と正確性が求められる。

人工臓器は，今後ますます，材質，機能，大きさ，重さなどのあらゆる意味における高い生体適合性や高性能化が求められるようになるであろう。

▶ **人工臓器の分類**　人工臓器といってもその幅は広く，人工心臓や人工腎臓など，生命に直結するもの，人工関節，眼内レンズ，人工歯根などのように生活上の困難を解決するもの，人工の視覚や神経のように近年になって急速に開発が進んでいるものなど多様である。

人工臓器には，臓器の機能の全部を代行するものと一部を補助するものがあり，また，使用する期間によって，半永久的に使用するものと一時的に使用するものがある。

一方，装置の形態としては，体内埋め込み型と体外設置型に大別できる。

分野別では，循環系，代謝系，感覚系，構造系に分類できる（表 5-17）。

人工臓器の開発は，今後ますます進歩するであろう。しかし，その適用については，患者の身体的状態はもちろん，生活者としての視点を十分に考慮するとともに，患者自身がそれを必要とするか否かを自己決定できるように支援することが重要である。

表5-17 人工臓器の分類（日本人工臓器学会，2007より）

代行の範囲	機能の全部を代行する	機能の一部を補助する
使用期間	半永久的に使用する	一時的に使用する
装置の形態	体内埋め込み型	体外設置型
分野別	循環系：人工弁，ペースメーカー，人工心臓，人工肺，人工血管，ステントなど	
	代謝系：人工腎臓，人工膵島，人工肝臓など	
	感覚系：眼内レンズ，人工内耳・中耳，人工視覚，人工網膜，人工神経など	
	構造系：人工関節，人工骨，人工皮膚，人工歯根など	

2. 臓器移植とは

1 臓器移植の成立要件と移植の方法

❶臓器移植の成立要件

臓器移植は，臓器の機能が著しく低下したために，移植以外の方法では治療のできない患者に対して，他者の臓器を移植することである。したがって，この医療が成立するためには，臓器を必要とする患者（レシピエント）と臓器を提供する人（ドナー）の存在を必要とし，そうした医療を承認する法的整備と医療技術が必要である。

▶臓器移植の方法　臓器移植には，2つの方法，すなわち生体によるものと死体によるものがある。

　❶生体臓器移植：生体臓器移植は，生きているドナーから移植がされる。生体移植で多く行われているのは腎臓移植で，肝移植，肺移植の数は少ない。腎臓は2つのうちの1つを，肝臓は部分的に切除したものを，肺は2人の提供者が少しずつ提供するが，その理由はそれぞれの臓器の特徴がある。すなわち，腎臓は1つでも日常生活に及ぼす影響が少なく，肝臓は部分切除しても強い再生作用があるため元の大きさに戻るが肺は再生しないといった理由である。

　❷死体臓器移植：死体臓器移植は，亡くなったドナーから移植することである。死体移植には，脳死と判定されたドナーから移植を行う脳死移植がある。死体からの移植が可能なものとして，心臓，肝臓，肺，膵臓，腎臓，小腸などがある。このなかで，腎臓は心停止後に，それ以外の臓器は脳死下（法的脳死判定後）に行われている。

❷臓器移植と法律

▶「臓器の移植に関する法律」の制定　わが国の臓器移植に関する法律として，1997（平成9）年10月16日に施行された「臓器の移植に関する法律」がある。本法律は，移植医療を適正に実施することにより，移植を必要としている患者の生命を救うことを目的としたものである。脳死は，「脳幹を含む全脳機能の不可逆的停止」と定義されている。

本法律の施行により，心停止後に行われていた腎臓と角膜の移植に加えて，脳死下での心臓，肺，肝臓，膵臓，腎臓，小腸などの移植が可能となった。

しかし，この時点における法律では，脳死下における臓器提供には，本人の書面による

生前の意思表示と家族の承諾を必要とし，その意思表示は 15 歳以上に限定されていた。したがって，15 歳未満の子どもは，国内で提供を受けることは事実上不可能なため，移植を受けるためには海外に行く以外に道はなかった。

▶ **法律の改正**　本法律については，施行当時から賛否両論があり，施行から 3 年という早い時期に見直しが行われることになっていたが，結果的には 10 年以上も議論されることなく経過した。

その間，移植を待つ患者が増加する状況のなか，2009（平成 21）年 7 月「臓器の移植に関する法律」の一部が改正され，2010（平成 22）年 1 月 17 日より順次施行されることとなった。主な改正点は表 5-18 に示した。

法改正による大きな変化は，家族の承諾による脳死下の臓器提供が可能になったことである。その結果，改正臓器移植法施行後は，脳死下臓器提供 464 件（2010[平成 22]年 7 月 17 日～2018[平成 30]年 9 月 30 日）と増加し，そのうち 77.4%（359 件）が本人の書面による臓器提供の意思表示がなく，家族の承諾による提供である。

2018（平成 30）年 9 月末現在，移植希望の登録者は，心臓 714 名，肺 336 名，肝臓 332 名，膵臓 212 名，腎臓 1 万 2007 名，小腸 2 名，合計 1 万 3603 名である。一方で，1995（平成 7）年 4 月から 2018（平成 30）年 9 月末までに臓器移植を受けたのは，心臓移植 413 名，肺移植 435 名，心肺同時移植 3 名，肝臓移植 470 名，肝腎同時移植 18 名，膵臓移植 62 名，膵腎同時移植 292 名，腎臓移植 3703 名，小腸移植 16 名の計 5412 名である。

また，法改正に伴い小児の脳死下臓器提供が可能となったが，家族の心情に配慮，厳密な法的脳死判定の実施など慎重な対応が求められるなか，2018（平成 30）年 9 月末までに，18 歳未満からの脳死下臓器提供が 27 件あり，合計 121 名が移植を受けた。提供者の年齢は，6 歳未満 9 件，6 歳以上 10 歳未満 4 件，6 歳以上 18 歳未満 4 件，10 歳以上 15 歳未

表 5-18　「臓器の移植に関する法律」の主な改正内容

	改正前	改正後
親族に対する優先提供	臓器の優先提供は見合わせる	親族への臓器の優先提供が認められた 施行日：2010（平成 22）年 1 月 17 日
小児の取り扱い	有効な意思表示は 15 歳以上の方とする	15 歳未満の方からの臓器提供が家族の書面による承諾により可能になった 施行日：2010（平成 22）年 7 月 17 日
臓器摘出の要件	本人の書面による臓器提供の意思表示があり，遺族がこれを拒まないとき，または遺族がないとき	●本人の書面による臓器提供の意思表示があり，遺族がこれを拒まないとき，または遺族がないとき または ●本人の臓器提供の意思が不明の場合であって，遺族がこれを書面により承諾したとき
脳死判定の要件	本人が書面により臓器提供の意思表示をし，かつ，脳死判定に従う意思を書面により表示している場合であり，家族が脳死判定を拒まないとき，または家族がないとき	●本人が書面により臓器提供の意思表示をし，かつ，脳死判定の拒否の意思表示をしている場合以外の場合であり，家族が脳死判定を拒まないとき，または家族がないとき または ●本人について，臓器提供の意思が不明であり，かつ，脳死判定の拒否の意思表示をしている場合以外の場合であって，家族が脳死判定を行うことを書面により承諾したとき

満7件，15歳以上18歳未満3件である[13]。

脳死下臓器移植に関しては，脳死を人の死としてよいのか，他者の死と引き換えに成立するという特殊な医療に伴う問題が横たわっており，国民的合意が得られていないという声や，小児の脳死判定の困難さなど，法整備してもなお，残された問題も多いといえる。

▶**倫理的ジレンマ** 死体臓器移植は，だれかの死によってのみ成立する特殊な医療である。看護師は，レシピエントの幸福を追求する権利を尊重したいと思う一方で，たとえ死を避けることはできないとしても，家族に納得できる時間を提供したい，ドナーの尊厳を守りたいという思いを抱くであろう。

移植医療によって生じる正解のない倫理的ジレンマに直面することになる。

C 人工臓器／臓器移植を必要とする患者

医療技術の飛躍的な進歩により，人工臓器や臓器移植が可能となった。しかし，医学的には可能であったとしても，そうした治療を必要とする患者にとっては，すぐに望みが叶うとは限らず，また医療における不確実性を含め，身体的，心理的，経済的，社会的不安は大きいといえるであろう。

1. 生きることへの可能性の追求

疾患や事故によって臓器や組織の機能を喪失あるいは低下を経験した患者は，生きるため，自分らしい生活を取り戻すための方法を探し求める。

たとえば，20代の陸上選手だった男性が事故で左下肢を切断したとしよう。事故直後はショックが大きく混乱し，「走れないのであれば，このまま生きていても仕方がない」と思うかもしれない。その男性にとって，「走る」ということは生きることと同じくらいの価値をもっているといえる。

その患者が生きる希望を見いだせるようになるための支援として，何が考えられるのか。そのきっかけとなり得るものに，競技用の特殊なスポーツ義肢がある。それを装着すれば，

Column 「救う」いのちと「諦める」いのち

人間は，社会において他者とのかかわりのなかで生きており，たとえ医学的には，脳死状態にあったとしても，家族や親密なかかわりをもつ人にとっては，まだ温もりを感じられ，生きている存在だと考えている看護師がいる。彼女は，救命に最善を尽くしているなか，「脳死」の判定によって，その場の空気，その後の流れが大きく変わることにやりきれなさを感じていた。「生きたい」という希望をもって臓器を待つレシピエント，心臓死を待たずして生きている世界から切り離されてしまうドナーの生と死をどのように受け止めたらよいのかと葛藤している。

走ることも可能となり，男性は再び「走る」ことを目標にリハビリテーションを続けることができるであろう。進歩し続ける現代の医学は，こうした患者の願いを可能にしている。

しかし，患者は，本来自分のものでないものを体内に埋め込んだり，体外装置として人工臓器を利用することに伴う身体的・精神的苦痛も経験しており，適応には時間とエネルギーを要する。

2. 人工臓器装着から生じる患者の課題

▶ **身体的・精神的苦痛**　どのような人工臓器であれ，患者は，自分のものではないもの，すなわち異物としての違和感を覚えるであろう。それを感じるとき，人工臓器は，患者にとって障害を解消してくれるものというより，障害を補ってくれるものとして認識されるのかもしれない。

故に，人工臓器を適用するか否かを決定するのは患者自身であるが，医療・福祉の専門職者や家族の支援が重要となる。

▶ **装着により生じる生活上の問題**　義歯，義手，義肢，義眼といった人工臓器の装着が必要な患者にとって，それを自分のからだの一部として感じるようになるまでには，長い時間を要する。こうした人工臓器は，自分自身の臓器とは異なり，日常生活の場面に応じて取り外す必要性も生じるため，着脱に時間を要することがある。また，臓器の安全性を確認したり，清潔に留意するなどの管理も不可欠となる。

ペースメーカーのような人工臓器の場合は，日常生活の様々な場面において，電磁波の影響を受けないように常に注意を払う必要がある。それは，ペースメーカーの構造上やむを得ないことではあるが，他者の協力を必要とすることもあるため，患者にとってストレスとなり，行動範囲を狭めることにつながることもある。

3. 臓器移植から生じる患者の課題

臓器移植を必要とする患者について考えてみよう。臓器移植は，それ以外に生きる道が残されていない状況で選択される治療であるため，それを必要としている患者とその家族は厳しい状況に置かれているといえよう。

たとえば，予後不良の慢性疾患である拡張型心筋症は，心臓移植以外には根治的治療方法はないとされている。移植を待つ患者は，いつ，それがかなうのかわからない状況のなかで，悪化していく身体的苦痛，生命の危機に直面している恐怖，経済的問題など，様々な問題を抱えている。

さらに，人工臓器の装着や臓器移植により，ボディイメージや自己概念の変調が起こることも考えられる。心臓移植を受けた患者は，「自分が移植された心臓は単なる新しい部品ではなかった。別の人が自分の中にいるように感じる」という体験を『記憶する心臓』という本に記している[14]。

D 人工臓器装着／臓器移植を必要とする患者の看護

人工臓器装着／臓器移植を必要とする患者に対する看護にあたっては，次のような点に留意する。

1. 意思決定支援と透明性の確保

疾患や事故で自分のからだの一部を失ったり，機能低下が生じることは，だれにとっても耐え難い苦痛であろう。

腎不全になった患者の例で考えてみよう。腎機能が正常時の 30％以下になると慢性腎不全の状態になる。それが進行して末期腎不全になると，腎機能が極度に低下し，そのままでは生命そのものを維持できなくなり，人工透析または腎移植が必要な状態になる。

人工透析と腎移植にはそれぞれ特徴があるが，どちらを選択してもリスクなしに腎機能が戻るわけではない。人工透析は，すぐに開始することが可能だが，腎機能を完全に代行できるわけではなく，水分制限や食事制限が必要となる。また通常，1 週間に 3 回程度の通院と 4 ～ 5 時間の透析時間を要し，毎回，針を刺すことになる。

一方，腎移植は，成功すれば正常な腎臓機能を取り戻すことができ，食事や水分制限も不要で，普通の生活を送ることができる。しかし，免疫抑制薬を飲み続ける必要があり，感染のリスクもある。しかし，何よりも腎移植の最大の問題は，臓器を提供してくれるドナーを必要とするということである。

腎移植の場合，生体と死体（脳死下腎移植と心停止下腎移植）の両方から移植を受けることが可能であるが，死体腎移植は少ない。また，生体腎移植はドナーの自発的な善意によるものであり，決して医療者や家族などからの強制や圧力が働くことのないようにしなければならない。

そもそも生体移植は，健康な人間のからだから臓器を摘出するというもので，医療の概念からみて，極めて特殊である。このことは，臓器提供を受ける患者（レシピエント）には，負い目を感じる要因となったり，親族（6 親等内の血族，配偶者と 3 親等内の姻族）の中で，暗黙のうちに臓器提供者（ドナー）からの圧力を感じ，自発性に基づかない同意をせざるを得ない状況が生まれる危険性もはらんでおり，移植後の人間関係にも影響を及ぼすこともある。医療者も現実につらく苦しい思いをしているドナーに関心が向きがちであるが，100％の安全性が保障されていないなかで健康な臓器を他者に移植するということに伴う苦痛や移植後の健康管理への不安をもつレシピエントに寄り添うことが求められる。したがって，最優先すべきは，「自発性」に基づく意思決定ができるよう，そのプロセスの透明性を確保することである。

このように，治療法の選択にあたっての問題は多岐にわたるが，どのような選択を行うかについては，患者の自己決定が尊重されなければならない。看護師は，患者にとっての

最善の選択ができるよう，家族やほかの医療者と連携して支援する。意思決定にあたって，患者は，近過ぎる存在である家族には率直に自分の気持ちを話せなかったり，医師に対しては構えてしまうこともある。そのような状況のなかで，看護師は患者の近くにいる存在として，患者が率直な気持ちを語れるような環境づくりに努める必要がある。患者の語りを傾聴し，患者が抱えきれない荷物を背負って一人で闘うことがないよう，意思決定のプロセスを支援することが重要である。

また，移植医療は，レシピエントとドナー，医療者が合意すればよいというだけでなく，医療倫理の原則である，正義における公平性と平等性が担保される必要がある一方で，個人情報の保護，プライバシーの確保が求められる。

2. 患者の観察と機器の管理

人工呼吸器や人工透析など，患者が生命と直結している人工臓器を装着している場合，機器を安全かつ正確に使用することを最優先する必要があり，看護師には，注意深く観察し，機器を正確に取り扱える能力が求められる。観察不足，知識不足，確認不足，報告不足といったことが原因で医療事故を起こすことがあってはならない。

看護師は，自分の行動がそのまま患者の生と死を分けることにつながっていることを常に意識したうえで，細心の注意を払うことに責任を負う。

3. 患者のセルフケア支援

人工臓器を長期的あるいは半永久的に必要としている患者の場合，異物あるいは装置としての人工臓器と共に生きていかなければならない。そのことにより，日常生活を送るうえで何に対して不自由さを感じているのか，どのような問題を抱えているのか，患者の語りに耳を傾けるとともに，利用できる社会資源を紹介したり，関係する様々な職種間の調整を図るなどの解決策を考える。

IX がん薬物療法（化学療法）と看護

A がん薬物療法とは

1. がんの治療方法とその特徴

　がんの治療方法

がんの主な治療方法には，手術療法，放射線療法，薬物療法の3つがあり，がんの種類

や広がりに応じて治療法が選択される。

　がんの治療を，芝生に生えた雑草の退治にたとえると，以下のようになる（図5-9）。

❶**手術療法**　いわば「草むしり」で，1か所に発生した雑草（がん）を根こそぎ取り除く最も効果的な治療法である。

❷**放射線療法**　「草焼きバーナー」のように，1か所に発生した雑草の退治が得意で，こぼれた種（周囲に散らばって見えないがん）の退治にも役立つ。

❸**薬物療法**　薬物療法は「除草剤」であり，「草むしり」（手術療法）では手に負えない，広範囲に広がる雑草（がん）を効率よく退治することができる。

2　局所療法と全身療法

　がんが存在する部位に限定して行われる手術療法と放射線療法を「局所療法」とよぶのに対し，点滴や注射などで抗がん薬を全身に行き渡らせる薬物療法は「全身療法」とよばれる。

　なお，肝臓がんの治療など，抗がん薬を直接，がんの部位に注入する治療は「局所療法」に分類される。

3　集学的治療

　手術療法，放射線療法，薬物療法の3つの治療法は，単独で使用されることもあれば，組み合わせて使われることもある。複数の治療を組み合わせて行うことを「集学的治療」とよぶ。

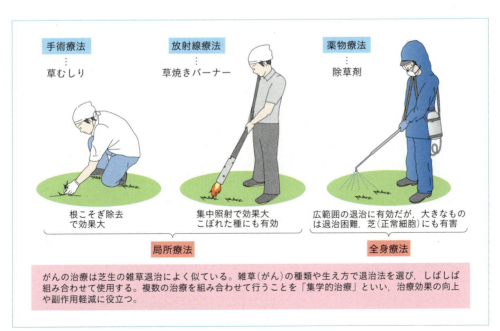

図5-9　がんの治療方法とその特徴

IX　がん薬物療法（化学療法）と看護

集学的治療は，治療効果の向上だけでなく，副作用や機能障害の軽減にも役立つものである。

2. がん薬物療法のしくみ

1 がん薬物療法の機序と特徴的な副作用

　がん薬物療法は，がん細胞の生存や分裂・増殖を妨げる作用をもつ抗がん薬を用いた治療である。殺細胞作用を有する従来の抗がん薬は，DNA 二重鎖の切断や DNA 二重鎖への異常な結合などにより，DNA 合成障害や DNA 損傷を誘発して細胞死をもたらす作用がある。また，DNA 以外の細胞構造に作用して細胞分裂を妨げることで，細胞分裂が盛んながん細胞に対して殺細胞作用を発揮するものもある。抗がん薬による殺細胞作用は正常細胞も影響を受けるため，脱毛や悪心・嘔吐，白血球減少など様々な有害作用が生じる。

　がん薬物療法には殺細胞作用を発揮する従来の抗がん薬のほかに，ホルモン療法薬や分子標的治療薬，免疫チェックポイント阻害薬などがある。

▶ **ホルモン療法薬**　前立腺がんや乳がん，婦人科がんなどのうち，ホルモンに感受性のある腫瘍のタイプで使用される。がん細胞の増殖に必要なホルモンの供給を抑制することでがん細胞の分裂・増殖を妨げるものである。殺細胞作用を有する抗がん薬に比べて有害作用は比較的穏やかであるが，ほてりやのぼせなど更年期障害のような症状が現れやすい。

▶ **分子標的治療薬**　がん細胞にみられる分子レベルの特徴を標的とした治療であることから，正常細胞への影響が大幅に軽減される。殺細胞作用を発揮する抗がん薬のような有害作用がみられない一方，重篤なアレルギー反応などを生じることがある。

▶ **免疫チェックポイント阻害薬**　薬剤自体ががん細胞を攻撃するのではなく，がん細胞を攻撃する役割を担っている T 細胞の機能を調整することで，T 細胞の免疫機能を再活性化させ，がん細胞を排除するものである。従来の殺細胞作用を主体とした抗がん薬と大きく異なる画期的な治療法である一方，免疫関連副作用とよばれる自己免疫疾患に類似した重篤な有害作用症状が報告されている。

2 多剤併用療法

　がん細胞は抗がん薬に耐性をもちやすく，また毒性が強いために，投与できる量が制限されることから，1 種類の抗がん薬だけでは十分な効果が得られないことが多い。このため，複数の抗がん薬を組み合わせて使用する「多剤併用療法」が行われる。

　各種のがんに対して，それぞれ効果的な薬剤の組み合わせ方が研究・開発されており，定められた薬の組み合わせや投与方法の計画書を「レジメン（regimen）」とよぶ。

3 抗がん薬の副作用

　殺細胞作用を有する従来のがん薬物療法では，細胞分裂が盛んであるというがん細胞の

性質を主に利用するため、骨髄や口腔粘膜、消化管上皮、毛母細胞、生殖細胞などのように細胞分裂が活発な組織は抗がん薬の影響を受けやすい。この結果生じるのが、骨髄抑制や口内炎、悪心・嘔吐、脱毛、不妊などの副作用である。

このうち、骨髄抑制は白血球の減少により深刻な感染リスクをもたらすため、白血球の減少状況が薬剤の投与量や投与間隔を決定するうえでの重要な鍵となる。骨髄機能や白血球数の回復を待つため、多くのがん薬物療法は2〜4週間程度の間隔で繰り返し行われる。薬剤を投与してから次の薬剤を投与するまでの連続した期間を「クール」または「コース」とよぶ（図5-10）。

3. 一般的な薬剤と抗がん薬の違い

▶ **薬剤の血中濃度** 薬剤による効果は、薬物の血中濃度が一定以上になったときに得られるが、濃度が高くなり過ぎると、臓器障害を起こしたり、命にかかわるような重篤な副作用が出現する。

薬剤を用いた治療では、十分な薬効を発揮しつつ重篤な副作用が出現しない範囲の血中濃度にすることが重要であり、この濃度の範囲を「治療域」とよぶ（図5-11）。

▶ **薬剤の治療域** 一般的な薬剤は治療域が広く、十分な効果を比較的安全に得ることがで

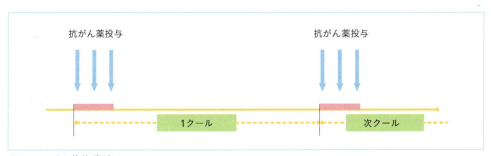

図5-10 がん薬物療法クール

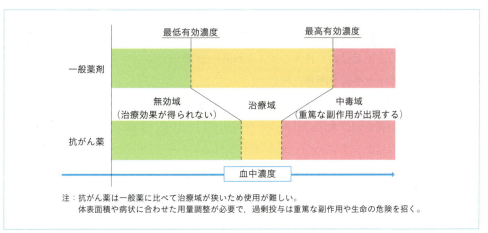

図5-11 抗がん薬と一般薬剤の治療域

きるが，抗がん薬は治療域が狭く，十分な効果を得ようとすると重篤な副作用が起こりやすくなる。このため抗がん薬は，一人ひとりの体格（身長と体重から計算した体表面積）や病状に合わせた用量調整が必要となる。

▶ **5つのR：過剰投与による事故の防止**　抗がん薬の過剰投与は生命の危機を招く。実際に過去には投与期間を誤って過剰投与された死亡事故などが報告されている。

抗がん薬の誤薬は死亡を含む重大事故につながることから，薬物療法の基本である5つのR，すなわち

　① Right drug（正しい薬）
　② Right dose（正しい量）
　③ Right time（正しい時間）
　④ Right route（正しい経路）
　⑤ Right patient（正しい患者）

の確認が重要である。

B がん薬物療法を必要とする患者とは

1. 薬物療法の適応

薬物療法を必要とする患者とは，
　①抗がん薬によりがん化した細胞の根絶が期待できる疾患
　②再発や転移の予防が期待できる疾患
　③生命やQOL（生活の質）の向上が期待できる疾患
をもつ患者である。

早期の胃がん，肺がん，乳がん，大腸がんなどで，手術療法によりがんを完全に切除でき，再発のリスクが低い場合には薬物療法は必要ない。一方，胃がんや肺がん，乳がん，大腸がんなどでも，
　①転移があったり腫瘍のサイズが大きい患者
　②病理組織学的診断結果から再発のリスクが高い患者
　③体力や病状により手術が困難な患者
などは薬物療法が必要となる。たとえば，乳がん患者でリンパ節への転移があったり，再発のリスクが高い場合には手術の前後に薬物療法が行われる。高齢者の食道がんに対しては，手術の代わりにケモラジエーション＊が行われる。

＊**ケモラジエーション**：chemoradiation。薬物療法と放射線療法を組み合わせた「化学放射線療法」のことである。

2. 治療のための生活制限

　薬物療法を必要とする患者は，治療効果の向上や感染症などの合併症予防と引き換えに，安楽や生活の自由が妨げられ，「治療のための生活」を余儀なくされることもある。

　たとえば，治療の副作用により白血球数が極端に減少する白血病患者に対しては，感染予防のために，クリーンルームとよばれる特殊な空気清浄機が設置された個室で治療が行われる。そうなると家族との面会や，外泊，外出および自由な飲食さえも制限される。

3. 抗がん薬の効果の違い

　がんの種類や発生部位によって抗がん薬の効果は異なる。主ながんに対する薬物療法の効きやすさは以下のとおりである。

▶ **治癒が期待できるもの**　急性白血病，ホジキン（Hodgkin）病，非ホジキンリンパ腫などの「血液のがん（造血器腫瘍）」や一部の固形がんは薬物療法への感受性が良好であり，治癒が期待できる。

▶ **再発や転移の予防が期待できるもの**　胃がん，乳がん，肺がん，卵巣がん，前立腺がん，骨肉腫などは，薬物療法単独による治癒は困難であるが，手術療法や放射線療法との組み合わせにより，再発や転移の予防が期待できる。

▶ **生命やQOLの維持向上が期待できるもの**　進行がんや再発・転移がみられる事例では治癒を期待することは困難となってくるが，薬物療法による生存期間の延長や症状の緩和，QOLの維持向上が期待できる。

　近年は再発診断後の肺がん患者や乳がん患者が通院による薬物療法を5年，10年と継続しながら，職場や家庭で活躍する姿も珍しくない。

Column　がん薬物療法に対する患者の思い

①薬物療法を受ける乳がんの女性（38歳）

「乳がんの治療は手術で取ってしまえばそれで終わりと思っていたのですが，私の場合は再発しやすいので，手術前に半年くらい化学療法をするそうです。もしかすると手術の後にもするかもしれないと言われました。髪が抜けたり吐き気も出るそうで，できることなら逃げ出したい気持ちです。でも，まだ子どもも小さいですし，とにかく再発の危険を少しでも減らせるようにがんばろうと思います」

②クリーンルームで白血病治療を受けている女性（27歳）

「ここは一日中，独りぼっちで，まるで刑務所の独房みたい。スマートフォンが使えるから何とか我慢できるけれど，そうでなければ気が狂いそう。食事は生ものが禁止だから，野菜も果物もみんな，ゆでてあるか，缶詰みたいで，とてもマズイ。見るのも嫌だから，カップ麺ばかり食べています。治療開始から3週間くらいで，『もう限界！』と思った頃に，やっと大部屋に出られます」

▶**効果を期待しにくいもの** 肝臓がん，胆道がん，腎臓がん，脳腫瘍などに対しては，現在のところ薬物療法による効果はあまり期待できない状況であり，手術や放射線療法などが行われる。

C がん薬物療法が患者に及ぼす影響

1. がん薬物療法の作用

　薬物療法は，脱毛や口内炎，肺線維症や心毒性などの各種の臓器障害，発疹や色素沈着，手足のしびれや手足症候群，骨髄抑制や全身倦怠感など，頭から爪先に至るまで，全身に及ぶ様々な有害作用をもたらす（図5-12）。

　薬物療法の有害作用には，以下のように様々なものがある（表5-19）。

　①治療開始直後に起こるもの：アレルギー反応や悪心・嘔吐など
　②治療翌日から1週間頃に起こるもの：食欲低下や下痢，便秘など
　③1～3週間頃に起こるもの：食欲の低下や白血球減少など
　④数週から数か月頃に現れるもの：末梢神経障害や爪の変化など
　⑤数年以降に問題となるもの：不妊や2次性発がん，小児の場合は成長障害など
　主な副作用と対処法について以下に述べる。

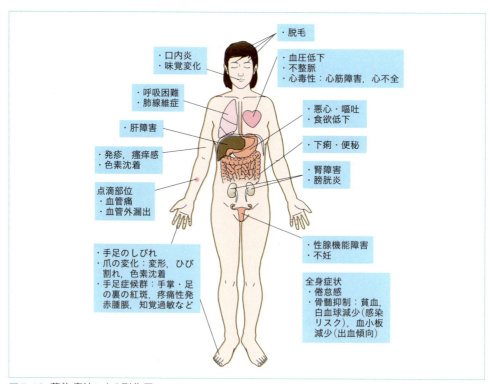

図5-12 薬物療法による副作用

表5-19 薬物療法による副作用とその出現時期

出現時期	副作用
治療開始直後	・アレルギー反応（発疹，皮膚瘙痒感，気分不快，呼吸困難，血圧低下，意識消失） ・急性悪心・嘔吐 ・不整脈 ・血管痛・血管外漏出
翌日～1週間	・食欲低下 ・全身倦怠感 ・下痢・便秘 ・遅延性悪心・嘔吐 ・腎障害・膀胱炎症状 ・味覚変化 ・関節痛，筋肉痛
1～3週間	・口内炎 ・脱毛 ・白血球減少（感染リスク） ・赤血球減少（貧血） ・血小板減少（出血リスク）
数週～数か月 （総投与量や投与期間と関連）	・末梢神経障害（手足のしびれ） ・爪の変化（変色，ひび割れ，脱落） ・皮膚の変化（色素沈着，乾燥性皮膚炎） ・手足症候群（発赤，しびれ，痛み，水疱，潰瘍） ・肝障害，腎障害 ・心毒性（心筋障害，心不全） ・慢性肺臓炎，肺線維症
数年以降	・性腺機能障害 ・不妊 ・成長障害 ・2次性発がん

1 アレルギー反応

▶**症状** 抗がん薬の点滴開始直後から15分くらいの間に急激に出現する。

主な症状は，発疹や皮膚瘙痒感などの皮膚症状，めまい，血圧低下，不快感，頻脈，呼吸困難などである。

▶**看護** アレルギー反応の出現に備え，直ちに救命処置が行えるよう，酸素吸入や気管内吸引，救急医薬品や心電図モニターなどの準備が必要である。

特にアレルギー反応が起きやすい薬剤を使用する場合には，症状の出現を防止するために，前投薬として抗アレルギー薬やステロイド薬が用いられ，心電図モニターなどが装着される。

2 悪心・嘔吐

▶**症状** 抗がん薬によって悪心・嘔吐のリスクは異なり，90％以上の患者に症状が現れる高リスクのものもあれば，ほとんど問題とならないものもある。悪心・嘔吐は，出現時期や原因によって以下のように分類される。

❶**急性悪心・嘔吐**：抗がん薬投与から24時間以内に出現するものをいう。これは，抗が

ん薬により腸管の細胞が刺激されて分泌されるセロトニン（serotonin, 5-hydroxytryptamine, 5-HT）という物質が嘔吐中枢を刺激するために起こる。

❷**遅延性悪心・嘔吐**：24時間後から数日間に起きるものをいう。

❸**予期性悪心・嘔吐**：2回目以降の治療時に，点滴のボトルを目にしたり，治療室に入っただけで出現するものをいう。予期性悪心・嘔吐には不安などの精神的な要因が関与しており，初回治療時の悪心・嘔吐のコントロールが不十分であった場合に出現しやすい。

▶ **看護**　予期性悪心・嘔吐を出現させないためにも，初回治療時から十分な悪心・嘔吐対策を行うことが重要である。悪心・嘔吐リスクに応じて，5-HT_3受容体拮抗薬やステロイド薬，ドパミン受容体拮抗薬，精神安定薬が投与される。症状に合わせて患者が自分で判断して内服するものもあるので，わかりやすい資料の準備や，ていねいな説明が必要である。

悪心・嘔吐は，においにより条件づけされやすいので，室内換気などの環境整備や，看護師自身の化粧，整髪料の選択にも注意が必要である。

また，吐物の速やかな処理と，含嗽や換気などの基本的な援助が嘔吐の反復防止に役立つ。

3　食欲低下

▶ **症状**　治療当日の夕方から治療後1週間頃に起きやすい不快な有害作用で，前述の悪心・嘔吐とも密接に関連する症状である。

出産経験のある患者の多くが，「まるで，つわりのよう」と訴えるように，症状のベースには悪心による不快感があり，炊きたてのご飯のにおいや，魚や肉を焼くにおい，様々な食品のにおいにより悪心が誘発され，食欲低下が起こることが多い。

▶ **看護**　食品のにおいによる不快感を軽減し，テンポよく摂取できるよう，室温程度に冷ましてから摂取するのがポイントである。

果物や寿司飯，酢の物，マヨネーズやケチャップ味などの甘酸っぱい，口当たりの良いものや，お粥と梅干し，丼もの，とろろご飯，卵かけご飯，麵類など，水分が多くて喉越しの良いものが摂取しやすい。そのほか，プリンやヨーグルト，ケーキやカステラなどのデザート類も好まれる。

「食べたいときに，食べたいものを，テンポよく，無理のない範囲で」食べることが重要である。

4　下痢・便秘

▶ **症状**　薬物療法による便秘や下痢は，時に生命にかかわるほど深刻な問題となる。

抗がん薬による便秘は，麻痺性イレウスから腸管穿孔に至ることもある。

激しい下痢は，脱水や電解質異常，ショックなどを招きやすく，死亡例も報告されている。

▶ **看護** 深刻な便秘や下痢が予測される治療を行う場合には，症状の観察方法や，緩下剤や止瀉薬の内服などの対処方法について，事前に十分な説明を行い，知識の確認をしておくことが重要である。下痢が持続しているときは，脱水の予防や安静，肛門部の保護に留意する。

5 倦怠感

▶ **症状** 薬物療法の翌日から1週間程度，場合によっては数週間にわたって現れる症状で，「だるい」「横になっていたい」「何をするのも億劫」「身の置き所がない」などと表現される。

休息によって軽減する「疲労感」と異なり，倦怠感は休息しても改善しないのが特徴である。

▶ **看護** 貧血や低酸素血症，低栄養などが原因となっていることもあるので，全身のフィジカルアセスメントが必要である。

日常生活の行動に優先順位をつけ，順位の高いものを中心にエネルギーを配分したり，倦怠感の強い時期に重要な予定を入れないようにするなどのスケジュール調整を行う。

6 口内炎

▶ **症状** 薬物療法後1～2週間頃に出現する口腔粘膜の炎症で，激しい痛みを伴い，水疱やびらん，潰瘍を形成することもある。炎症部位が刺激されると針で刺されたような激痛が走るため，食物や水分の摂取，日常会話の妨げとなる。

通常，1～2週間で治癒するが，2次感染や全身状態により回復が遅れることもある。

▶ **看護** 不衛生な口腔環境が誘因となるので，ていねいな口腔ケアが重要である。柔らかめの歯ブラシを使用し，1日2～3回，ていねいに歯磨きを行い，食塩水や水道水による含嗽を行う。殺菌成分を含む含嗽薬は必ずしも必要ない。

口腔乾燥がみられる例では，口腔保湿剤を使用する。消化器がん，白血病，肉腫および小児がんの治療に用いられる抗がん薬では，特に口内炎が起きやすいので，十分な観察と対処法の指導が必要である。

なお，口内炎による痛みが激しい場合には，麻酔薬や麻薬による疼痛コントロールが行われることもある。

7 白血球減少（感染リスク）

▶ **症状** 薬物療法の影響で骨髄での造血が抑制され，治療後1～3週間頃にかけて白血球の減少が起きる。白血球数が1000/mm^{3}以下で重症感染症が増加するため，白血病などの造血器腫瘍や一部のがんを除き，白血球数がこれ以下にならないよう，薬剤投与量や投与間隔が調節される。

薬物療法中は，ふだんは問題とならない常在菌や弱毒菌による感染症が起きやすく，こ

れを日和見感染という。感染症出現時は，抗菌薬の投与などの適切な治療が早期に行われなければ，肺炎や敗血症などが生じ，生命の危険もあるので，早期発見・治療が重要である。

▶ **看護** 治療後の白血球数やバイタルサインの変化，自覚症状などに注意した観察，アセスメントが重要である（表5-20）。

　患者には，主な感染経路（図5-13）を説明し，手洗いや含嗽などの基本的な感染予防策の励行，口腔内や身体の清潔保持などについて十分に指導する。室内の清掃や換気，温度や湿度調整などの環境整備も重要なポイントである。また，発熱や悪寒・戦慄，リンパ節腫脹，局所の痛みなどの感染徴候がみられたら，直ちに連絡するよう説明しておく。

　寝たきりや低栄養，呼吸障害など，全身状態不良の患者では，感染が起きやすく重症化しやすいので特に注意が必要である。

8 脱毛

▶ **症状** 治療開始後2～3週間で脱毛が始まり，頭髪，眉毛，睫毛，腋毛や陰毛など，全身の体毛が影響を受ける。使用する薬剤によって脱毛の程度は異なるが，数回の治療により頭髪がすべて抜けてしまう全脱毛に至ることも多い。脱毛のプロセスは，数週間かかることもあれば2～3日で全脱毛に至ることもある。

　脱毛によって頭髪や眉毛を失うと顔貌が大きく変化してしまうため，深刻なボディイメージの混乱を招く。患者は外出や他者との交流を避けたり，脱毛に対する他者の反応に傷つき，社会的な孤立や孤独感を抱えることが多い。また，睫毛や鼻毛の脱毛は空気中の塵や埃に対する防御機能を低下させるため，目にゴミが入りやすいなどの問題も招く。

　薬物療法が終了すれば，通常，6～8週間頃には発毛が再開するが，脱毛前と比べて色や髪質が変化することが多い。

▶ **看護** 脱毛が予測される治療を行う際は，事前に十分な説明と自己対処への支援が重要

表5-20 感染予防に必要なアセスメントのポイント

白血球数	・白血球数の変化や前回治療時の減少状況
自覚症状	・膀胱炎症状や疼痛などの局所の感染症状，悪寒・戦慄の有無
バイタルサイン	・発熱の有無や熱型
フィジカルアセスメント	・全身の観察とリンパ節の触診 ・肺雑音の有無
皮膚・粘膜	・口内炎や肛門周囲炎などの粘膜損傷，白癬（水虫），皮疹，採血・点滴痕の炎症など，皮膚トラブルの有無
感染予防行動	・口腔ケアや陰部などの身体清潔保持状況 ・本人や同居家族の予防接種実施状況
栄養状態	・食事摂取量，体重変化，血清アルブミン値
環境	・室内の掃除状況，埃や洗面所周囲の長時間の水分貯留の有無，室温や湿度 ・インフルエンザやノロウイルス感染など，院内や市中の感染症の流行状態

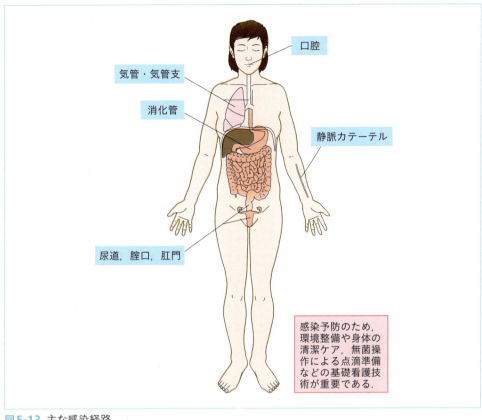

図5-13 主な感染経路

である。特に職場や近所の人たちに脱毛を知られたくない場合には，早めにかつらを準備できるよう助言する。

またピーク時には，髪に触れるたびに多量の脱毛があり，患者に大きな衝撃を与える。あらかじめ短めに散髪しておくことにより，脱毛に対する衝撃を減らせるとともに，抜けた髪を処理する負担も軽減できる。

寝具や衣服についた抜け毛には，粘着式クリーナーを用いた環境整備が有用である。

9 免疫チェックポイント阻害薬による免疫関連有害作用

▶ 症状　免疫チェックポイント阻害薬による免疫関連有害作用は，殺細胞作用を主体とした従来の抗がん薬と大きく異なる。その特徴は免疫に関連した有害作用であり，皮膚，消化器，内分泌，神経など，全身のあらゆる臓器に起こり得る炎症性の免疫反応である。重篤な皮膚障害や，激しい下痢，消化管穿孔，脳炎や神経炎，間質性肺炎など，生命にかかわる重篤な有害作用も報告されている。

殺細胞作用を主体とした抗がん薬による有害作用は，休薬によって症状の改善がみられるのに対し，免疫チェックポイント阻害薬による免疫関連有害作用は自己免疫疾患に類似した症状を有し，休薬だけでは改善が困難であることが多い。

IX　がん薬物療法（化学療法）と看護　285

▶**看護** 免疫関連有害作用は自己免疫疾患に類似した症状であるため，早期発見および早期治療開始による重症化予防が最も重要である。このため，患者や家族に対しては起こり得る有害作用に関する最新情報を提供し，異常の早期発見と早期の治療開始ができるよう指導することが重要である。また，免疫関連有害作用の治療については，がん薬物療法を行っている当該科だけでは対応が困難であり，皮膚科やリウマチ科，神経内科，呼吸器科，消化器科などとチームを組んだ対策が不可欠である。

2. がん薬物療法に伴う心理・社会的問題

1 精神的負担

手術療法に比べ，薬物療法は治療効果の判定に時間がかかり，効果の持続や予後の見通しなどに不確かな要素が多いため，患者は長期間にわたって不安を抱えやすい。また，倦怠感（けんたいかん）や感染予防のために活動範囲を縮小せざるを得ないことも多く，他者との交流や気分転換活動の不足により，孤独感を抱えやすくなる。

がん患者のなかには，職場や友人，時には親やきょうだいにさえも病名を知られることを避けたい思いから，副作用による苦痛を隠して振る舞う人も多く，心身共に大きな苦痛を抱えやすい。病名を知っている家族に対しても，心配をかけたくないために弱音を吐けないというつらさがある。

2 経済的負担

薬物療法を受ける患者は，入院や通院治療に伴って仕事の継続が困難となり，大幅な収入の減少にも直面する。さらに，抗がん薬は高価なものが多いために，毎月の医療費負担が数万円に達することも珍しくない。

Column　薬物療法の有害作用に対する患者の思い

①卵巣がんの女性（38歳）
「事前に説明は受けていたのですが，自分でも気持ちが悪くなるほど，ゴソッと抜けたので，とてもショックでした。抜けた髪を見たら，『ああ，本当にがんになったんだ』と実感しました。でも，治療が終わればまた生えてくるそうですから，あまりくよくよしないようにしています。今は髪よりも，命が大事ですから……」

②外来で治療している乳がん再発の女性（47歳）
「この治療は本当に嫌！　髪は抜けるし，治療のたびに吐き気やだるさが出て，治しているのか，悪くしているのかわからない。治療のたびにからだがつらくなるのですが，でも家族には『つらい』とは言えません。この先どうなるかわからない私のために，家族の大事なお金を使ってしまっていいのか，家事もできない今の私は，果たしてお金をかけてまで生きる価値があるのか——そんなことばかり考えています」

このため，治療の継続や家族の生活維持など，待ったなしの家計の危機に直面する患者も多い。

D がん薬物療法を受ける患者の看護

薬物療法を受ける患者は，様々な有害作用や心理・社会的問題を抱えやすいため，問題を予測した観察やアセスメントが重要である。また最近は，外来通院による薬物療法が増加しているため，患者自身が症状の観察や問題への対処ができるように支援していくことも必要である。

以下，事例を紹介しながら，薬物療法を受ける患者の看護について考えてみたい。

1 化学療法導入の経緯

Gさん（女性，72歳）は，夫，長男夫婦，高校2年生の孫との5人暮らしである。以前はパート勤めをしていたが，現在は家庭で家事全般を担当している。

8年前に乳がんの手術を受け，その後，ホルモン療法を行った。先月の検査で転移が発見されたため，薬物療法の導入目的で，3日間の予定で入院となった。

主治医からの病状説明について尋ねると，「手術から8年経って，そろそろ大丈夫かなと思っていた矢先の再発でとてもショックです。先生からは，治療してもがんを消すことはできないけれど，治療が続けられれば元気に過ごせると説明を受けました。1回目の治療だけ入院して，後は毎週1回，通院で治療するそうです。来年は孫の受験があるから，それまでは元気に応援してやりたいと思っています」と，落ち着いた様子で答えた。

2 入院時の看護問題

今回は薬物療法導入を主目的とした入院であるため，アレルギー反応や悪心・嘔吐などの有害作用に注意して観察するとともに，今後，なるべく苦痛なく，安心して治療が受けられるように，Gさんの対処能力を高めることを目指した。主な看護問題として，

#1：薬物療法に伴う合併症の潜在的状態（アレルギー反応，悪心，不整脈）
#2：有害作用に対する不安
#3：脱毛によるボディイメージの混乱

をあげ，以下のような援助を行った。

3 薬物療法の経過と看護援助

▶ **かつらの準備**　入院当日は，Gさんの希望により，院内の美容室で散髪し，かつらの採寸が行われた。病室に戻ったGさんは，「かつらの準備はなるべく早くしたほうがいいって，外来の看護師さんから教えてもらいました。値段は高いけれど，良いものを買ったほうがかつらと気づかれにくいし，気分も明るくいられると，これはほかの患者さんに教えてい

ただいたのよ」と、笑顔を見せた。

▶ **患者への説明**　その後、薬物療法の説明用のパンフレットと症状観察ノートを渡し、今後、Gさんに予測される脱毛や悪心、食欲低下、全身倦怠感などの副作用を中心に、症状の概要や観察ポイント、主な対処方法について説明を行った。

Gさんは、看護師の説明をうなずきながら聞いた後、「副作用ばかりで怖くなっちゃうわね……。つわりが軽かった人は吐き気が出にくいなんて聞くけど、私は軽かったから大丈夫かなあ」とつぶやいた。

▶ **治療当日の経過**　翌日の治療当日は、アレルギー反応や悪心・嘔吐を防止するため、抗がん薬の点滴前に、前投薬として抗アレルギー薬の経口薬、ステロイド薬と胃薬、抗がん薬による悪心の防止に有効な $5-HT_3$ 受容体拮抗型制吐薬が投与された。

抗がん薬の点滴開始後は、心電図モニターを使用して脈拍や不整脈、血圧の監視を行った。悪心や呼吸困難などの不快症状や不整脈も出現せず、治療開始から2時間程度で無事、治療が終了した。

Gさんは、「薬が入ってきたとき、少しからだが熱くなる気がしただけで、ちっともつらくなかった。後半は眠くなってウトウトしていました。思ったよりも楽なので安心しました」と、笑顔をみせ、予定どおり翌日に退院した。

4　外来薬物療法開始後の経過

退院後数回目の治療の頃にはほぼ完全に脱毛し、だるさや味覚変化が出現した。「説明されていたけど、副作用はやっぱりつらいわね。でも生きるためだからねー。辛抱しますよ」と苦笑した。かぜによる発熱がみられた以外は食事摂取も問題なく、順調に経過した。

5　外来薬物療法の経過

退院3か月後にGさんと面談を行った。Gさんは入院時よりも若々しく、表情も明るくみえた。そのことをGさんに伝えると、Gさんは笑顔で、次のように話した。

「指先のしびれや、からだのだるさが強くなってきたので、本当のところは結構きついです。髪も眉毛もすっかり抜けてしまったので、毎朝、化粧をして、眉を描いて、かつらを着けないと家族の前にも出られません。調子のいい日は10分で身支度ができますが、だるいときは1時間以上かかります。

でも、家では弱音は吐きません。孫の前ではいつまでも元気なおばあちゃんでいたいから……。孫は毎朝、静かに階段を降りてきて、心配そうに私の様子を確認してから、元気にあいさつをしてくれます。とても優しい子です。

家では毎日その日の体調をみながら孫や息子夫婦が出かけた後に休み休み片づけや洗濯をしています」。

つらい症状を抱えながらも、"元気でたよりになるおばあちゃん" としてGさんが生活できている様子を聞き、担当看護師としてとてもうれしく思うこと、今後も今のようなペー

スで生活してほしいと伝えた。

その後もGさんは毎週1回の外来薬物療法を受けながら，家庭内の家事全般を担当している。薬が効いている限り，今後もGさんの治療は続けられる予定である。

6 薬物療法に携わる看護師の姿勢

薬物療法を受ける患者は，不快な有害作用や治療効果の不確かさ，経済的な負担などにより，身体的・精神的・社会的に様々な苦痛を抱えている。薬物療法を受ける患者の苦痛を軽減するためには，有害作用の予防と対処能力向上に向けた支援と共に，悩みや困りごとを相談しやすい患者―看護師関係の形成が重要である。

また，複雑な人間関係の問題や経済的問題にも対応できる臨床心理士やソーシャルワーカーなどとの連携も必要である。同じ病気をもつ患者同士の交流の場や，患者会の紹介も有効である。

Gさんのように，つらい症状を抱えながらも，自分なりの方法で対処して，自分らしい生活が続けられるように支援することが，薬物療法に携わる看護師の重要な役割である。

7 薬物療法に携わる看護師の職業性曝露防止

がん薬物療法で使用される抗がん薬については，皮膚発疹や不妊症，流産，先天性異常，場合によっては白血病そのほかのがんを発症する恐れがあるなどの危険性が指摘されている。これらの危険から医療従事者を守るため，がん薬物療法に伴う職業性曝露防止対策が重要となっている。

抗がん薬が体内に取り込まれる曝露の経路は，皮膚への接触，鼻や口からの吸入が多いとされ，曝露防止に向けて安全キャビネットや閉鎖式薬剤移送システム（CSTD）の使用，マスクや手袋，ガウンなどの個人防護具（PPE）の装着が推奨されている。

X 放射線療法と看護

A 放射線療法とは

放射線療法とは，様々な種類の放射線を用いてがんを治す治療法であり，手術療法，薬物療法（化学療法）とともに，がん治療の大きな柱の一つである。

▶放射線療法の機序　放射線療法は，がん細胞の遺伝子をターゲットとしてダメージを与え，がん細胞を殺すことでがんを治療することを目的とする。

がん周辺の正常組織の細胞も同様の影響を受けるが，がん細胞のほうがより分裂が盛んなのでダメージを受けやすく，がん細胞が死滅しても正常細胞は生き残ることができ，治

療法として成り立つわけである。

▶**放射線療法の特徴**　放射線療法は手術と同様に局所治療であるが，異なる点は，機能や形態をそのまま温存した治療法であるということである。

　放射線療法は一般に，必要な量を数十回に分割し，数週間かけて照射する。分割1回分の照射では目に見える反応はほとんどないが，それらが集積されてがんの縮小，消失という反応となる。しかし一方では，有害事象（副作用）の発生につながる場合もある。がんを治療するうえで，有害事象を最小限にとどめながら治療を終了し，患者の治療前・中・後のQOLを高めるようケアすることが，放射線療法を受ける患者に対する看護師の大きな役割である。

▶**放射線療法の目的と方法**　放射線療法の目的は，①がんを消滅させる（根治的照射），②がんが再発したり大きくならないように治療する（予防的照射），③症状の軽減（緩和的照射）の3つに大別される。

　また，照射方法は，放射線の一般的な照射方法である外部照射（遠隔照射法）と，放射性同位元素（Auグレイン［198Au］，ヨード125［125I］，イリジウム192［192Ir］など）を直接，病巣へ刺入・埋没させて照射する密封線源療法（小線源治療）に分けられる。

1. 放射線療法の目的

1　根治的照射

　根治的照射とは，根治（完全な治癒）を目的とした放射線療法で，主に遠隔転移のないがんが対象となる。前立腺がん，頭頸部がん（舌がん，咽頭がん，喉頭がんなど），肺がん，子宮がん，食道がん，脳腫瘍，リンパ腫など，数多くのがんで根治的照射が行われ，最近では薬物療法のみならず，がん免疫療法を併用する根治的照射が増えている。

　根治的照射は，からだを切らずに，がん病巣だけをねらって治療できる，からだに優しい治療法のため，患者の治療後のQOLを最大限に維持できることが大きな利点である。QOLの維持に根治的照射が有効な例として，舌がん（咀嚼機能，構音機能），喉頭がん（発声機能），前立腺がん（性機能）などがあげられる。つまり放射線療法の対象となる患者は，早期がんであり放射線療法で完全な治癒を望める場合や，手術で食事・会話・性機能の障害やボディイメージの変容が想定される場合などである。遠隔転移のない早期がんであり，手術による形態・機能障害を回避したいという患者においては，放射線療法を選択するケースが増えている。

2　予防的照射

　予防的照射とは，手術や抗がん薬で治療してがんが消失した後の，再発予防を目的とした放射線照射である。

　最近では多くのがんで集学的治療（手術，放射線治療，抗がん薬などを組み合わせる）が行わ

れているので，手術をしやすくするための術前照射や，術後の再発を予防する術後照射なども増えている。たとえば乳がん患者では手術後の再発予防に放射線治療が行われており，この予防的照射を実施することで手術による摘出部位をあらかじめ小さくして，患者のQOLを低下させないようにしている。また，小細胞肺がん患者の場合は脳転移を引き起こしやすいため，脳に対して予防的照射を行う場合もある。

3 緩和的照射

緩和的照射とは進行がんや転移がん患者を対象として，がんが根治できないと判断された後にがんによって起こる様々な症状を緩和する目的で行う放射線照射である。転移がんによる症状の緩和といった緩和医療を受ける患者に使用されることが多く，骨転移による疼痛，脳転移による頭痛，悪心，麻痺などの症状，あるいは肺転移，肝転移，リンパ節転移などによる症状緩和に対して行われる。また，原発巣のがんの浸潤や正常組織の圧迫などによる症状（疼痛，嚥下困難，血流障害，神経障害など）の緩和も適応となる。

2. 照射方法の種類

前述のとおり，照射方法の種類は，放射線の一般的な照射方法である外部照射（遠隔照射法）と，放射性同位元素を直接，病巣へ刺入・埋没させて照射する密封線源療法（小線源治療）に分けられる。

1 外部照射（遠隔照射法）

外部照射は，高エネルギーX線や電子線を体外から照射してがんなどを消失（縮小）させたり，がん転移の予防，さらには様々な症状の緩和を目的として行われる。

▶ **照射装置** 外部照射は，主にリニアックという機械を用いてX線，電子線などを照射する。

外部照射装置の発達はめざましく，最近では3次元治療計画装置を用い，正常な組織を避け，がんの部分にだけ照射する強度変調放射線治療（intensity modulated radiation therapy：IMRT）装置や，水素の原子核，炭素の原子核などの粒子を利用して照射を行う粒子線治療装置なども普及しつつある。

これらの最新の装置により，治療成績の向上ばかりでなく，放射線療法に伴う様々な有害事象（副作用）が最小限に抑えられ，患者のQOL向上に大きな期待が寄せられている。

▶ **照射方法** 外部照射は，照射する部位から局所照射と全身照射に大別される。

❶**局所照射**：局所照射は言葉どおり，がん細胞のみの局所に照射する方法であり，最も多く用いられている治療法である。リニアック，強度変調放射線治療装置，粒子線治療装置は，局所照射に用いられる主な機械である。

❷**全身照射**：全身照射は，白血病などの血液系のがん細胞に対しての治療として行われ，がん細胞の消失および骨髄などの移植後の免疫反応を目的とする。

Ⅹ　放射線療法と看護　291

❸**治療時間と照射線量**：治療時間は，1回の照射に局所照射では約10分程度，全身照射では約30分程度と，比較的短い時間で1回の治療を終える。放射線の単位については，放射線療法をはじめとする治療では人体にどれだけ吸収されたかを表すGy（グレイ）を用いる。これに対してSv（シーベルト）は，放射線が人体に当たったとき，どのくらい健康への影響があるのかを評価するための単位である。

　疾患によって必要な照射線量は異なり，X線による局所照射の場合には1回2Gy（グレイ）を1週間5回に分割して60Gy程度，全身照射の場合には40Gy程度を照射の目安とする。

2 密封線源療法（小線源治療）

▶ **照射装置**　密封線源療法は，ブラキテラピー（brachytherapy）ともよばれる。ブラキとは「小さい」という意味で，小さい金属容器に密封された放射性同位元素から放出される放射線を治療に用いる方法である。

　密封線源療法の利点は，線源に近いほど高い線量が照射できるため，がん細胞近くに線源を留置することで，非常に高い線量を腫瘍にのみ投与することができることである。

▶ **照射方法**　密封線源療法は腔内照射と組織内照射に大別される。

　線源には，Auグレイン（198Au），ヨード125（125I），イリジウム192（192Ir）などが多く使用されている。

❶**腔内照射**：適応疾患は子宮頸がんが代表的であり，イリジウム192の線源を使用して治療が行われる。

❷**組織内照射**：適応疾患は，舌がん，前立腺がんが代表的であり，舌がんに対してイリジウム192，前立腺がんに対してヨード125の線源を使用して治療が行われる。

B　放射線療法に伴う有害事象

放射線療法による有害事象は，その発生部位，発生時期により異なる。

▶ **発生部位による分類**　症状の発生部位により，局所的な有害事象と全身的な有害事象に分けられる。

❶**局所的な有害事象**：照射される各臓器・組織に出現する症状であり，症状の強さは1回に照射する線量，総照射線量，照射する範囲によって影響を受ける。

❷**全身的な有害事象**：放射線宿酔と造血機能低下が主な症状であり，これらの症状も，1回に照射する線量，総照射線量，照射する範囲によって影響を受ける。

▶ **発生時期による分類**　有害事象は，発生時期により早期有害事象と晩期有害事象に分けられる。

❶**早期有害事象**：放射線治療中に発症し，照射終了後，数週間〜3か月以内に回復もしくは軽快する。

表5-21 放射線療法に伴う有害事象

〈全身的な有害事象〉

早期有害事象 （治療中～1か月半後くらいまでに発症）	晩期有害事象 （治療後3か月～数年後に発症）
放射線宿酔（二日酔い症状：全身倦怠感，悪心・嘔吐，食欲不振，頭痛，めまいなど），造血機能低下（易感染，出血傾向など）	発がん 成長・発育障害 遺伝上の障害

〈局所的な有害事象〉

照射部位	早期有害事象 （治療中に発症）	晩期有害事象 （治療後3か月～数年後に発症）
皮膚	放射線皮膚炎（発赤，紅斑，皮膚乾燥，脱毛，色素沈着，表層角質脱落，水疱形成，びらん，易感染など）	放射線皮膚炎（皮膚潰瘍，壊死，皮膚萎縮など）
粘膜（口腔粘膜，咽頭粘膜，鼻腔粘膜，結膜，食道粘膜，膀胱粘膜，腸管粘膜，など）	放射線粘膜炎（口腔・咽頭痛，嗄声・喉頭痛，鼻腔乾燥・鼻出血，結膜瘙痒感・流涙，嚥下時痛，排尿時痛・頻尿，下痢など）	放射線皮膚炎（消化管などの潰瘍，穿孔など）
口腔内の感覚器（舌，唾液腺，など）	味覚障害，口腔内乾燥，口腔粘膜炎など	
脳	脳の浮腫，頭蓋内圧亢進症状など	（まれに）脳細胞の放射線性壊死，脳萎縮
頭部	脱毛	
肺	（まれに）肺炎様症状	（まれに）肺線維症
上部消化管	胃酸分泌抑制，食欲不振，悪心・嘔吐，下痢，腹痛，脂肪吸収低下，胃粘膜のびらん・潰瘍・穿孔など	胃の穿孔，胃粘膜の繊維化による狭窄など
下部消化管	腸管粘膜障害による下痢，腹痛，便意の切迫など	腸管の潰瘍・穿孔・狭窄など
泌尿器	軽度の膀胱炎症状，頻尿，血尿，排尿障害など	腎不全
生殖器	精子・卵子形成異常，月経異常	不妊（無精子症，無卵子症）
骨	（まれに）疼痛，麻痺	（まれに）疼痛，麻痺

❷**晩期有害事象**：治療後3か月～数年を経過して症状が出現し，一度，症状が出現してしまうと回復が難しい場合が多いため，注意が必要とされている。

以上の有害事象について，その例を表5-21に示したが，以下では，それらのうち代表的な有害事象の症状と出現時期について述べる。

1. 局所的な有害事象

1 皮膚への照射による症状（放射線皮膚炎）

放射線皮膚炎は局所的な有害事象であり，乳がんや頭頸部がんなどで放射線治療をする場合に頻度が高い。

▶ **早期有害事象** 早期有害事象の症状としては，以下のものがあげられる。

❶照射開始後2～3週間後（20～30Gy）：発赤，紅斑，皮膚乾燥，脱毛（頭部に照射する場合）などが生じる。

❷3～4週間（35～40Gy）：色素沈着，表層角質の脱落などがある。

X　放射線療法と看護

❸ **5〜6週間後**（50〜60Gy）：水疱形成，びらん，易感染などがある。

▶ **晩期有害事象** 晩期有害事象の症状としては，皮膚潰瘍，壊死，皮膚萎縮などが生じる場合がある。

症状は，機器の種類や照射部位の放射線感受性，個人差などによって異なる。

2 粘膜への照射による症状（放射線粘膜炎）

放射線粘膜炎は局所的な有害事象であり，口腔や咽頭粘膜，鼻腔粘膜，結膜，食道粘膜，膀胱粘膜，腸管粘膜などに照射されたために生じた粘膜の炎症をいう。

▶ **早期有害事象** 早期有害事象は，照射開始後 2 週間半ば（25Gy）に出現し，5 週間頃（50Gy）にピークとなる。

その症状は，照射部位ごとに，口腔・咽頭痛，嗄声・喉頭痛，鼻腔乾燥・鼻出血，結膜瘙痒感・流涙，嚥下時痛，排尿時痛・頻尿，下痢などがあげられる。

▶ **晩期有害事象** 晩期有害事象の症状として，消化管などの潰瘍，穿孔などが認められる場合がある。

3 口腔への照射による症状

味覚障害，口腔内乾燥，口腔粘膜炎などの口腔内における感覚器系の症状は局所的な有害事象であり，主に舌，唾液腺，口腔粘膜に照射することで生じる。これらの感覚器系の症状は，患者の食事摂取量や食欲に大きな影響を与える。

▶ **味覚障害** 味覚障害は治療開始から照射開始後 2 週間（20Gy）までに出現し，5 週間（50Gy）頃に最もその症状が強くなる。

味覚回復時期は，照射終了後 30〜120 日（平均 70 日）とされている。

▶ **口腔内乾燥** 口腔内乾燥は，照射開始後 1 週間（10Gy）までに舌が乾燥し始め，口腔内乾燥のピークとなる時期は 4〜6 週間（40〜60Gy）頃である。

口腔内乾燥の回復は遅く，3 年以上経過しても治癒しない場合もあり，特に 50Gy 以上の照射量を受けた患者の回復は難しい。

▶ **口腔粘膜炎** 口腔粘膜炎は照射開始後 1〜2 週間（10〜20Gy）までに出現し，治療終了後 1〜2 週間程度で改善する。

口腔粘膜炎は，照射線量が 50Gy 以下の場合には，粘膜紅斑や偽膜性潰瘍がみられるものの，経口摂取には重大な影響を及ぼさない。しかし，50Gy 以上になると深刻な潰瘍・疼痛を生じ，経口摂取が困難となる。

4 脳・頭部への照射による症状

▶ **頭蓋内圧亢進症状など** 脳への照射による局所的な有害事象としては以下のものがあげられる。

❶ **早期有害事象**：照射開始後 1〜2 週間（10〜20Gy）頃に，一時的な脳の浮腫による頭

蓋内圧亢進症状（悪心・嘔吐，頭痛の症状を伴う）が出現する場合がある。このため，浮腫を軽減させる点滴を併用しながら放射線療法を行うことが多い。

❷晩期有害事象：脳細胞の放射線性壊死や脳萎縮が生じることもまれにある。

▶ 脱毛　頭部へ照射する場合，照射中から治療終了後数週間で，照射野に限局した脱毛が認められる場合がある。

40Gy 未満の照射線量では，治療終了後，半年以降に毛髪の再生が期待できるが，照射線量が 50Gy 以上の場合には永久的に発毛が認められない可能性がある。

5　肺への照射による症状

肺への照射による局所的な有害事象としては以下のものがある。

▶ 早期有害事象　乳がんに対する乳房温存術と放射線療法を行う場合に，肺炎様症状（放射線肺炎とよばれている）が現れることがまれにある。

▶ 晩期有害事象　照射後 2 ～ 3 か月後に肺線維症*の発症がまれにある。

6　消化管への照射による症状

▶ 上部消化管の症状　肺がん，乳がん，食道がんなどの胸部に対する放射線療法では，様々な消化器系の症状が出現することがある。上部消化管の胃粘膜の放射線に対する感受性は，口腔，食道粘膜，腸より低い。

❶早期有害事象：早期有害事象は以下のとおりである。
- 1 ～ 2 週間（10 ～ 20Gy）：胃酸分泌抑制が生じる。
- 2 ～ 4 週間（20 ～ 40Gy）：食欲不振，悪心・嘔吐，下痢，腹痛，脂肪吸収低下などがある。
- 5 ～ 6 週間（50 ～ 60Gy）：胃粘膜のびらん，潰瘍，穿孔などが生じる。

❷晩期有害事象：胃の穿孔や胃粘膜の繊維化による狭窄などが起こる可能性がある。

▶ 下部消化管の症状　肝臓がん，膵臓がん，子宮がん，結腸がん，腎臓がんなどの腹部に対する放射線療法では，照射野に腸管を含むため，腸管粘膜障害を起こすことが多い。

下部消化管のうち小腸が最も放射線の感受性が強く，大腸や直腸は小腸より感受性が低いとされている。

❶早期有害事象：2 ～ 4 週間（20 ～ 40Gy）に腸管粘膜障害による下痢が出現することが多く，患者の約半数以上に発症する。その他，腹痛（しぶり腹），便意の切迫なども起こる場合がある。

特に，子宮がんに対する全骨盤照射では，下痢などの腸蠕動運動の亢進が認められる。

❷晩期有害事象：腸管の潰瘍，腸管の穿孔，腸管の狭窄などが出現する場合がある。

＊**肺線維症**：肺胞壁が線維化することで肺の弾力性がなくなり，換気や血流が悪くなる状態をいう。

7 | 泌尿器，生殖器への照射による症状

前立腺がん，腎臓がんなどによって放射線療法を受ける患者の場合，膀胱や生殖器への影響が出現する場合がある。

▶ **早期有害事象** 治療開始後3～4週間（30～40Gy）で軽度の膀胱炎症状が出現することがあり，5～6週間（50～60Gy）で頻尿，血尿，排尿障害が生じる場合がある。

▶ **晩期有害事象** 腎臓に20Gy以上の照射をすると，治療終了後，3週間以降に腎不全を起こす可能性がある。

また，特に前立腺に照射する場合には，約4割の患者に何らかの性機能障害が現れるとされている。

8 | 骨への照射による症状

骨に対して照射する場合，疼痛や麻痺が突然出現することがあるが，まれである。

2. 全身的な有害事象

1 | 放射線宿酔

放射線宿酔は二日酔い症状ともいわれ，全身倦怠感，悪心・嘔吐，食欲不振，頭痛，めまいなどが主な症状である。

放射線宿酔は治療開始当日～10日前後に出現し，一日のなかでは照射数時間後に症状が強まるが，睡眠することで軽減することが多い。

2 | 造血機能低下

白血球（特にリンパ球）減少，血小板減少といった造血機能低下は，全身に対する照射，胸骨・椎体などに照射する場合に出現する。しかし，放射線単独での造血機能低下はまれであり，放射線・化学同時併用療法で生じやすくなる。

特に，白血球数が2000/μL以下になると感染しやすくなり，血小板数が5万/μL以下になると出血しやすいので注意を要する。

C 放射線療法を受ける患者の看護

放射線療法に伴う有害事象は患者のQOLに大きく影響するため，看護師は有害事象を予防・軽減するための知識や技術を身につける必要がある。そこで，先に紹介した有害事象のなかで，看護師が臨床で特にケアの役割を担う内容について，その概要を紹介する。

1. 放射線皮膚炎に対する看護

照射を受けた皮膚は細胞の再生機能が衰えるため，損傷されやすい状態となるが，皮膚炎に対する適切なケアによって症状が緩和され，治癒も進む。
以下に，一般的なケアについて説明する。

1 入浴

皮膚の汚れが細胞の再生を妨げるため，1日1回，入浴やシャワー浴で清潔を保つことが重要である。しかし，熱い湯は皮膚への刺激になるばかりでなく，疼痛の増強にもつながるため注意が必要である。また，酸性の石けんや香料の強い入浴剤も皮膚の刺激となるため，避けたほうがよい。

タオルあるいはスポンジに泡をしっかり立て，皮膚に余分な摩擦を与えないように洗う。石けんや水分は乾いたタオルで軽く押さえるように拭き取り，入浴後はしっかりと保湿をすることで皮膚の乾燥による炎症を避けるようにする。

2 冷罨法

氷やアイスノン®，濡れタオルで冷やすなどの冷罨法は，照射部位のほてりやヒリヒリ感といった症状を緩和させる場合がある。皮膚に当たったときに刺激にならないよう，アイスノン®はシャーベット状になった柔らかいものを使用する。しかし，現在のところその効果についてははっきりとした根拠がなく，また，冷罨法には予防的効果がないため，症状があるときにのみ行う。

冷罨法で症状が緩和しないときは，照射部位の冷却を目的としたトプシムスプレー®を使用することがある。ただし，アルコールを含有しているため，スプレーの際に「しみる」などの症状が出る患者やアルコールに過敏な患者への使用には注意が必要である。

3 摩擦・圧の回避

照射部位に対して，過度に摩擦が生じたり，圧迫するような下着や衣類の着用は避ける。また，照射部位に過度の体圧がかかる場合には，褥瘡を回避するためエアマットなどを使用しながら除圧を図る。

4 紫外線の回避

照射部位の日焼けによって炎症や疼痛が増強するおそれがあるため，屋外に出る場合には帽子や上着の着用，日傘をさす，日焼け止めクリームを使用するなどして日焼けを予防する必要がある。

5 軟膏の使用

▶ **使用上の注意** 軟膏は医師の診察・処方を受けて使用する必要がある。

皮膚の状態によっては，軟膏を使用することによって皮膚炎が悪化してしまうことがあるため，患部の刺激を避け，無処置で経過をみていくことが適切な場合もある。

▶ **塗布の方法** 軟膏を使用する場合の注意点は以下のとおりである。

① 直接，皮膚に塗ると刺激となるため，柔らかいガーゼなどを使用して厚めに塗る。これは，使用量が少ないとガーゼが軟膏を吸収し，患部に吸着して皮膚剝離の原因になるためである。

② 患部に貼る際は，ガーゼがしわにならないようにする。テープなどはできるだけ貼らないか必要最小限とし，包帯，スカーフ，下着（胸帯）などで工夫して固定する。

③ 軟膏の使用は，照射後，入浴後，就寝前など，1日1〜2回を目安とする。

④ 放射線照射前には，必ず軟膏を優しく洗い流して取り除く必要がある。拭き取ると，皮膚をこすることで刺激となり，症状が悪化するためである。

⑤ 軟膏を皮膚につけたまま治療を受けると，線量が増加して皮膚炎を発症・悪化させる原因ともなるので注意する。

⑥ 照射目標に使用しているマーキングは，軟膏により消えてしまうことがあるため，使用時には注意が必要である。

2. 味覚障害，口腔内乾燥，口腔粘膜炎に対する看護

味覚障害，口腔内乾燥，口腔粘膜炎といった口腔内の感覚器系の有害事象は，生活上，食事や会話などに大きな影響を及ぼしている。そこで以下では，感覚器系有害事象を抱え

放射線療法への正しい理解を

「放射線」という言葉から，患者さんは原爆といった過去の悲惨な出来事を思い浮かべ，特に高齢の患者さんは不安を抱くことが多いようである。放射線治療を受けると「全身の皮膚が放射能でただれる」「髪の毛が抜け落ちて一生髪の毛が生えてこない」という思いや，自分のまわりにいる家族や友人も同じような症状が出るなどの間違った考えから大きな不安が広がる。

看護師は，放射線療法について正しく知ってもらうため，患者さんに対して治療前・中・後に継続して十分な説明を行っていく必要がある。特に高齢者は理解力が低下していたり，あるいは耳が遠くなって看護師の説明が聞き取りにくい場合もあり，一度に多くの情報を提供すると，反対に混乱して不安を増強させる場合もある。したがって，大きな文字やわかりやすい絵や図を取り入れたパンフレットを使って重要なポイントを確認しながら数回に分けて説明することや，患者さんだけでなくご家族にも放射線療法について正しく理解してもらうことが必要である。

ながらも，おいしく食べられる食事の特徴，口腔ケアの概要について説明する。

1 食事の特徴

▶ **口からおいしく食べることの意義**　放射線療法を受けながらも，患者が「口からおいしく食べる」ことを保障するのは，栄養状態の改善により全身状態を良好に保つという生物学的観点に加えて，生きがいや意欲をもって闘病や日常の社会生活が行えるという心理・社会的側面からみても大きな意味がある。

▶ **累積照射線量に合わせた食事**　治療開始後1～5週間以内（10～50Gy）の時期と，5週間～治療終了7日以内の時期では，その症状に大きな違いが認められる。そのため，累積照射線量ごとの症状の変化に合わせた食事の提供が重要である。

▶ **食欲に影響を与える食事の特徴**　有害事象を抱える患者の食欲は，食事の「食感」「味付け」「温度」「におい」「食形態」の5つの要素と大きく関係する。患者はこれらの要素を総合的に把握して食事の良し悪しを判断する。さらに患者の食欲は「嗜好性」から大きな影響を受け，食後の至福感・満足感につなげられる。つまり，累積照射線量に伴う有害事象の症状変化に応じた5つの食事の要素および嗜好性に配慮した食事を提供することによって，患者の食欲は高められる。有害事象を抱える患者の食欲に影響する要素を表5-22にまとめた。

2 口腔ケア

▶ **口腔ケアの頻度と時間帯**　口腔ケアは毎食後に実施するだけでなく，一日に5回以上実施することで唾液分泌が促進され，口腔内乾燥が緩和される。特に夜間は，唾液分泌量の減少により口腔内乾燥が増強するため，朝の口腔ケアは重要となる。

この口腔内乾燥が緩和することで味覚障害や口腔粘膜炎の症状が緩和し，食事が食べやすくなったり，会話もしやすくなる。

▶ **口腔ケアの方法**　口腔ケアの基本は，口腔内の保湿と清潔を保つことである。以下にその方法を述べる。

❶**口腔ケア用の薬剤**：口腔内乾燥の予防あるいは口腔内が乾燥している場合の口腔ケアは，口腔内にジェル状口腔保湿薬（オーラルバランス®など）を塗布するか，あるいはこれを配合した含嗽水を利用して口腔内の湿潤を促す。

舌苔が認められる場合には，含嗽液（ハチアズレ®含嗽液）や重曹含嗽水を用いて口腔ケアを実施するとよい。また，照射で口腔粘膜炎による痛みを伴う場合は，局所麻酔薬（キシロカイン®含嗽液）を用いて痛みを緩和させることができる。

❷**ブラッシング**：ブラッシングは，口腔粘膜炎の症状や痛みの程度に応じて，スポンジブラシ，舌ブラシや軟毛歯ブラシなどを選択して行う。

舌苔や老廃物などの汚れを軽くブラッシングしながら取り除き，その後に含嗽を行う。口腔内が乾燥している場合は，ぬるま湯などで口腔内を十分に潤してからブラッシン

表5-22 患者の食欲に影響する要素（食物特性・嗜好性）

	累積照射線量が50Gy未満の時期	累積照射線量が50Gy以上の時期
食感（テクスチャー）	・腰の強さ ・シャキシャキとした口あたり ・とろける舌ざわり ・調理の手をあまり加えず，食材の本来もつ硬さ・軟らかさを生かした食感	・軟らかさのなかにも歯応えのある食感 ・きめ細やかな舌ざわり ・粘りを生かした食感 ・ふんわり感を生かした食感 ・最初に口に入れたときの口あたりや喉越し感 ・肉・魚の煮物料理のもつ食感 ・<mark>肉・魚の焼き物料理のもつ食感</mark> ・<mark>揚げ物のもつ食感</mark>
味付け	・こくのある味付け ・旬の新鮮な食材を生かした味付け ・酸味・甘味・塩味を効かした味付け ・香辛料・香味野菜でアクセントをつけた味付け ・白いご飯よりチャーハンなどの味付けをしたご飯	・洋風だしより和風だし ・味噌汁より澄まし汁 ・乳製品を使った味付け ・<mark>辛み・濃い醤油味などの刺激物，アクの強い食材</mark>
温度	・冷たいものは冷たく，温かいものは温かくといった至適温度 ・冷まして味をくっきりさせた煮物・汁物	・前菜などの冷料理 ・温かい料理と冷たい料理の組み合わせ ・人肌程度の温度
におい	・風味豊かなにおい ・においのしっかりとした食事	・<mark>炊きたてのご飯のホカホカのにおい，香りの強い食事</mark> ・<mark>食べている最中よりも食べ始めのにおい</mark>
食形態		・とろみ，バター，植物油，ゼリー寄せといった食形態 ・春雨，煮付けた麺などの飲み込みやすい食形態 ・副食を小分けして少しずつ食べられる食形態
嗜好性	・患者の好きな食べ物や調理方法 ・患者がこれまでよく食べていた摂取頻度の高い食事	

■：食欲の低下に影響する特徴

グを行うと痛みも緩和できる。

3. 頭蓋内圧亢進症状，脱毛に対する看護

1 頭蓋内圧亢進症状への対応

脳に放射線を照射する場合，一時的な頭蓋内圧亢進に伴う悪心・嘔吐，頭痛の症状が出現することがある。この症状への対処方法は，医師の指示のもとに副腎皮質ステロイド薬を投与することで，それにより脳の浮腫を軽減させ，症状を緩和させる。

日常の生活指導としては，眼精疲労をきたすようなパソコンを使った作業，読書，テレビなどは最小限にとどめるよう説明する必要がある。

精神面に対するケアとしては，頭蓋内圧亢進症状は一過性であること，薬物で症状をコントロールできることなどを説明し，不安の軽減を図っていくことが重要なケアとなる。

2 | 脱毛への対応

　脱毛の程度は個人差が大きく，軽度なものから頭髪が完全に抜けてしまうものまで様々であり，照射部位や照射線量，治療スケジュールなどによっても変化する。

▶ 治療開始前の看護　治療を開始する前に，脱毛に関する情報を提供し，患者と対話をしながら具体的な対策を一緒に考える必要がある。

　脱毛によるショックができるだけ少なくなるように，前もって髪を短く切っておくのも一案である。

▶ 治療中・後の看護　実際に脱毛が始まったら，就寝時に抜けた毛髪が散らばらないようにキャップをかぶったり，抜けた毛髪を粘着テープで片づけるといった工夫が必要になる。

　脱毛を恐れて洗髪を嫌がる患者もいるが，頭皮を清潔に保たなければ，毛炎などの感染症を引き起こすことがある。そのため，
①低刺激性のシャンプーを用いて洗髪する
②ドライヤーは低温・弱風で使用する
③頭皮を刺激しないよう，柔らかいブラシを使う
などの頭髪のケアに関するアドバイスを行い，頭皮を清潔に保つように説明する必要がある。

　医療用ウィッグ（かつら），メディカルコスメ*に関する情報の提供も有効な場合がある。

4. 消化器症状に対する看護

1 | 悪心・嘔吐への対応

▶ 悪心・嘔吐の誘因　放射線療法による悪心・嘔吐の症状は，主に照射による消化管粘膜の作用，治療に伴う緊張・不安などの精神状態，不快なにおい，音，味覚などが誘因となることが多い。このような症状が出現した場合は，食事の前にレモン水や番茶などで含嗽（がんそう）をすると，悪心・嘔吐の予防になることがある。

▶ 悪心があるときの対応　悪心があるときは，一度にたくさんのものを飲んだり食べたりせず，少しずつ何回かに分けて食べる，サンドイッチやおにぎり，寿司などのように，ひと口サイズに小さくして食べることも有効である。

▶ 胃への負担の軽減　胃の中に食べ物が長くとどまっていることで悪心を催したり，嘔吐によって消化・吸収の働きが低下したりすることがあるため，なるべく胃の中にとどまっている時間が短い食べ物（炭水化物など）を中心に摂り，胃への負担を軽くするような食事の提供も重要である。特に，消化があまり良くないものや繊維の多い野菜，脂質などは控えたほうがよい。

＊ メディカルコスメ：がんなどの治療により皮膚に悩みを抱える患者が，見た目を美しくするための化粧品。

▶**嘔吐がある場合の食事法** 嘔吐がある場合，消化管の粘膜が過敏になっていることがあるため，1〜2時間，食事を控えてみるのもよい。しかし，できるだけ水分は摂るようにし，脱水症状を回避するようにする。

食後は，おおよそ2時間程度は仰向けに寝ないようにするとともに，身体を衣類で締め付けないようにする。

2 │ 下痢への対応

下痢は，腸，子宮および前立腺への照射により生じやすい症状である。

下痢の症状が出現した場合，特に注意が必要なのは脱水症状である。下痢による脱水症状は患者の全身機能や意識状態の悪化につながる危険性がある。そのため，脱水症状のアセスメント，モニタリングはもちろんのこと，患者に脱水の予防について説明するなど，脱水に対する予防・早期対処が必要となる。

5. 放射線宿酔に対する看護

放射線宿酔は睡眠することで軽減することが多いため，まずは治療後の安静，夜間の安眠が図れるように環境を調整することが不可欠となる。

また，放射線宿酔は一過性の症状であり，リラクセーション法を取り入れたりすることで，時間の経過により症状が軽減することを説明するなど，不安の軽減に努める。

食事は少しずつ，間食を取り入れ，摂取可能なときに嗜好性の高い食べ物を摂るなど，放射線宿酔を軽減するための方法を指導するとよい。

有害事象を抱える患者を「生活者」としてとらえ援助する！

放射線療法に伴う有害事象の出現時期をおおよそ予測できるため，看護師は患者に対して，有害事象の出現時期とその症状に合わせた適切な予防と緩和のためのケアを実施する。そのうえで重要となる視点は，患者の生活背景や価値観を最大限に尊重し，その人らしく「生活者」として治療を完遂できるよう援助することである。

放射線療法を受ける患者は，外来通院で治療を受けることも多く，なかには仕事をしながら，それぞれ個別的な24時間の生活を送っている。たとえば，舌がんで口腔内に照射する場合，味覚障害が出現する可能性が高く，人とのかかわりが多い営業職にとっては，食事が仕事と直結し，味覚障害を抱えながらもおいしく食べることが，その人の人生の質を向上させるうえで不可欠となる。看護師は，食欲に影響する「食感」「味つけ」「温度」「におい」「食形態」の特徴に関する情報を患者に伝えるのみならず，これまでどのような食事の嗜好性をもち，さらには営業職でどのような外食をするのかについて必要な情報を収集し，お店で選択できるメニューの提案などを行うことが，患者を「生活者」としてとらえ援助することにつながる。

XI 精神療法を受けている患者の看護

　精神療法は精神医学的治療の一つで，わが国では精神科医の行うものを精神療法，臨床心理士の行うものを心理療法とよんでいるが，英語では同じpsychotherapyである。

　精神療法とは，言葉や対人関係をとおして患者の心に働きかけることにより，不安を和らげたり，心の負担を軽減するだけでなく，パーソナリティの統合と成熟を目指す治療である。これに対しカウンセリングは，生活の質の向上，自己実現を目的としている。

　精神療法は，訓練された治療者（精神科医，臨床心理士）によって行われるものであるが，中井は，広義には「患者に対する一挙一動，たとえば呼び出すときの声の調子や，薬を渡す手つきへの配慮を含むものである」[15]と言っている。その意味では，看護師も日常的に患者の苦悩や葛藤に関心を寄せ，具体的な援助行為や人間関係をとおして，患者の人間的成長を図ることを目標としており，患者にかかわる治療的意義は大きいといえる（図5-14）。

精神療法とは

1. 精神療法の考え方

1 精神療法の適応範囲

　精神療法の適応範囲は，不安障害や神経症性障害，うつ病性障害，パーソナリティ障害，

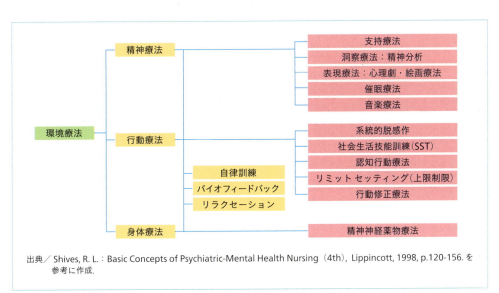

出典／Shives, R. L.: Basic Concepts of Psychiatric-Mental Health Nursing（4th），Lippincott, 1998, p.120-156.を参考に作成.

図5-14 精神科における様々な治療

精神病性障害の寛解期などの精神医学領域の障害と，一般的な身体疾患による心理的反応に対してである。

なお，幻覚・妄想が顕著な状態，重いうつ病，双極性障害，脳の器質的障害，反社会的行動障害などに対しては，単独での精神療法は効果があまり期待できないため，ほかの治療法との併用が必要である。

2 精神療法の形態

精神療法の形態は様々であり，
①個人を対象にした個人精神療法（individual psychotherapy）
②数人から十数人の集団を対象にした集団精神療法（group therapy）
③夫婦や家族を対象とした夫婦療法や家族療法
などがある。

3 精神療法の限界と拮抗性

精神療法は，主に治療方法に基づいて後述のように分類されるが，どの精神疾患にも有効な治療方法はいまだ確立されていない。また，どの精神疾患にどの治療方法が有効であるかという明確な根拠は，今のところ示されていない。一方，どのような治療方法を用いても，同じような効果が期待できるともいわれている。

それは，どの方法でも，治療過程において，治療者が支持的・共感的・受容的に患者と誠実に接することで，患者が治療者を信頼し，安心して自分の問題に向き合えるからである。ここに，治療同盟*が成立する。

2. 主な精神療法の種類と適応

精神療法には，支持（的精神）療法，表現療法（芸術療法），洞察療法，訓練療法などがある。これらの治療法の基本的な考え方は共通点が多く，実際には柔軟に組み合わされ，活用されている。

1 支持（的精神）療法

支持療法は，精神医学的治療の基本となる精神療法であり，最も多く用いられている。薬物療法その他の治療法と並行して行われるのが普通である。

この療法は，患者の長所を支持し，励ましたり，助言したり，知識や技術を教えたりして心の支えになり，患者が状況に対応することを支援する。

患者の心理的葛藤やパーソナリティの問題，症状の説明などには深く踏み込まず，患者

＊**治療同盟**：患者の問題を解決するという共通の目的を達成するために，治療者と患者の互いの健全な自我の部分が協力し合う，という同盟を結ぶ（約束する）ことである。精神療法が展開し継続されるには，治療同盟が成立していることが重要である。

との話し合いをとおして，治療者との間に信頼関係を築き，患者の自我能力を強化し，本来もっている適応能力を回復させて現実に再適応できるように導く。そのため，患者に温かい受容的な態度で接し，関心をもって患者の話をよく聴き，悩みに共感し，励まし，助言を与え，不安，緊張，恐怖などの症状を和らげ，患者が自主的に進むべき方向を見つけて症状を解決していくことを支える。そうすることにより，患者の気持ちに寄り添う治療者の心が伝わり，それが患者の力となる。

2 表現療法（芸術療法）

患者に，過去の情緒的な体験を想起させ，心に閉じ込められていた欲求や不満，憎しみ，怒りなどの感情を，できるだけ自由に，言葉，態度，絵，音楽，ダンスなどで表現し，発散してもらうことによって心的緊張を解くものである。これは，カタルシスともいわれるが，自己についての気づきを得ることもできる。心理劇（サイコドラマ）は，集団的な表現療法である。

3 洞察療法

患者に，自分の無意識的な葛藤を洞察してもらうことで，精神症状を和らげる方法である。治療者は，患者の症状や行動の背後に抑圧されている欲求や感情，葛藤，不適応の原因について，患者自身が気づく（洞察する）ように導いていく。

代表的なものに精神分析療法や来談者（クライエント）中心療法がある。

▶ **精神分析療法**　精神分析療法は，フロイト（Freud, S.）によって創始された「無意識」に焦点を当てた精神療法である。

❶「無意識」の影響：フロイトは，様々な身体症状に苦しんでいた患者が，意識下に抑圧していた過去の体験や感情を意識化し，洞察することによって，それらの問題が解決されていくことを経験した。この治療経験からフロイトは，人には本人が意識できない無意識の広大な領域があることを発見し，本人の気づかないうちに無意識が意識や行動に影響を与えていると考えた（図 5-15）。

フロイトが行った治療の方法は，患者に，頭に浮かんだことを何でも話してもらう「自由連想法」であるといわれる。フロイトは患者が話した内容を患者の自我の防衛機能がどのように働いているかという点から分析した。これにより，患者の自我の成長を目的とする精神分析療法が確立された。

❷治療者の態度と患者の反応

- 治療者の態度：治療者は，患者のどのような言葉についても価値判断や評価をしない，どのような言葉にも平等に関心をもつ，という態度で患者の連想を聴く。これには訓練が必要である。このような治療者の態度により，患者は徐々に，安心して，ありのままの自分について語ることができるようになる。そして，自分を見つめ直し，自分がどう感じていたのか，どう表現していたのかなど，それまで自分を抑えていたこと

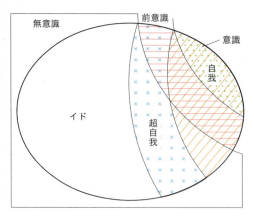

イドは，ほとんどが無意識のもの
自我は，意識，前意識，無意識より成立し，イドと超自我を結びつけるものである
超自我は，前意識と無意識より成立している

出典／南裕子，稲岡文昭監：セルフケア概念と看護実践；Dr. P. R. Underwood の視点から，へるす出版，1987, p.98.

図5-15 心の構造と機能の関係

に気づいていく。治療者は，患者と対話しながら，患者の言葉，行動，空想，夢，症状の無意識的な意味を解釈し，患者に伝える。

- **患者の反応**：患者は，症状のもつ意味と防衛機制を知り，自分の内的な葛藤や欲求が，幼少期の対人関係に関連していることを洞察することをとおして自己理解を深め，現実に適応していく。この過程で患者は，内面を見せまいと無意識的に治療に抵抗したり，退行したり，幼少期の人物に抱く感情や態度を治療者に重ねたり（転移）するが，治療者はこれらの行動の意味を解釈し，治療に生かす（「退行」「転移」「抵抗」については，本章XI–C「精神療法が患者に及ぼす影響」で述べる）。

❸**精神分析療法の発展**：精神分析療法は，ユング（Jung, C.G.）やアドラー（Adler, A.），サリヴァン（Sullivan, H.S.），フロム‐ライヒマン（Fromm-Reichmann, F.）などによって修正され，発展している。

古典的な精神分析では，患者は寝椅子に横になり，自分の見た夢や出来事などについて自由連想を進める。しかし最近は，治療者と患者が向き合って対話する精神分析的精神療法が行われるようになっている。

▶ **来談者（クライエント）中心療法**　来談者（クライエント）中心療法は，ロジャーズ（Rogers, C.R.）によって創始された精神療法である。

❶**「自発的な依頼者」**：ロジャーズは，治療者が能動的態度で患者に指示を与える方法を批判し，患者は，自分の何が問題で，どのようにそれを解決するか，自分でどう意思決定するかなどを判断する力がある，来談者にとっての真の治療者は来談者自身である，と信じた。そのため，「患者」という言葉ではなく，「『自発的な依頼者』という意味をもつ『クライエント』という言葉に変えた」[16]。治療者は来談者が進める治療のプロセスに寄り添う。この方法は支持的精神療法と共通点が多い。

❷**治療の目的**：この治療の目的は，過去の経験の分析や理解ではなく，「今ここで（here

and now)」の来談者と治療者の治療関係そのものにあり，個人の成長を援助することである。

治療者は，関係の質を提供することが重要で，この関係の質が治療に向かわせる，と考える。

❸**治療者の態度**：このような考えから，来談者（クライエント）中心療法では，次の3つの治療者の態度を重視している。

- 受容もしくは無条件の肯定的配慮：治療者が来談者を「あなたが○○の場合だけ認めます」というような条件をつけず，どんな状況にあっても肯定的な関心を向け，受容する。
- 共感的理解：来談者の私的な世界を，あたかも自分自身の世界であるかのように感じ取り，感じ取ったことを相手に，ていねいに，言葉で確かめていく。
- 自己一致（純粋性）：来談者は，自分にとっての重要他者が言う「こうでなければならない」などの評価や価値観を，自分で取捨選択せず，そのまま自分に取り入れてしまう。そのように，自分の本当の感覚を無意識に犠牲にしているため，自分を信じることができず，不安定な状態にあることが多い（自己不一致の状態）。これに対し，治療者は，自分の経験と自己概念にずれが少なく，自分に対する信頼があり，安定した状態（自己一致の状態）であることが望まれる。来談者は，自己一致している治療者と面接を行うことで，治療者を信頼し，安心して自分と向き合うことができる。

人間関係によって受けた心の傷を癒やせるのは，人間関係だけである。治療者がこの3つの治療的態度を備えて来談者と対話することは，来談者にとって他者に受容され共感される体験となる。その体験により，ありのままの自分自身を受け入れることができ，より良く生きるための変化が起こる，と考えられている。

4 訓練療法

問題行動をとっていた患者が，自らの行動が変化していくことを体験することにより，心を鍛え，自信をつけ，現実に適応できるように訓練する治療法である。

代表的なものに，行動療法，森田療法，自律訓練法がある。

▶ **行動療法**

❶**行動療法の特徴**：行動療法は，以下の特徴をもつ。

- 客観性を重視し，観察可能な行動や症状に介入する。
- 学習による行動の変化を期待する。
- 行動は，反応と刺激の連鎖によりとらえられると考える。

❷**行動の消去と強化**：行動療法では，人間の行動は，経験によって獲得される比較的持続的な行動の変容（学習）により身につくと考える。

問題となる行動も学習の結果としてとらえ，まず行動分析を行う。問題となる行動が，過剰な条件づけによるものである場合は「行動の消去」を，条件づけの不足や欠如によ

るものである場合は「行動の強化」を目的とした介入を行う。

❸**具体的技法**：行動療法には、具体的技法として以下のものがあげられる。

- 新行動 S-R（刺激 - 反応）理論に基づく系統的脱感作
- 曝露法（エキスポージャー法）
- 応用行動分析理論に基づくオペラント技法
- 社会学習理論に基づくモデリング
- セルフモニタリング
- 認知行動療法理論に基づく認知再構成法

　行動療法には認知的な側面も含まれており、最近では認知行動療法とよばれることも多くなっている。不安障害、摂食障害、物質乱用、強迫症状などに適用されている。

▶ **森田療法**　1920（大正9）年前後に森田正馬により創始された精神療法で、適応は主に神経症である。

　患者が自分の不安や症状を否定せず、あるがままに受け入れ、不安や症状への執着から脱し、日常の行動をとおして生活を再構築していく。

　入院での森田療法では、最初の1週間は臥床して生活し、次の週は個人で軽作業を行い、毎日、日記を書く。そして、次の1～3か月間は、ほかの患者との様々な共同作業を主

Column　オープンダイアローグ

　オープンダイアローグとは、「開かれた対話」を意味するもので、1980年代からフィンランドのケロプダス病院で開発されてきたクライアントへのアプローチである。クライアントや家族の要請により、専門職チームがクライアントの自宅を訪問し、危機的状況が解消するまで、毎日治療ミーティングを実施する。

　このアプローチは、「人間」としての「関係性」を大切にするもので、

①専門職チームは、クライアントの前で、そのクライアントについて語り合う（これをリフレクティングという）。クライアントは、専門職チームの語りを観察することによって言葉が引き出され、自分の経験について他者と分かち合える表現ができるようになっていく。また、本人を抜きにしては何も決めない。

②1つの共通した見解を導くことを目指すのではなく、参加者一人ひとりの多様な声をていねいに聞いていく。

③専門職チームは、互いの専門性を大切にしながら、上下のないフラットな関係を保つ。クライアントのみが変化するのではなく、家族や治療者も共に変わっていこうとする。

という特徴をもつ。ケロプダス病院では、薬物や身体拘束が不要になり、地域において統合失調症の発症患者が減少したなどの成果を上げている。オープンダイアローグは現在、デンマーク、ドイツ、イギリス、アメリカ、イタリア、ポーランド、オーストラリアなどで実践およびトレーニングが行われており、世界中で注目されている。わが国でも、一部のACTで取り入れられている。

とし、さらに1週間から1か月かけて日常の生活に復帰するための訓練を行う。

▶ **自律訓練法** 自己暗示的にからだの緊張を緩める訓練をとおして心理的緊張を緩め、交感神経系の興奮を鎮める。これにより、副交感神経系が優位に働き、自分でリラックスした状態を作り出すことができる。

精神疾患のほか、一般的に、ストレス解消や能力開発などにも実施されるようになってきている。

B 精神療法を必要とする患者とは

精神療法を受ける患者には、身体的な治療を受ける患者と大きく異なる点がいくつかある。

▶ **防衛機制がある** 患者は、幼少期に身につけたいくつかの防衛機制を、成長してもそのまま使っており、状況に合わせた様々な対処の方法がとれず、現実に適応できないでいることが多い。ほかに適切な対処法を見いだしていく必要がある。

▶ **言語的なメッセージと非言語的なメッセージの矛盾が生じる** 幼少期より、重要他者とのコミュニケーションにおいて、矛盾する2つのメッセージ*を同時に受け取ることが繰り返されると、本人は混乱する。しかし、その混乱を表現することができず、周囲の価値観や判断基準に自分を合わせてしまうようになる。

そのような患者は自我が未熟であり、ありのままの自己表現や自己決定することが苦手であり、他者と円滑にコミュニケーションを図ることが難しいことが多い。

▶ **幻覚、妄想などの異常体験がある** 患者は幻覚、妄想などの異常体験をしていることが多い。治療者に出会うまでに、その体験を他者と共有できず、孤独感、疎外感、不安、恐怖、絶望を感じていることもある。家族でさえも、異常体験は理解・共感することが難しく、患者は自分を表現することを諦めてしまうばかりでなく、自分の存在そのものに危機感を感じることもある。

また、様々な精神症状は、患者にとってはリアリティがあるため、周囲の人から「それは事実ではない」とどんなに論理的に説明されても、「自分にとっての事実（リアリティ）」を訂正することは難しい。したがって、病識がないことが多い。

このように、患者は自分の存在価値に自信をもてず、様々な場面で周囲の人と違うことを認識するため、自尊感情は低い傾向がある。

C 精神療法が患者に及ぼす影響

精神療法の進行に伴って、患者は、治療の影響を受けて様々な行動をとることがある。

---

* **矛盾する2つのメッセージ**：言語でのメッセージとそれと相反する非言語のメッセージが同時に送られると、受け取るほうはどちらが本当のメッセージか、どちらに反応したらよいかがわからず、混乱してしまう。

そのため看護師は，精神療法の治療過程を理解したうえで患者とかかわる必要がある。

1 退行

患者は，治療開始の際に決められた治療時間，料金，場所などに従って治療に通うが，治療の効果がすぐに現れるわけではない。そのため，患者はしだいに欲求不満が強くなり，治療のなかで無意識に，幼児期以降，それまで使ってきた防衛機制で対処しようとする。これを退行という。

2 転移

精神療法が進むにつれて，患者は治療者を，これまでの人生で接してきた重要な人（多くの場合は両親）に見立て，治療者に対してそのように接するようになる。それは，患者にとって治療者がどのような人物か具体的なイメージをもちにくいために，治療者に様々な人物像を重ねやすいことなどが関連している。このような現象を転移という。

転移は，患者と治療者の間でみられる患者側の無意識的葛藤であり，治療をさらに進展させて有効なものにする場合もあれば，逆に，治療を妨げる場合もある。治療者を優しく親切で愛情のある人と見立てる場合は前者（陽性転移），批判や攻撃をする厳しい人と見立てる場合は後者（陰性転移）ということになる。

患者に転移がある場合，まず，患者自身が治療者との間に生じている転移に気づき，その意味を理解する必要がある。患者は，転移の意味を理解することをとおして，これまでの他者とのかかわり方がどのように偏っていたのか，なぜうまくいかなかったのかなど，対人関係の問題が理解できるようになるのである。この理解が進むことで，患者の対人関係も変化し始める。

3 抵抗

自分の欲望や感情を表現することを恐れたり嫌ったりする気持ちが強く，それらを抑え込み，犠牲にしてきた患者が多い。治療の開始に伴って，そのような抑え込みが緩み始めたとしても，ある程度まで進むと，それ以上，緩めるのを恐れるようになる。その結果，それまでスムーズに様々なことを話していた患者が，ある局面から話すことを拒むようになったり，話そうとしていた内容を思い出せなくなったりするなど，治療を妨げるような行動が生じてくる。このような現象を抵抗という。

抵抗にはいくつかの種類があるが，そのうち，

①防衛性の抵抗：身についた防衛のパターンを守って変わらないという抵抗

②転移性の抵抗：転移が強くなり過ぎた状態

はよく生じやすい抵抗である。抵抗が生じていることやその意味を患者にも気づいてもらい，患者の自己理解のために役立てることが重要である。

D 精神療法を受ける患者の看護

1 信頼関係の構築

看護師は，患者への共感的理解や，温かく思いやる態度などを基盤とし，患者との信頼関係を築く努力をすることが大切である。

たとえば，患者が自分の考えや感情を表現できるように，そのための環境を整えることもあるだろう。また，患者の退行や転移，抵抗は，治療の後退ではなく治療の重要な過程であることを理解し，看護師は一貫した態度で接する。

2 看護の基本的姿勢

▶ 患者の感情経験を理解する　患者は，それまで行っていたセルフケアが不十分になったり，身体症状が現れたり，特定の看護師への敵意を表したり，様々な行動をとる。好ましくない感情が表現された場合，その背景には，患者がこれまでの人生において体験した感情経験があると考え，冷静に対応する必要がある。

Column　WRAP®（ラップ）：Wellness Recovery Action Plan 元気回復行動プラン

精神疾患で長年苦しんでいたアメリカのメアリー・エレン・コープランド氏が，ほかの人々は精神疾患にどのように対処し生活しているのか疑問に思い，調査したところ，多くの人が安全でシンプルな方法を使っていたことがわかった。そこで，だれもが日常生活のなかで生かすことができるシステムをつくり出した。

「元気に役立つ道具箱」として，
① 日常生活管理プラン：自分が調子をくずさないために何をする必要があるのか，何をしない方がよいのか
② 引き金：何が調子を崩すきっかけとなるのか，何をすれば回復できるのか
③ 注意サイン：調子を崩し始めたとき，どんな状態になるのか，何をすれば回復できるか
④ 調子が悪くなってきているときのサイン：明らかに調子が悪くなっているとき，どんな状態になるのか，何をすれば回復できるのか
⑤ クライシスプラン：もはや自分では対処できないとき，どんな状態になるのか，自分にかわってだれにどのようにしてほしいか

これらのプランを，あらかじめ自分で準備しておく。このシステムにより自分自身で自分の調子をモニターし，調子が悪くなってきていることに気づき，自分で対処することができる。精神疾患をもつ人に限らず，だれでも生き生きと生活するために活用することができる。

▶ **看護師間で情報を共有する** 看護師間で情報を共有し，患者の対人関係の特徴と，無意識的な欲求や葛藤を知ることで，適切な看護援助を行うことができる。

▶ **精神療法の理論と方法を理解する** 看護師には，精神療法の基本的な理論を理解し，基本的な方法を身につけ，さらに自己の能力と限界を心得たうえで，それを活用していくことが求められている。

▶ **自分の言動が与える患者への影響を振り返る** 看護師は，自分の言葉や態度が患者の感情にどのような影響を与えているかを，絶えず振り返ることが大切である。

▶ **自分の言動をコントロールする訓練を続ける** 看護師は，ロールプレイやプロセスレコード，事例検討などをとおして，自分自身の行動パターンや反応の傾向を知り，それらをコントロールする訓練を続けることが必要となる。

▶ **その他** 病棟内での患者どうしの影響を察知し，治療的環境を整えることや，精神科チーム医療の場で，看護師としての専門的意見を述べられること，また他職種の領域も理解し，連携を図ることが必要である。

3 リエゾン精神看護の役割

精神療法は，精神科の患者だけでなく，ほかの診療科で精神症状，たとえば不眠，不安，うつ状態，幻覚・妄想状態などを呈する患者も対象となる。

看護師には，精神科看護の専門的知識をもち，身体疾患をもつ患者およびその家族の精神的なケアを支援する，つまり精神科とほかの診療科をつなぐリエゾン精神看護*の役割が求められている。

4 看護師のメンタルヘルスの保持

精神科の看護師が治療的に患者にかかわるには，看護師自身のメンタルヘルスが保たれている必要がある。また，ほかの診療科においても看護師は，多忙な業務，患者や家族との人間関係，スタッフ間の人間関係などでのストレスを抱えていたり，自分の看護技術に自信がもてなかったり，医療事故にかかわって働く意欲をなくしたりすることも多い。

さらに，様々な精神的問題を抱えながらほかの診療科に入院する患者も増え，精神科以外の看護師が精神看護学の知識をもつ必要性も高まってきており，精神科の看護師はそれらの看護師を指導・教育する役割を担っている。

このように，医療のあらゆる場面で，精神科看護師の精神的な援助が期待されている。わが国では，1996（平成8）年より2018（平成30）年度までに250人を超える精神看護専門看護師が誕生し，高度な知識と技術を生かして，患者ケアだけでなく，看護師のメンタルヘルスや，精神科とほかの診療科の連携，精神看護に関する研究の発展などに力を発揮

＊ **リエゾン精神看護**：リエゾン（liaison）には「連携する」「つなげる」という意味がある。リエゾン精神看護とは，「精神看護学の知識と技術を用いて問題の改善を行うための介入を行うこと」[15]である。患者や家族に直接ケアを行うだけでなく，医療者間の連携を図り，医療スタッフのメンタルヘルスの支援を行うなど，間接的にも患者ケアの質の向上を目標にする。

することが期待されている。

文献

1) 日本看護協会:看護職の倫理綱領, 2021. https://www.nurse.or.jp/nursing/rinri/rinri_yoko/index.html
2) RecNet Fukuoka:ニュルンベルグ綱領翻訳. http://www.med.kyushu-u.ac.jp/recnet_fukuoka/houki-rinri/nuremberg.html
3) 津谷喜一郎, 光石忠敬, 栗原千絵子訳:ベルモントレポート, 臨床評価(Clinical Evaluation), 28(3):559-568, 2001.
4) 宮脇美保子:看護実践の倫理と責任, 中央法規, 2014.
5) F.ナイチンゲール著, 湯槇ます, 他訳:看護覚え書, 第5版, 現代社, 1995.
6) 日本看護協会:都道府県別認定看護師登録者数. https://nintei.nurse.or.jp/nursing/wp-content/uploads/2019/08/CN_map201907.pdf(最終アクセス日:2019/8/12)
7) 財団法人日本医療機能評価機構医療事故防止センター:第8回報告書, 2009.
8) 荒井有美:目からウロコのクスリ問答, 医学書院, 2005, p.58-65.
9) 厚生労働省:先発医薬品と後発医薬品について. http://www.mmi-net.co.jp/menu/yakuhin/
10) 柳川忠二:ジェネリック医薬品とそれを取り巻く日本の現状, 看護, 58(14):164-175, 2002.
11) 間恵子, 他:手術患者のQOLと看護, 医学書院, 1999, p.6-8.
12) カレル, A. 渡部昇一訳:人間この未知なるもの, 三笠書房, 1992.
13) 日本臓器移植ネットワーク:News Letter, vol.22, 2018. http://www.jotnw.or.jp/-le_lib/pc/news_pdf/NL22.pdf
14) C.シルヴィア, W.ノヴァク著, 飛田野裕子訳:記憶する心臓;ある心臓移植患者の手記, 角川書店, 1998, p.13-14.
15) 中井久夫, 他:看護のための精神医学, 医学書院, 2001, p.9.
16) 諸富祥彦:カール・ロジャーズ入門;自分が"自分"になるということ, コスモス・ライブラリー, 1997, p.72.

参考文献

- C.シルヴィア, W.ノヴァク著, 田野裕子訳:記憶する心臓;ある心臓移植患者の手記, 角川書店, 1998.
- Rush,A.J., Beck,A.T.:Cognitive therapy of depression and suicide, A m J Psychother, 32(2):201-19, 1978.
- 荒井秀典, 他編:フレイル診療ガイド2018年版, 日本老年医学会, 国立長寿医療研究センター, ライフ・サイエンス, 2018.
- 池松裕子:クリティカルケア看護論, ヌーヴェルヒロカワ, 2009.
- 池松裕子, 他編:クリティカルケアマニュアル;ICU・CCUでの看護のポイント, 照林社, 2000.
- 岩崎徹也, 他:精神療法〈臨床精神医学講座15〉, 中山書店, 1999.
- インフォームド・コンセントの在り方に関する検討会報告書. http://www.umin.ac.jp/inf-consent.htm#sec-list
- 氏家幸子監:慢性疾患患者の看護〈成人看護学C〉, 廣川書店, 2006.
- 大熊輝雄:現代臨床精神医学, 改訂第11版, 金原出版, 2008.
- 太田宗夫:救急医療 救急医・救急看護師・救急救命士必須の知識と実際, エマージェンシー・ケア, 2009年新春増刊, 2009.
- オレム, D.E.著, 小野寺杜紀訳:オレム看護論;看護実践における基本概念, 第4版, 医学書院, 2005.
- 数間恵子, 他:手術患者のQOLと看護, 医学書院, 1999.
- 加藤正人監:ICUエキスパートナーシング, 改訂第2版, 南江堂, 2004.
- 鎌倉やよい, 深田順子:周手術期の臨床判断を磨く, 手術侵襲と生体反応から導く看護, 医学書院, 2008.
- 唐澤久美子編:がん放射線治療の理解とケア〈Nursing Mook 43〉, 学習研究社, 2007.
- 川島みどり, 宮崎康編:内科系看護実践マニュアル, 看護の科学社, 1999.
- 川島みどり, 菱沼典子監:治療・処置別看護〈臨床看護学叢書3〉, メヂカルフレンド社, 1997.
- 川島みどり, 菱沼典子監:経過別看護〈臨床看護学叢書2〉, メヂカルフレンド社, 1997.
- 神田清子, 二渡玉江編:がん患者の症状緩和ケア, 看護技術, 52(12), 2006.
- 厚生労働省:救急医療提供体制の現状と課題について. https://www.mhlw.go.jp/content/10802000/000328610.pdf(最終アクセス日:2019/4/3)
- 厚生労働省:「入院時食事療養費に係る食事療養及び入院時生活療養費に係る生活療養の実施上の留意事項について」の一部改正について, 2016. https://www.mhlw.go.jp/-le/06-Seisakujouhou-12400000-Hokenkyoku/0000114858.pdf(最終アクセス日:2019/3/28)
- 国立がんセンター内科レジデント編:がん診療レジデントマニュアル, 第4版, 医学書院, 2007.
- 小坂樹徳編:治療法概説〈新体系看護学全書 別巻13〉, 第2版, メヂカルフレンド社, 2006.
- 西條長宏, 他編:がん薬物療法看護〈がん看護Books〉, 南江堂, 2007.
- 佐藤美幸:救急外来を受診する患者家族の心理的状況に関する研究;1次, 2次救急で受診した患者家族へのインタビューから, 山口大学看護学部紀要, 4:64-73, 2000.
- サルコペニア診療ガイドライン作成委員会編:サルコペニア診療ガイドライン2017年版, 日本サルコペニア・フレイル学会, 日本老年医学会, 国立長寿医療研究センター, ライフサイエンス出版, 2017.
- 椎貝達夫:腎臓病の話〈岩波新書〉, 岩波書店, 2007.
- 下山晴彦編:よくわかる臨床心理学, ミネルヴァ書房, 2003.
- 鈴木和子, 他:救命救急センター搬送者の家族の体験と援助;家族の認識と行動の特徴から, 東海大学健康科学部紀要, 9:11-18, 2003.
- 高橋章子, 太田宗夫:救急看護;急性期病態にある患者のケア, 医歯薬出版, 2005.
- 竹内登美子編:術中/術後の生体反応と急性期看護〈講義から実習へ 周手術期看護2〉, 医歯薬出版, 2000.
- 田中愛子, 他:臨床現場におけるエンゼルケアの実態, 山口県立大学学術情報, 1:43-46, 2008.
- 寺町優子, 他編:クリティカルケア看護;理論と臨床への応用, 日本看護協会出版会, 2007.
- 中村丁次編著:栄養食事療法必携, 第3版, 医歯薬出版, 2006, p.317.

- 日本看護協会：医療安全推進のための標準テキスト．https://www.nurse.or.jp/nursing/practice/anzen/pdf/text.pdf（最終アクセス日：2019/4/3）
- 日本救急医学会救急医療における終末医療の在り方に関する特別委員会：救急医療における終末期医療に関する提言（ガイドライン），2007．http://www.jaam.jp/html/info/info-20071116.pdf
- 日本救急医学会：医学用語解説集．http://www.jaam.jp/html/dictionary/dictionary/index.htm（最終アクセス日：2019/4/3）
- 日本人工臓器学会：人工臓器イラストレイティッド，はる書房，2007．
- 日本精神科看護技術協会監，宮本眞巳編：精神看護学，中央法規出版，2000．
- 日本蘇生協議会：JRC蘇生ガイドライン2015オンライン版，2016．https://www.japanresuscitationcouncil.org/wp-content/uploads/2016/04/0e5445d84c8c2a31aaa17db0a9c67b76.pdf（最終アクセス日：2019/4/3）
- 日本尊厳死協会：リビング・ウイル（終末期医療における事前指示書）について．http://www.songenshi-kyokai.com/living_will.html（最終アクセス日：2019/4/3）
- 野末聖香編：リエゾン精神看護；患者ケアとナースのために，医歯薬出版，2004．
- 野村総一郎，他：標準精神医学，医学書院，2005．
- 野村直樹：やさしいベイトソン，金剛出版，2008．
- 畠清彦編：がんの外来薬物療法のマネジメント，医薬ジャーナル，2005．
- 馬場謙一，他：カウンセリング概説，放送大学教育振興会，2001．
- 馬場謙一，他：心の健康と病理，放送大学教育振興会，2004．
- 馬場禮子，他：臨床心理学概説，放送大学教育振興会，2003．
- 樋口康子，他監：精神看護〈看護学双書〉，第2版，文光堂，2004．
- 菱川良夫，藤本美生編：看護の力でQOLを向上させる！　放射線治療を受けるがん患者の看護，日本看護協会出版会，2008．
- 伏木亨，山極寿一編著：いま「食べること」を問う；本能と文化の視点から〈人間選書〉，農山村漁村文化協会，2006．
- ベック，A.T.，他著，坂野雄二監訳：うつ病の認知療法，岩崎芸術出版社，1992．p.9-10．
- 本庄恵子，他：基礎から実践まで学べるセルフケア看護，ライフサポート社，2015．
- 本庄恵子，他：多職種協働で理念を実践に活かすためのセルフケア支援ガイド；その人らしく生きることを支える，ライフサポート社，2018．
- 前田重治：図説 臨床精神分析学，誠信書房，1985．
- 宮坂和男，道谷英子編：放射線科エキスパートナーシング，第2版，南江堂，2005．
- 諸富祥彦：カール・ロジャーズ入門；自分が"自分"になるということ，コスモスライブラリー，1997．
- メアリー・エレン・コープランド著，久野恵理訳：元気回復行動プラン　WRAP WELLNESS RECOVERY ACTION PLAN，道具箱，2009．
- 善家里子，他：救急入院患者の家族のニードに関する研究―その2―；家族が重要と捉えているニードは満たされているか，神戸市看護大学短期大学部紀要，19：45-54，2000．

第6章

医療機器使用の実際

この章では
- 医療機器の安全な使用法を理解する。
- 医療機器を必要とする患者の看護について学ぶ。
- 診断・観察に用いる医療機器の主なものについて学ぶ。
- 治療に用いる医療機器の主なものについて学ぶ。

I　医療機器とは

　医療現場において，診断や治療，モニタリング（監視）を目的に用いられる医療機器を総称して ME（medical engineering；ME）機器という。ME 機器は医用工学や科学技術を応用した機器である。現代医療では，診療領域を問わず様々な医療機器が用いられており，医療機器の知識と理解なくして患者の療養生活を支援することは難しい。患者の最も身近で療養生活を支えている看護師には，安全に医療機器を操作し，管理する役割が期待されており，多岐にわたる知識や技術が求められる。医療機器は，患者にとっては馴染みがないことから不安を抱きやすく，看護師は，機器を安全に取り扱うとともに，患者の不安を緩和するようにかかわる。

医療機器の種類

　医療機器は，医療機関のみならず，在宅で使用される機器も多様化している。診断のために用いられる機器には，コンピューター断層撮影（computed tomography；CT）や磁気共鳴画像（magnetic resonance imaging；MRI），超音波（Ultrasound）撮影などがある。治療に用いられる機器では，ペースメーカーや除細動器は循環を，人工呼吸器や酸素流量計は呼吸を助けるが，そのほかにも吸引器や血液透析，輸液ポンプや手術中に使われる機器など，多種多様である。

　一方，日常的によく用いられる機器には，体温計，血圧計のほか，侵襲を伴わずに脈拍数と経皮的動脈血酸素飽和度（SpO_2）を測定できるパルスオキシメーター，心電計などがある。

　看護師は，多くの医療機器の使用目的や方法，注意点を理解したうえで，患者が安全かつ安楽に検査や治療を受け，安心して療養生活が送れるよう環境を整える。

医療機器の進歩

1. 歴史からみた医療機器技術の進歩

　医療機器とは，「医薬品，医療機器等の品質，有効性及び安全性の確保等に関する法律」（略称「医薬品医療機器等法」「薬機法」）第 2 条 4 項において，「人若しくは動物の疾病の診断，治療若しくは予防に使用されること，又は人若しくは動物の身体の構造若しくは機能に影響を及ぼすことが目的とされている機械器具等であって，政令で定めるものをいう」と定義されている。

　2005（平成 17）年の改正薬事法施行以前は「医療用具」とよばれていたが，法改正に伴

い「医療機器」に改称された。さらに，2014（平成26）年11月には薬事法の改正が行われ，内容の変更に伴って法律名も「薬機法」に改正された。

　法律の一部改正および名称変更には，医療に用いられる簡潔な「用具」から，医療技術の進歩とともに精密な電子機器としての機能を有する器具が数多く開発され，普及することにつながった背景がある。

　たとえば，1965（昭和40）年に世界で初めて開発された「生体情報モニター」は，1976（昭和51）年に世界初のワイヤレス化が実現し，1990年代に入ると測定項目が増加するなどの改良が続いた。さらに，2000年代には，省エネ・小型化，ワイヤレス技術が進歩し，「生体情報モニター」は大きな発展を遂げた。さらに，現代はワイヤレス技術とIT技術の融合，スマートフォンやウェアラブル端末の普及により，病院内に限らず，より身近で手軽に生体情報を測定，記録することができるようになり，生体情報モニターの汎用化が進んでいる。

　医療技術の進歩に伴い，医療機器も発展しているわが国では，今後，健康寿命の延伸からみた予防医学の重要性と共に，増大し続ける医療費抑制に寄与する医療機器開発への期待が大きい。

II 医療機器を安全に使用するために

医療機器の安全管理

　医療機器に関する基本的原理や機能，使用方法，異常時の対応などをよく理解し，正確に取り扱うことができて初めて，看護師は患者の安全，安楽を守り，安心できる療養環境を提供することができる。

1. 看護師による医療機器使用の法的根拠

　患者の多くが医療機器を必要とするなか，医療者が医療機器を取り扱えることが重要となるが，看護師業務としての法的な位置づけについては次のように解釈できるであろう。「医療法」で規定されている医療行為には，「絶対的医行為」と「相対的医行為」がある。絶対的医行為は医師のみが行える行為であり，相対的医行為は具体的な医師の指示のもと，医師以外も行うことができる行為である。看護師の業務については，「保健師助産師看護師法」第5条で「療養上の世話」と「診療の補助」が規定されている。このなかで，診療の補助が「相対的医行為」にあたるが，第37条では，看護師は，医師の指示により医療機器の使用やそのほかの医療行為を行うことを許容していると解釈できる。しかし，侵襲性の高い機器の取り扱いなどに関しては，医師の指示があったとしても患者の安全を第一

に熟慮し，判断する必要がある。

2. 医療機器の安全な使用

医療機器の使用にあたっては，そのリスクによって段階別に分類されている（表6-1）。医療機器を安全かつ効果的に使用するため，以下のような点について留意する。

1 基本的原理と機能を理解する

看護師は，医療機器の基本的な原理，構造，作動のしくみと，それが患者に与える影響を理解できる能力が必要である。さらに，機器が正常に作動しているか観察し，異常や故障が生じた場合は，速やかに対応する。

2 正確な取り扱い方法を理解する

機器を正しく取り扱うために，まず取扱説明書や使用方法のマニュアルをよく読み，基本的な手順を理解する。次に，実際の機器に触れて取り扱い方法を確認する。機器が正常に作動しているか否かを判断する項目について正しく理解し，適切に管理する。機器を初めて取り扱う場合は，臨床工学技士や熟知している看護師と共に機器の作動確認を行い，不確かな状態で使用してはならない。

3 異常や故障時の対処方法を理解する

機器の異常を知らせるアラームや警報ランプが生じた際，また正常に作動していないと判断できる事態が生じた際は，その原因を明らかにする。まず，電源の接続，人体に装着している機器との接続部，チューブやルートの破損やねじれ，外れなど，基本事項を確認し，解決可能な場合は対処し，それ以外は，速やかに熟練した看護師や臨床工学技士などに支援を求める。

表6-1 医療用機器のクラス分類

分類	リスク	リスクの内容	法律分類	医療機器の例
Ⅰ	極めて低い	不具合が生じた場合でも，人体へのリスクが極めて低いと考えられるもの	一般医療機器	X線フィルム，メス・鑷子などの鋼製小物
Ⅱ	低い	不具合が生じた場合でも，人体へのリスクが比較的低いと考えられるもの	管理医療機器	MRI，電子式血圧計，心電計，超音波診断装置
Ⅲ	高い	不具合が生じた場合，人体へのリスクが比較的高いと考えられるもの	高度管理医療機器	人工呼吸器，透析器，輸液ポンプ，人工骨，人工関節
Ⅳ	極めて高い	患者への侵襲性が高く，不具合が生じた場合，生命の危険に直結するおそれがあるもの		ペースメーカー，人工心臓弁，心血管用ステント

3. 医療機器のトラブル防止

　医療機器の使用は，検査や治療内容，患者の容態の変化によって緊急性は異なる。たとえば，除細動器や人工呼吸器は，容態の急変した患者を救命するため，緊急性が高い場面で用いられ，迅速かつ適切に使用できるよう，日常的な保守点検と安全管理が求められる。医療機器点検は，使用前と使用後に行い，事故やトラブルが生じた場合は，安全管理の責任者に報告してその原因を究明し，組織的な防止策を講じる必要がある。

4. 看護管理者の役割

　医療現場において看護師が，様々な種類の医療機器を安全に使用するためには，個人の努力だけでなく，次に述べる組織的な取り組みが重要となる。

▶ **マニュアルの作成**　医療機器の基本的な使用手順，取り扱い方法や注意点を明記したマニュアルを作成する。臨床工学技士と協働して作成し，看護師が初めて取り扱う場合でもルールを容易に確認できることが重要である。また，機器やルールの更新に伴い，常に最新のマニュアルが確認できるよう，定期的な見直しや改訂が不可欠である。

▶ **学習会の企画**　機器の更新や新機種の導入があった際，個々の学習や努力だけにゆだねるのではなく，組織的に新たな機器の使用方法などについて定期的に学習できる機会を提供する。学習会を企画するうえで重要なことは，必要に応じて臨床工学技士に協力を依頼するなど，日常的に機器を管理している看護師が，不安なく取り扱うことのできる環境を整える必要がある。

▶ **医療機器の一元管理**　様々な機器が複数部署で用いられる病院内では，保守点検を確実に行う必要があるが，機器を一元管理することで，定期的な更新，メンテナンス，業者への修理依頼などを効率的に行うことが可能となる。

▶ **事故発生後の分析と対処**　医療機器による事故やトラブルが発生した場合，その原因を分析し，再発防止に向けた具体的対策を検討する。また，事故発生後に作成されるインシデントレポートは，「だれが起こしたか」という個人の責任を問うためではなく，「なぜ，起きたか」を追求するために活用することが重要であり，問題を組織全体で共有し，再発防止に取り組む組織風土の構築が重要である。

▶ **労働環境調整**　精密な医療機器を取り扱うにあたり，看護師には正確な操作や高い注意力が求められる。しかし，人間の注意力には限界があり，「人はだれでも間違える」ことを前提に，事故が起こりにくい環境を最大限整える必要がある。事故発生には，生理的・身体的特性，認知的特性，集団の心理的特性など様々な要因が関連している。たとえば，生理的・身体的特性では，夜間や疲労の蓄積時は人間の注意力が低下しやすいこと，新人看護師など緊張が高い状態もエラー誘発の要因になりやすいことなどを踏まえ，勤務体制や人員，業務内容の見直し，調整を行う必要がある。

B 医療機器使用に伴う事故とその対策

医療機器の多くは商用電源を使用しており，電磁波を発している。機器を人体に用いることによって，電気や電磁波による障害が生じる危険性があるため，防止策について理解しておく必要がある。

1. 電撃事故と防止対策

▶ **電撃事故**　人間のからだは水と電解質で構成されており，電気を通しやすい。外部から体内に電気的な刺激を受け障害を起こすことを感電（電撃）という。医療機器を人体に使用することは，この感電（電撃）のリスクが伴う。感電（電撃）には，マクロショックとミクロショックがある。マクロショックとは，体表から皮膚をとおして電流が流れ込み，また皮膚をとおして外部へ出ていく（たとえば上肢から下肢など）ことをいう。表6-2のように，電流値によって感じ方は異なり，1mAでは感知はするが，生理的な反応を起こすまでには至らないが，10mAでは自力で離脱困難となる。一方，ミクロショックは，電流の流入点が体内（心臓内）にある場合をいう。カテーテル検査や，電極を心臓に挿入したときに電流が直撃することで生じるショックをいう。0.1mAでも心室細動が起きるとされている。

▶ **事故防止対策**　電撃事故を防止するためには，次のような対策がある。

- 安全な機器を導入する
- 機器を安全に使用できる環境や設備を整える
- 適切な保守点検を行う
- 使用方法を遵守する，など。

また，医療機器を使用する病室や検査室では基本的に医用コンセント（3Pプラグのついた機器が使える3Pコンセント）が設置されており，保護接地（アース）ピンは漏れた電流を外部に逃がす役割がある。機器を使用する患者や操作する医療者を感電（電撃）から守るため，適切な電源を使用する。

2. 電磁波障害と防止対策

医療現場では，電気毛布やパソコン，電子レンジなど，一般家庭でも使用されている電

表6-2 マクロショックとミクロショックが発生する電流値

電気の種類	電流値	人体反応（通称）
マクロショック	1mA	ビリビリ感じる（最小感知電流）
	10mA	行動の自由を失う（離脱限界電流）
	100mA	心室細動が起こる（マクロショック心室細動）
ミクロショック	0.1mA	心室細動が起こる（ミクロショック心室細動）

出典／小野哲章，渡辺敏監：ナースのためのME機器マニュアル，医学書院，2011，p.3．

化製品も用いられており，医療機器に影響を与える可能性がある。医療機器の進歩により，電磁波障害を受けにくく，在宅などでも使用できる機種も増加しているが，看護師には電磁波障害に関する知識も必要である。

特に携帯電話やスマートフォンを医療機器に近づけることで誤作動を起こす危険性があるため，院内で使用エリアにルールが設けられている施設が多い。2014（平成26）年に出された総務省の指針では，「携帯電話端末と植え込み型機器との距離が15cm以下にならないように注意すること」とされており，ペースメーカーや植え込み型除細動器を使用している患者が多い病棟や検査室の場合，注意が必要である。医療現場でも基本的に機器から1m以上離れていれば問題ないとされている。

III 医療機器を必要とする患者の看護

患者が医療機器を使用する目的は様々であるが，自らの意思で自分のからだに使用する機器を選択できることはほとんどなく，なんらかの制限を余儀なくされることからストレスや不安を感じていることも少なくない。したがって，看護師には，機器を使用している患者の苦痛を和らげ，不安やストレスの軽減に向けた支援が求められる。

A 安全・安楽の保証

1. 患者・家族への説明

医療機器を装着するという体験は，患者やそれを見守る家族にとっては非日常である。特に，生命に直結するような医療機器を装着することや，大きな機器がからだにつながっている状況では，生活範囲が制限されることも多くストレスを感じやすい。看護師は，患者や家族の理解力や置かれた状況を考慮したうえで，平易な言葉で機器について説明するとともに，疑問や不安などについて表出しやすいような環境をつくり，誠実に対応する。

2. 機器使用中の援助

院内における機器使用中の具体的な援助について述べる。

 身体的苦痛を軽減する

機器の使用によって痛みや苦痛を伴う場合，可能な限りその苦痛の軽減に努める。たとえば，人工呼吸器や体外式ペースメーカーのように治療や処置を優先するために用いられている機器の場合，すぐに取り外すことが困難なケースも多く，継続使用のためには苦痛緩和が不可欠となる。患者の表情や動作，バイタルサインなどを注意深く観察し，痛みや

苦痛の原因を的確にアセスメントしたうえで速やかに対処する。

　また，機器の使用によって活動に制限が生じる場合，できるだけ安楽な体位や姿勢を保持できるように援助する。特に，患者が自分で体位を自由に変えられない場合は，適宜，体位変換や除圧を行う。

2 心理的負担や不安を緩和する

　看護師は，機器を使用する必要性や注意点を，患者の理解力に合わせて事前にていねいに説明し，不安を緩和するとともに，機器使用中の心理的負担を和らげるようにかかわる。たとえば，機器が発するアラームやモニターの警告ランプは患者の心理的不安を増大させる。不要なアラームが鳴らないよう機器を管理するとともに，患者にアラームの意味についてわかりやすく説明する。遠隔でモニタリングが可能な機器については，看護師が離れた場所でも見守っていることを伝え，患者が安心できるようにかかわる。

　さらに，機器の使用期間が長くなることで患者のストレスは大きくなるため，いつでも心理的な不安や感情を表出できるよう関係性を構築し，小さな変化をとらえ，細やかな配慮を行う。

3. 医療機器の安全管理

　医療機器を使用しながら患者が安心して生活できるよう，最も身近で見守っている看護師が機器の点検と確認を行い，安全性を確保する。

B 日常生活の援助

　食事や排泄，清潔や活動，気分転換など，患者の生活は，医療機器を装着することによって大きな影響を受けやすい。一時的な場合も含め，患者にとってそれまで築いてきた生活習慣を継続できないことはストレスとなる。年齢，性別，性格や，機器を使用することに対する受け止め方によっても，生活に生じる影響は様々であるが，できるだけ負担を最小限にするための工夫が求められる。特に，機器の使用が長期に及んでいる場合，QOLの低下やそれに伴う心身の影響ができるだけ生じないように援助する。

IV 診断・観察に用いる医療機器

A 使用目的別の種類

　観察に用いるモニターは，測定する項目の違いや使用場所によっていくつかの種類があ

るため,目的に応じて選択する。

1. 使用場所による違い

▶ **ベッドサイドモニター** 各ベッドサイドに設置し,心電図波形,心拍数,血圧,経皮的動脈血酸素飽和度(SpO_2)などの生体情報をモニタリングする。病院内では,生命が危機的状況にある場合や集中的な観察が必要な場合に用いられることが多い(図6-1①)。

▶ **セントラルモニター** スタッフステーションなどに設置し,複数患者を同時にモニタリングする目的で使用される。無線で複数患者の情報を受信することができるため,離れた場所やそれぞれの部屋にいる患者の生体情報もタイムリーに観察することができる(図6-1②)。

▶ **移動用モニター** 患者が移動中も継続してモニタリングできる可動式のモニターである。バッテリが内蔵されており,救急搬送時や重症患者の移送時など,継続的なモニタリングが必要な場面で用いられる。最近では小型で軽量化された高性能の移動用モニターも増えている(図6-1③)。

2. 測定項目による違い

モニターの種類と接続するコードにより,継続的に測定する生体情報を選択することができる。患者の状態とモニタリングの必要性に応じて判断する。ベッドサイドモニターでは,基本となる心電図波形,心拍数,血圧,経皮的動脈血酸素飽和度(SpO_2)のほか,患者に挿入されたカテーテルとモニターコードを接続することで観血的血圧値,心拍出量や心係数,肺動脈圧,中心静脈圧なども測定可能となる。

3. 情報伝送の違い

▶ **有線式** コードでモニター本体と患者のからだに装着した機器や電極を接続し,情報を表示する方式である。コードによる接続であるため,送信と受信は1対1である。

▶ **無線式(テレメーター式)** 測定した情報を電波に変換し,無線で受信機に情報を送り表

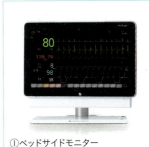
①ベッドサイドモニター
日本光電工業株式会社

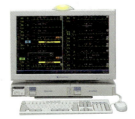
②セントラルモニター
日本光電工業株式会社

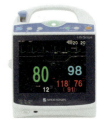
③移動用モニター
日本光電工業株式会社

図6-1 各種モニター

IV 診断・観察に用いる医療機器

示する方式である。セントラルモニターは各ベッドサイドモニターからの情報をこの方式で受信し，複数の患者情報を表示している。送信と受信について，有線式が1対1なのに対し，無線式は複数の場所で受信することが可能である。

B 診断・観察用の医療機器の種類

診断・観察に用いられる医療機器は多岐にわたるが，主なものを以下に示す。

1. 心電図モニター（図6-2左）

▶ **使用目的** 心電図モニターは心電位を計測し，心拍数の変化や不整脈を監視することにより，異常の早期発見を目的とする。バイタルサインを得る基本的な医療機器である。有線式と無線式があり，手術室，救命センターや集中治療室，一般病棟などで幅広く使用されている。次項で示す心電計（十二誘導心電図）はある一時点での心電図波形を記録することを目的とするのに対し，心電図モニターは信号の変化を連続して経時的にとらえることができる機器である。

▶ **心電図モニターの構造** 電極，誘導コード，増幅器，ハムフィルター，記録器（レコーダー）で構成される。有線式は患者に装着した電極装置とベッドサイドの心電図モニターをコードで接続することで生体情報を表示する。無線式は患者に装着する送信機とナースステーションに設置されている受信機で構成され，セントラルモニターに生体情報を表示する。患者ごとのベッドサイドモニターからセントラルモニターへの情報送信も無線機能を用いて行われている。移動用モニターはバッテリが内蔵されており，患者が移動する際もモニタリングを継続することができる。

▶ **使用時の注意点** 電極を装着する際，発汗や体毛で接触不良やノイズ混入を起こさないよう，患者の皮膚の状態に応じて対処する。電極は成人用のほか，小児用，皮膚損傷を起こしにくい素材などがあるため，患者の状況に応じて選択する。無線式の場合，送信機と受信機のチャネルが一致しているか必ず確認する。移動用モニターは，使用前にバッテリの充電状態を確認する。

2. 心電計（十二誘導心電図）（図6-2右）

心電図モニターと同様の目的で用いられるが，心電図モニターが連続した信号の変化を簡易的な3か所の電極でとらえるのに対し，心電計は一時点ではあるが，四肢の4か所と胸部の6か所の電極により，より詳細な波形を記録することができる。

3. 血圧計

血圧（blood pressure；BP）とは心臓から送り出された血液が血管壁に与える圧力のことで，通常は動脈内の圧力を指す。血圧の測定に用いられる計測方法には間接法（非観血式）

と直接法(観血式)の2種類があり,一般的に使用されているのは間接法(非観血式)である。

1 非観血式血圧計(図6-3)

▶ **使用目的** マンシェットを上腕部などに巻き,加圧と減圧により,一時点の血圧を非侵襲的に測定することを目的とする。加圧と減圧を手動で行い,コロトコフ音を聴診して測定する方法(聴診法)のほか,近年は自動血圧計が一般化しており,置き型,上腕にマンシェット(カフ)を巻くもの,手首にマンシェットを巻くものなどの種類がある。市販されている自動血圧計はマンシェットがセンサーの役割をしており,その多くはオシロメトリック法(振動法)である。

▶ **非観血式血圧計の構造** マンシェットとマンシェットに空気を送る送気球,圧力計で構成される。自動血圧計はカフに圧迫された動脈の振動を読み取っており,カフを減圧した際に振幅が大きくなったところを最高血圧,急に小さくなったところを最低血圧としている。

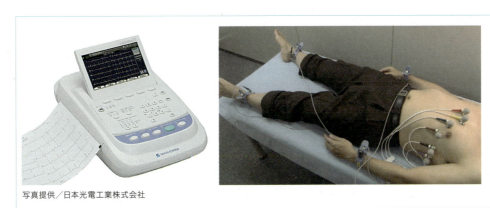

図6-2 心電計

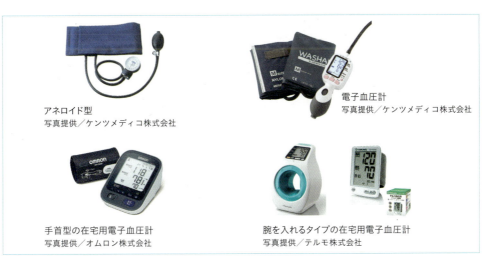

図6-3 非観血式血圧計

水銀を用いた血圧計はこれまで様々な国で使用されてきたが，2013（平成25）年10月，世界保健機関（WHO）が，2020年までに世界の医療機関で水銀を使用した体温計や血圧計などの機器を段階的に廃止していくという方針を決定した。それを受け，日本でも2018（平成30）年1月，水銀を使った製品の製造を禁止する法律が施行されたことにより，今後ますます使用する機会は減少すると考えられる。

▶ **使用時の注意点**　マンシェットの幅，巻きかた，測定体位，脱気速度によって，測定誤差が生じるため，正確に測定する。自動血圧計では，チューブと機器の接続やカフの破損の有無といった機器の確認が重要となる。また，測定時にカフが正しく振動を読み取れるよう，患者の体動などの余計な振動が加わらないよう注意する。

2 | 観血式血圧計

▶ **使用目的**　血管内に直接カテーテルを挿入して測定する方法で，循環動態が不安定な患者など厳密なモニタリングを要する場合に，連続的に体内の動脈圧を測定することを目的に用いられる。動脈にカテーテルを挿入し留置する必要があるため，患者にとって侵襲を伴う測定方法である。

▶ **観血式血圧計の構造**　モニタリング用の耐圧ライン，加圧された輸液バッグ（ヘパリン入り生理食塩水），三方活栓，血圧トランスデューサー，モニター画面で構成され，経皮的に挿入されたカテーテルを耐圧ラインと接続する（図6-4）。血圧トランスデューサーは，圧力を電気波形に変換しケーブルをとおしてモニター画面に表示する。

▶ **使用上の注意点**　侵襲を伴う測定方法であり，患者の安全を守るため，また誤差が生じる要因を排除し，正しく測定値を表示できるよう，以下の点に注意する。

- 測定値に誤差が生じないよう，血圧トランスデューサーは右心房の高さに合わせる（ゼロ点校正という）。

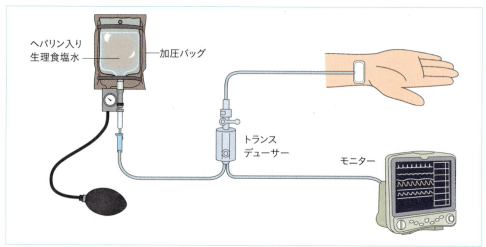

図6-4　観血式血圧計の構造

- 体位やベッドの角度を変えた場合はその都度，ゼロ点を校正する。
- カテーテル内に気泡や血栓がないことを確認し，ある場合は取り除く。
- カテーテルの刺入部位からの出血など，異常がないか注意して観察する。
- カテーテル，モニタリングライン，三方活栓，血圧トランスデューサー，輸液バッグの間の接続に緩みがないか確認する。緩みがあると逆流の原因となり，外れると大量出血の可能性があるため十分注意する。

カテーテル挿入部位が関節である場合，過剰な屈曲や動かすことによってカテーテルの先端が血管壁にあたり，正しく測定できない場合がある。角度を調整することや，カテーテル固定の変更を考慮する。

4. 電子体温計

サーミスターとよばれる温度センサーを内蔵した電子体温計が一般的に使用されているが，赤外線センサーを用いた耳式体温計も短時間で測定できるメリットがあり，乳幼児によく用いられている。

▶ **使用目的**　バイタルサインの一つである体温を測定することを目的とする。からだの温度には外殻温と核心温があり，体温とは一般的に核心温を指す。核心温は外部環境に影響を受けず一定に保たれており，成人では腋窩で測定されることが多い。乳幼児では鼓膜や直腸で測定されることもある。体温の変化をとらえるためには，測定部位を統一することが必要である。

▶ **電子体温計の構造**
- **電子体温計**：サーミスターは感温部の電気抵抗値が温度に変換され，表示される。予測式と実測式があり，予測式では一定時間（機種により数十秒〜2分程度）の温度変化から最終体温を予測する。短時間で測定できるメリットがあるが，実測式の測定値と必ずしも一致するとは限らない。
- **耳式体温計**：鼓膜とその周辺から発せられる赤外線を感知し，温度を表示する。赤外線を瞬時に計測し，温度を表示するため，数秒で測定することが可能である。

▶ **使用上の注意点**　主な注意点は，下記のとおりである。
①電池が消耗していないか確認する。
②腋窩で測定する場合，腋窩動脈に近い腋窩中央部に体温計の感温部が密着するよう，角度に注意する。汗をかいている状態で測定すると正しく測定できないため，乾いたタオルなどで拭いてから測定する。
③測定後はアルコール綿で消毒し，ケースに収納する。
④耳式体温計では，鼓膜の温度を正しく測定するため，プローブをまっすぐ奥まで挿入する。耳垢やセンサー部分の汚れが測定値に影響するため，清潔に保つ。また外耳の形に個人差があること，測定結果にばらつきが生じやすいことを考慮する。

5. パルスオキシメーター（図6-5）

▶ **使用目的** 動脈血酸素飽和度を経皮的かつ非侵襲的に測定することを目的とする。同時に脈拍も測定することができ，人工呼吸器や酸素投与中の患者はもちろんのこと，搬送中や在宅などでも幅広く用いられている。着脱が容易であることや，非侵襲的に連続したモニタリングが可能であり，患者の負担が少ないというメリットがある。

▶ **パルスオキシメーターの構造** 装着するプローブ，接続のケーブル，装置本体からなる置き型のものや，装着するプローブと本体が一体化したものがある。プローブは指先，耳たぶ，額用など様々なタイプがあり，ディスポーザブルのものと再利用可能なものがある（図6-6）。プローブには発光部と受光部があり，光の透過性の違いから，酸化ヘモグロビンと還元ヘモグロビンの比率を算出し，経皮的動脈血酸素飽和度（SpO_2）を測定している。

▶ **使用上の注意点** プローブの発光部は2〜3℃温度が上昇することがあり，低温熱傷や同一部位の圧迫による皮膚損傷を生じる可能性がある。適宜，観察し，4〜8時間ごとに装着部位を変更することが必要である。末梢循環不全の患者や，皮膚が脆弱化している高齢者，新生児には特に注意を要する。測定部位をはさみ込むタイプのプローブでは，正確な測定を行うため，発光部と受光部が平行になるように装着する。指先で測定する際，マニキュアや装着部の汚れにより正しく測定されないことがある。末梢循環不全を生じてい

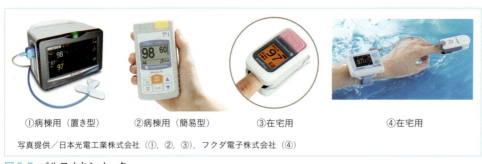

①病棟用（置き型） ②病棟用（簡易型） ③在宅用 ④在宅用

写真提供／日本光電工業株式会社（①，②，③），フクダ電子株式会社（④）

図6-5 パルスオキシメーター

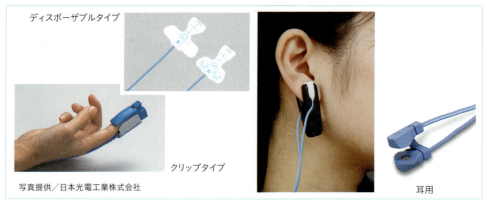

ディスポーザブルタイプ
クリップタイプ
耳用

写真提供／日本光電工業株式会社

図6-6 パルスオキシメーター用プローブ

る場合，血流が検出できず酸素飽和度を正しく測定できないため，装着部を温めたり，部位を変更する。

V 治療に用いる医療機器

治療に用いられる医療機器も多種多様であるが，そのうち主なものを以下に示す。

1. 人工呼吸器

▶ **使用目的**　人工呼吸器は，呼吸機能低下時や呼吸不全の際にその機能を代行もしくは補助することを目的に用いられる。呼吸器疾患に限らず，全身状態の悪化や生命の危機的状況の際にも利用される生命維持管理機器である（図6-7）。

▶ **人工呼吸器の構造**　人工呼吸器は，本体と吸気・呼気の回路から構成され，酸素と圧縮空気の配管，電源が必要となる（図6-8）。吸気回路にはバクテリアルフィルター，加温加湿器もしくは人工鼻，Yピース，気道内圧モニターチューブがついている。配管から供給される酸素は乾いているため，必ず加湿する。呼気回路にはウォータートラップを装着し，余分な水分が回路内に貯留しないようにする。表示パネル部分は，換気条件の設定，アラームの設定，現在の換気状態が表示されている。人間の自然な呼吸は胸腔内圧が陰圧であるが，人工呼吸器では陽圧換気になることが大きな違いである。

▶ **使用上の注意点**　以下のような点に注意し観察する。
- 本体と回路に破損や亀裂，汚染がないか，各部分の接続に緩みがないか確認する。

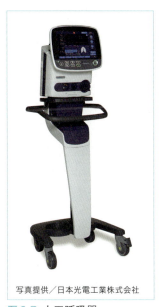

写真提供／日本光電工業株式会社

図6-7　人工呼吸器

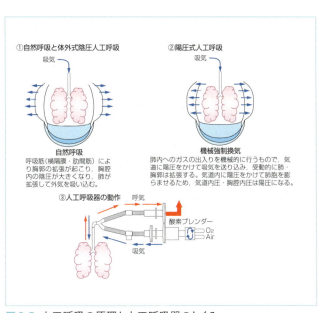

図6-8　人工呼吸の原理と人工呼吸器のしくみ

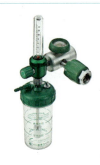
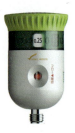

写真提供／株式会社小池メディカル

図6-9 酸素流量計

- 医師の指示と設定した換気条件とアラーム条件が一致しているか確認する。
- 異常な動作音やアラーム音がないか確認する。
- 加温加湿が適切になされ，回路に余剰水分が貯留していないか確認する。
- 患者の呼吸状態が適切に補助されているか確認する。

2. 酸素療法機器（酸素流量計）(図6-9, 表6-3)

▶ **使用目的** 何らかの疾患や障害により，体内の酸素化を十分に保つことができない場合，それを補助するために酸素療法が行われる。その際に用いられる機器が酸素流量計であり，供給する酸素量を設定する。

▶ **酸素療法機器の構造** 酸素流量計は浮子（フロート）式とダイアル式があり，浮子（フロート）式は酸素供給圧の違いから，大気圧式と恒圧式の2種類に分けられる。高流量酸素投与やベンチュリーマスクを使用する場合など，抵抗が高くなる可能性がある場合は恒圧式を用いる必要がある。

また，酸素ボンベに直接接続して使用する酸素流量計と，壁の配管端末器（アウトレット）に接続して使う壁掛け式の酸素流量計がある。

▶ **使用上の注意点**
- 酸素を送るアウトレットや酸素ボンベと酸素流量計の接続を正しく行い，酸素の漏れがないか確認する。
- 酸素流量計と患者が装着する酸素マスクやカニューレの接続を正しく行い，酸素の漏れがないか確認する。
- 酸素流量計に接続している加湿装置の破損や汚染，漏れ，加湿の程度を確認する。
- 周囲に火気がないか確認する。
- 酸素投与後の患者の呼吸状態（酸素飽和度や呼吸のパターンなど）を観察する。

3. 吸入療法機器(図6-10)

▶ **目的** 吸入療法の目的は，下記のとおりである。

表6-3 カニューレとマスク

	酸素吸入装置		酸素流量(L/分)	酸素濃度(%)
低流量	鼻カニューレ	鼻腔にカニューレを挿入し、酸素を投与する装置である。カニューレの酸素供給部分を鼻腔に挿入し、耳にかけるため、会話や食事ができる。不快感が少ない。口呼吸や鼻腔が閉塞している場合は適さない。カニューレにより鼻腔粘膜にびらんを形成しやすい。	1 2 3 4	24 28 32 40
低流量	酸素マスク	マスクで鼻と口を覆い、酸素を投与する装置である。マスクの両側に呼気を排出する穴が空いている。鼻カニューレより濃度の高い酸素を投与できるが、圧迫感がある。酸素流量が少ないと、マスク内に呼気が滞留する。	5〜6 6〜7 7〜8	40 50 60
低流量	リザーバ・バッグ付マスク	リザーバーバック内に貯留させた酸素と配管から供給された酸素をあわせて吸入することができるため、他の方法と比較し、高濃度酸素を吸入することが可能である。マスクには吸気時に閉じ、呼気時に開く一方向弁が付いている。	6 7 8 9 10	60 70 80 90 90〜
高流量	ベンチュリーマスク	マスクで鼻と口を覆い酸素を投与する。酸素と空気を混合して投与する仕組みである。酸素と空気の合比率（酸素濃度）は、マスクの流入口についているダイリューター（アダプター）と酸素流量の組み合わせによって調節することが可能である。	4（青） 4（黄） 6（白） 8（緑） 8（ピンク・赤） 12（オレンジ）	24 28 31 35 40 50

- 加湿や薬剤の吸入によって気道内の分泌物の粘性を下げ、喀出しやすくする。
- 気道粘膜における線毛上皮の機能を正常に保つ。
- 末梢気道の閉塞を緩和する。

吸入には、エアゾール*を噴射する装置であるネブライザを用いるが、種類としてはジェットネブライザと超音波ネブライザがある。

▶ 構造

- **ジェットネブライザ**：毛細管現象（ベルヌーイの定理）を利用した装置で、水溶性薬剤の多くを吸入することができる。発生粒子径が1〜15 μm であり、超音波ネブライザと比較し粒子が大きく不均一であり、肺内への沈着率は低い。
- **超音波ネブライザ**：水や薬液に超音波振動を与え、粒子の霧を発生させる。粒子径は1

＊ **エアゾール**：液体または固体の小粒子が気体中で浮遊状態にあるもので、エアゾールを噴霧する装置をネブライザという。

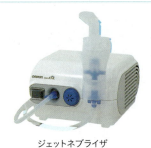
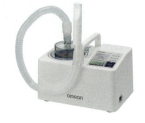

ジェットネブライザ　　　　　　　　　超音波ネブライザー

写真提供／オムロン株式会社

図6-10　吸入療法機器

〜5μmと小さく，肺胞への沈着率も高いが，使用する機器や薬剤の汚染があると気道や肺の感染症の原因となる危険性も高い。

▶ 注意点
- 吸入装置の部品に汚染や破損，亀裂がなく，正しく接続されているか確認する。
- 超音波ネブライザでは，振動によって薬剤変性を生じる可能性があるため，使用する薬剤の種類に注意が必要である。
- 食事直後の吸入は避ける。
- 吸入後の排痰や呼吸状態を観察し，吸入の効果を評価する。

4. 吸引器

▶ 使用目的　吸引器には電気吸引器と低圧持続吸引器があり，目的と使用方法が異なる。電気吸引器は，気管や口腔内の分泌物の除去や，手術の際などに血液を除去する目的で使用され，強い陰圧を発生させて断続的に吸引を行う。

低圧持続吸引器は，術後や呼吸器疾患の患者に対し，胸腔内を陰圧に保ち，肺の再膨張を促し，胸腔内や腹腔内に貯留した滲出液や血液を低い圧力（−10〜20cm H₂O）によって持続的に誘導，排出する（ドレナージ）目的で用いられる。

▶ 吸引器の構造
- **電気吸引器**（図6-11 ①）：陰圧発生部（吸引ポンプ），排液ボトル，逆流防止ビンまたはフィルター，吸引圧調整器からなっている。
- **低圧持続吸引器**（図6-11 ③）：ダイアフラム型ポンプと圧力トランスデューサーが内蔵され，操作パネル部分で吸引圧力や吸引時間，休止時間を設定することができる。従来は排液ビンを使用していたが，現在はディスポーザブルで水封ボトルも兼用となった排液ボトルを使用することが一般的である。

▶ 使用上の注意点　以下のような点に注意して確認・観察する必要がある。
- **電気吸引器**：①吸引ポンプ，排液ボトル，吸引圧調整器の破損や汚染，亀裂がなく，接続が適切になされているか確認する。②圧力調整を行うと，設定圧に応じて吸引圧が

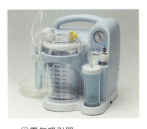
①電気吸引器
写真提供／新鋭工業株式会社

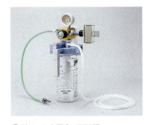
②壁かけ式電気吸引器
写真提供／株式会社小池メディカル

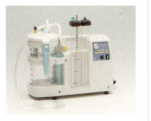
③低圧持続吸引器
写真提供／新鋭工業株式会社

図6-11 吸引器

十分にかかるか確認する。
- **低圧持続吸引器**：①排液ボトルの汚染や破損がなく，水封レベルまで滅菌蒸留水が入っているか確認する。②操作パネル部分で医師の指示どおりの設定になっており，異常音や警報アラームがなく作動しているか確認する。③排液チューブが患者のドレーンと確実に接続され，さらに排液ボトル，低圧持続吸引器の接続に緩みがないか確認する。

5. 除細動器

除細動器（defibrillator）には体外式と植え込み式があり，ここでは体外式の2種類について述べる。体外式は体外式除細動器（direct current；DC）と自動体外式除細動器（automated external defibrillator；AED）に分けられる。

1 体外式除細動器（DC）

▶ **使用目的**　心室性頻脈，上室性頻脈といった致死的不整脈に対し，心臓をはさむように設置したパネル間に大きな電流を流し，規則正しいリズムに戻すことを目的に用いられる。いずれの不整脈も心筋の細胞が不規則に興奮し，十分な心拍出量が保てない状態であり，速やかに対処しなければ死に至る。除細動器では，からだに流れた電気エネルギーをジュール（J）で示す。

▶ **体外式除細動器の構造**　除細動器本体に内蔵バッテリ，心電図モニターと出力設定のツマミ，除細動パドルが設置されている（図6-12）。そのほか除細動を行う際には，除細動パッド，心電図電極，心電図誘導コード，パドル用ゲル，記録紙が必要である。

自動体外式除細動器（AED）と異なり，体外式除細動器が設置されているのは医療機関のみであり，使用できるのも医療従事者に限られる。

▶ **使用上の注意点**
- 緊急時に速やかに使用できるよう，日常的な保守点検が重要である。必要物品が揃っているか，通電，放電が問題なく行えるかなど，チェックリストに沿って作動状態を確認する。

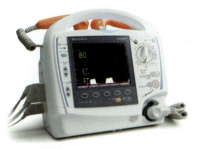
写真提供／日本光電工業株式会社

図6-12 除細動器

- 除細動の実施時には，ぬれた手やゲルのついた手でパドルを握らない。
- 電極面に触れたり，通電中の患者に触れると感電のおそれがあるため触れない。
- 患者の胸部が過度にぬれている場合は，タオルで水分を拭き取る。

2 自動体外式除細動器（AED）（図6-13）

▶ **使用目的** 突然の心停止や致死的不整脈によって意識を失った人に対し，医療の専門家でない人でも電気的除細動を行えるようつくられたものが自動体外式除細動器（AED）であり，日本では2004（平成16）年7月に一般市民にも使用が認められた。

　突然の心停止や致死的不整脈が生じた人を救命するためには，可及的速やかに除細動を行う必要がある。病院内のほか，空港や学校などの様々な公共施設に普及させ，必要時に速やかに対処することで，心原性の突然死を減らすことを目指している。

▶ **AEDの構造** 本体と電極パッドが一体化されており，電源を入れた後は音声案内に従って電極パッドを患者に装着することで，自動的に解析が行われる。除細動が必要と判断されると，自動的に電気エネルギーがチャージされ，放電ボタンを押すことで除細動が行われる。

▶ **使用上の注意点**
- 倒れている人を発見した場合は，大声で人を呼び，周囲の人に協力を求める。心肺蘇生法を開始する人，AEDを取りに行く人，119番通報をする人を役割分担し，救命にあたる。
- 電極パッドは浮かないよう，からだにしっかり密着させて貼る。
- 胸部がぬれている場合は，タオルなどで拭き取る。
- 心電図の読み取り，解析時，また除細動をかける際，倒れている人に周囲の人が触れていないか確認する。
- ペースメーカーが植え込まれている場合は，植え込み位置から3cm以上離して電極パッドを貼る。
- 8歳未満の小児には，小児用パッドを用いる。成人用パッドを小児に代用することは

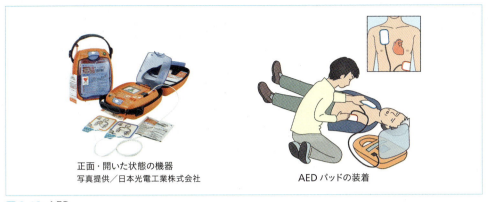

図6-13 AED

可能であるが、小児用パッドを成人に用いることはできない。

6. ペースメーカー（図6-14）

▶ **使用目的** 著しい心拍数の低下や一時的な洞停止に伴い、重要臓器への血流量が不十分となり、意識消失やめまい、心不全症状の悪化などが生じる危険性があるため治療を要する。その治療法の一つとして用いられるのがペースメーカーであり、その目的は、刺激伝導系の障害による徐脈性不整脈に対し、体内にリードを留置し、心筋に電気刺激を送ることで、心拍出量を維持することである。

▶ **ペースメーカーの構造** ペースメーカーには体外式ペースメーカーと植え込み型ペースメーカーの2種類がある。体外式ペースメーカーは、心臓に留置される電極リードとカテーテル、ペーシングを行う本体、それらを接続する延長ケーブルからなる。緊急時や開心術の術後など、一時的なバックアップのために用いられることが多い。

一方、植え込み型ペースメーカーは、心臓に留置する電極リードと本体が大胸筋上の皮下に植え込まれたものであり、そのままの状態で日常の生活を送ることができる。

ペースメーカーは、患者の心臓の状態に応じて適切な刺激が送られるよう、医師がモー

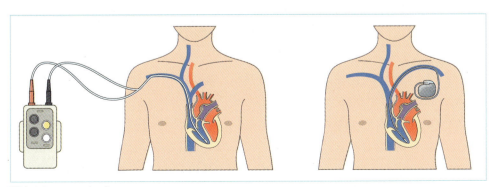

図6-14 ペースメーカー

V 治療に用いる医療機器

表6-4 ICHDコード

1文字目	2文字目	3文字目
刺激部位（ペーシング）	検知部位（センシング）	応答様式（刺激の抑制方法）
A：心房（atrium） V：心室（ventricle） D：心房と心室（dual）	A：心房（atrium） V：心室（ventricle） D：心房と心室（dual）	I：抑制（inhibition） T：同期（trigger） D：抑制と同期（dual） O：機能なし

ド（mode），レート（rate），センス（sensitivity），アウトプット（output）を設定する。また，ペーシング様式をコード化したものをICHDコードといい，刺激部位（ペーシング），検知部位（センシング），応答様式をそれぞれアルファベットで表し，VVIやDDDという表現がなされる（表6-4）。

▶ 使用上の注意点

- **植え込み型ペースメーカー（患者が日常生活のなかで注意する点）**：以下のような点を患者自身が注意して生活できるよう説明する。

①定期的に電池のチェックを行う必要があり，退院後も決められた受診を欠かさない。

②携帯電話を使用する際は，植え込み部分から15cm以上離して使用し，通話は植え込みとは逆の耳で行う。

③電磁干渉を受ける危険性があると考えられる場所や物には近づかない。特に，IH調理器やIH炊飯器，電気工具の使用時は，ペースメーカーに近づけないようにする。

- **体外式ペースメーカー（看護師が注意する点）**：以下のような点を看護師が注意する。

①使用前に電池残量と本体に破損などがないか確認する。また，使用中は患者とコード，本体の接続が確実に行われているか，設定が医師の指示どおりになっているか確認し，心電図波形，血圧，そのほかのバイタルサインも合わせて，動作状況と患者の循環動態をモニタリングする。

②電磁障害を受けやすいため，MRI検査や電気メスの使用は原則的に禁忌である。

7. 輸液ポンプ・シリンジポンプ

▶ **使用目的** 静脈内への薬剤投与を，設定した流量で精密に行うことが目的である。

輸液ポンプは一般的に，総投与量が多いボトル型もしくは輸液バッグ型の点滴薬剤の投与に用いられる。一定流量を保持するための制御方式には，流量制御型と滴下数制御型がある。

シリンジポンプは，注射器（シリンジ）を用い，輸液ポンプよりさらに微量の薬剤を一定速度で正確に投与する目的で用いられる。

従来，輸液ポンプは，微量の薬剤を投与するには適しておらず，1時間当たりの流量速度を0.1mL/時間単位で設定する場合はシリンジポンプを使用してきた。しかし，医療技術の進歩により，最近ではシリンジポンプと同様の機能を備えた高性能輸液ポンプも開発されている。

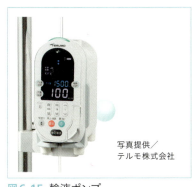

図6-15 輸液ポンプ
写真提供／テルモ株式会社

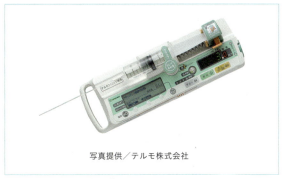

図6-16 シリンジポンプ
写真提供／テルモ株式会社

▶ **輸液ポンプ・シリンジポンプの構造**

- **輸液ポンプ**（図6-15）：本体パネル部分には投与積算量，1時間当たりの流量設定が表示され，予定投与量も確認できる。加えて，滴下数制御型では輸液セット設定の表示がある。電源，停止・消音，投与開始，薬液の早送りのボタンがあり，内部には閉塞や気泡混入，流量の異常を検知するセンサーがある。アラームは異常の検知時のほか，バッテリ不足や輸液ポンプのドアが開放されている際にも鳴るしくみとなっている。

- **シリンジポンプ**（図6-16）：注射器（シリンジ）をセットする部分には，注射器の外筒を合わせるスリット，固定するクランプ，内筒を保持するフック，内筒を押圧調整する押し子があり，側面に流量設定ダイアルがついている。パネル部分では，流量設定と積算量が確認でき，開始，停止，薬剤の早送りボタンがある。アラームは閉塞検出時，注射器（シリンジ）のセットが正しくされていない際，薬液残量が少なくなった際，バッテリの残量が少なくなった際に鳴るしくみとなっている。

▶ **使用上の注意点**　以下のような点に注意し，機器を管理・観察する。

- 点滴投与ラインや注射器（シリンジ）が適切にセットされ，1時間当たりの流量設定が合っているか確認する。
- 開始ボタンが押され，正しく作動しているか，薬液が設定どおりに注入できているか確認する。
- 滴下数制御型の輸液ポンプの場合は，滴下センサーが正常位置についているか確認する。
- シリンジポンプでは，ポンプ位置が患者より低い場合，薬液が逆流する可能性がある。また，ポンプ位置が患者より高く，押し子が適切にセットされていない場合，落差により大量に投与されてしまうおそれ（サイフォニング現象）があるため，ポンプ位置と押し子のセッティングが適切か確認する。

索引

欧文

ACP…91
ACT…193
AD…94
ADL…157
ADL-20…158
ADL障害…165
advance care planning…54, 91
advanced directive…94
AED…334
Bad News…212
caring…16
DC…333
DNAR…93
Do Not Attempt Resuscitation…93
evidence based nursing…16
FIM…158
GCS…168
ICF…107
ICIDH…107
ICU症候群…59, 253
Informed Consent…17
JCS…168
MSW…111
OT…111
Physicians order of Life-Sustaining Treatment…94
POLST…94
PT…111
QOL…7, 27, 49
quality of life…7, 49
ST…111
VAS…201
WHO憲章…115
WRAP…311

和文

あ

アギュララの危機理論…64
アクト…193
圧…297
悪化…71
アドバンス・ケア・プランニング…54, 94
アドヒアランス…82, 86
アレルギー反応…281
安静療法…213

い

胃潰瘍食…224
医学的リハビリテーション…108
医師…110
意識…166, 179, 247
意識障害…100, 169
意識障害の分類…166
維持期リハビリテーション…109
意思決定…245
意思決定支援…273
意思決定支援者…4
痛み…194
痛みのアセスメント…201
痛みの程度を整数で表現してもらう方法…201
一元管理…319
一次救命処置…259
移動機能の障害…162
移動用モニター…323
医薬品，医療機器等の品質，有効性及び安全性の確保等に関する法律…316
医薬品医療機器等法…316
医療法…317
癒やし…101
医療機器…316
医療者…4, 39
医療ソーシャルワーカー…111
医療チーム…232
医療法…9
医療保護入院…192
医療療養病床…10
イレウス…152
インフォームドコンセント…17, 208
インフォームドチョイス…244

う

植え込み型ペースメーカー…336
うつ状態…189
躁状態…188
運動機能…100, 145
運動機能障害…150, 155
運動機能障害のアセスメント…157
運動機能評価尺度…157
運動量減少…160

え

エアゾール…331
栄養…142
栄養状態のアセスメント…149
栄養摂取…128
エネルギー代謝…214
エリクソンの発達段階…26
遠隔照射法…291
嚥下障害…226
エンパワーメント…89

お

応急入院…192
嘔吐…152, 281, 301
悪心…152, 281, 301
音…252
オピオイド鎮痛薬…198
温罨法…200

か

介護医療院…52
介護福祉士…111
回復期…67
回復期リハビリテーション…109
外部照射…291
外来…13
外来診療…45
外来薬物療法…288
化学療法…274
拡散…122
学習会…319
隔離…193
家族…36
価値基準…178
葛藤…180
活動…139, 220
活動制限…107, 150

活動耐性…124
活動耐性の低下…135
活動範囲の縮小…135
カプラン…61
軽い運動…200
簡易生命表…75
感覚…99, 194
感覚の順応性…195
換気…122
肝機能…214
環境因子…107
環境調整…128
観血式血圧計…326
介護医療院…10
看護師…110
介護療養病床…10
患者…4, 29, 39
患者会…40, 71
患者-看護師関係…185
患者の人権擁護…192
患者役割…3, 30
患者役割行動…31
感情…100
感情管理…6
感情労働…5
がん性疼痛の治療薬…199
関節の変化…161
感染管理…264
感染予防…128, 140, 254
感染リスク…283
肝臓食…224
がん治療…227
冠動脈…132
がん薬物療法…274, 280
緩和的照射…291

き

危機…61
危機の段階…62
危機の特質…62
危機モデル…62
危機モデルの活用…66
気道の確保…126
気道の浄化…127
機能障害…107
機能的自立度評価表…158
機能別看護…11
気分障害…188
吸引器…332

救急外来待合室…263
救急処置…170
救急隊…262
救急治療…257
吸収…143
急性意識障害…170
急性期…57
急性期リハビリテーション…108
休息…139
吸入療法機器…330
キュブラー=ロス…102
教育的リハビリテーション…109
胸痛…138
恐怖…59, 125
業務独占…2
局所照射…291
局所的安静…215
局所療法…275
筋力…160

く

腔内照射…292
空腹感…230
クオリティ・オブ・ライフ…27
苦痛の緩和…15, 101
クライエント中心療法…306
グラスゴー・コーマ・スケール…168
クリティカルパス…248
訓練療法…307

け

ケアリング…16
経過…56
経験…34
経済的負担…78
警察…262
芸術療法…305
傾眠…166
血圧計…324
結果予期…89
血管系…133
下痢…153, 282, 302
原因療法…233
幻覚…186, 309
健康…115
健康逸脱に対するセルフケア要件
　…87
健康状態…107
健康の定義…115

健康保持増進…113
言語聴覚士…111
幻視…186
患者の権利に関する宣言…40
幻嗅…186
幻触…186
倦怠感…283
幻聴…186
幻味…186

こ

抗うつ薬…199
抗がん薬…276
口腔ケア…299
口腔内乾燥…294
口腔粘膜炎…294
抗痙攣薬…199
行動制限…192
行動療法…307
口内炎…283
硬膜外ブロック…200
効力予期…89
高齢者の栄養管理…226
呼吸…122, 247
呼吸機能…99, 214
呼吸困難…138
呼吸状態のアセスメント…125
呼吸パターンのアセスメント…172
国際障害分類…107
国際生活機能分類…107
こころの痛み…197
個室…12, 47
個人因子…107
誇大妄想…186
骨格筋…248
コミュニケーション…175
混合型看護…11
昏睡…166
根治的照射…290
コンプライアンス…82
コンボイモデル…38
昏迷…166

さ

在宅…45
在宅医療…13, 49
在宅看護…53
在宅酸素療法…130
在宅療養…50

再発…71, 72
作業機能…163
作業療法士…111
参加制約…107
3交替制勤務…10
酸素流量計…330
酸素療法…127
酸素療法機器…330

し

死…102
ジェットネブライザ…331
紫外線…297
視覚アナログ尺度…201
視覚障害…149
刺激伝導系…132
自己概念…81, 136
自己管理…128
自己決定…245
自己効力感…89
自己効力感の低下…230
事故発生後の対処…319
事故発生後の分析…319
事故防止対策…320
脂質異常食…224
支持療法…304
姿勢機能…162
姿勢コントロール機能…162
事前指示…94
自尊感情…125
死体臓器移植…269
失神…139
自動体外式除細動器…334
死に逝く患者…15
死の受容段階…102
社会人基礎力…3
社会的不利…107
社会的役割…32
社会的リハビリテーション…109
社会福祉士…111
ジャパン・コーマ・スケール…168
集学的治療…275
周手術期…248
周術期管理プログラム…243
集中治療…250
集中治療施設…59
十二誘導心電図…324
終末期医療の決定プロセスに関す

るガイドライン…91
手術侵襲…246
手術療法…242, 275
術後せん妄…253
循環…131, 247
循環機能…134, 214
循環障害…135, 136
循環状態のアセスメント…137
消化…143
消化機能…100
状況的危機…61
照射線量…292
照射装置…292
照射方法…291, 292
床上安静…216
症状の緩和…59
小線源治療…292
情報提供…244
照明…252
職業的リハビリテーション…109
食事…140, 220, 222, 299
食事療法…222
食欲の亢進…146
食欲(の)低下…146, 282
除細動器…333
ショック…139
自律訓練法…309
シリンジポンプ…336
心因性摂食障害…151
心因性疼痛…196, 246
侵害受容性疼痛…195, 246
腎機能…214
神経因性疼痛…196, 246
神経系の機能…215
神経ブロック…200
人工呼吸器…329
人工臓器…268
人生の最終段階における医療の決定プロセスに関するガイドライン…91
人生の最終段階…91
人生の質…7
心臓…132
腎臓食…224
心臓リハビリテーション…141
身体的拘束…193
身体療法…182
心電計…324
心電図モニター…324

振動…200
心肺蘇生…259
心肺停止…170
心理療法…200

す

膵臓食…224
水分摂取…140
睡眠…220
ステロイド…199
ストーマ…155
ストラウス…76
ストレス…230

せ

生活…26
生活管理方法…86
生活機能…107
生活者…3
生活習慣…76, 136
生活習慣病…77
生活の再構築…229
生活の質…49
清潔…220
制限つき安静…216
星状神経節ブロック…200
精神…176
精神科リハビリテーション…183
精神障害…178
精神的苦痛…197
精神分析療法…305
精神療法…183, 303
生存への欲求…59
生体臓器移植…269
生体防御反応…58
成長…156
生と死の再定義…267
清明…166
生命維持…259
生命維持機能…120
生命の維持…58
生命の恒常性…58
摂食・嚥下障害…151
摂食行動…145
絶対安静…216
絶対的医行為…317
セルフケア行動…87
セルフケアの要件…87
セルフマネジメント…77

セルフモニタリング…87
前意識…179
遷延性意識障害…171
全身照射…291
全身的安静…215
全身療法…275
セントラルモニター…323

そ

臓器移植…269
臓器機能…267
早期治療…78
臓器の移植に関する法律…269
早期発見…78
早期有害事象…292
造血機能低下…296
相対的医行為…317
組織内照射…292
措置入院…192

た

体位…127
体位ドレナージ…127
体位変換…162
体温調節機能…215
体外式除細動器…333
体外式ペースメーカー…336
退行…310
代謝…144
体重管理…141
代償…165
代償機能…98
対症療法…78, 233
大腸切除術…70
多剤併用療法…276
多床室…12, 47
多職種連携…13
脱毛…284, 295, 301
食べることの障害…146
痰性状…127
胆道通過障害…153

ち

チアノーゼ…139
地域…46, 51
地域医療支援病院…10
地域完結型…8
チーム医療…264
チームナーシング…11

知覚…145
超音波ネブライザ…331
長期的ストレス…57
長期療養…84
腸蠕動…248
腸閉塞…152
鎮痛補助薬…199
鎮痛薬…198

つ

通過障害…151, 226
通信の制限…193
痛風食…224

て

低圧持続吸引器…332
抵抗…310
ディンクス…36
適応反応…98
テレメーター式…323
転移…72, 310
てんかん食…224
電気吸引器…332
電撃事故…320
電子体温計…327
電磁波障害…320

と

動悸…138
洞察療法…305
疼痛…246
疼痛管理…256
糖尿食…224
特定機能病院…10

な

ナイチンゲール…2
内部環境…174
軟膏…298

に

2型糖尿病…84
2交替制勤務…11
二次救命処置…260
2025年問題…51
日常生活援助…255
日常生活活動…120
日常生活行動のアセスメント…173
日常生活動作…157

日常生活の調整…128
入院治療…44
乳がん…69
乳房切除術…69
乳幼児のGCS…169
乳幼児のJCS…168
入浴…139, 297
尿失禁…154
尿閉…154
任意入院…192

の

脳死…170
脳神経系アセスメント…172
能力障害…107

は

バーセルインデックス…158
背景因子…107
肺循環…122
排泄…142, 220
排泄機能…100
排泄機能の障害…148
排泄の機序…144
排尿…145
排便…145
排便コントロール…140
排便障害…153
廃用性変化…160
白血球減少…283
発達…156
発達的危機…61
発達的セルフケア要件…87
パルスオキシメーター…328
パワーレスネス…90
晩期有害事象…293
半昏睡…166

ひ

被害妄想…186
非観血式血圧計…325
微小妄想…186
非ステロイド性抗炎症薬…198
悲嘆作業…103
非麻薬性鎮痛薬…198
病院…44
病院完結型…8
病因多元説…179
表現療法…305

貧血食…224
頻尿…154

ふ
不安…59, 125, 141
フィジカルアセスメント…259
フィンクの危機モデル…63
フェイススケール…201
不快症状…58
複合介護…46
副作用…241
服薬管理…141
浮腫…138
普遍的セルフケア要件…87
プライバシー…252
プライマリーナーシング…11
フロイト…179

へ
平均基準…178
平均寿命…75
ペースメーカー…335
ベッドサイドモニター…323
ペプロウ…185
ヘルスプロモーション…114
ヘルスリテラシー…115
便失禁…154
ヘンダーソン…7
便秘…154, 282

ほ
防衛機制…180, 309
放射線宿酔…296, 302
放射線粘膜炎…294
放射線皮膚炎…293
放射線療法…275, 289
訪問看護…49, 53
訪問診療…49
訪問リハビリテーション…49
ホームヘルパー…111
補充療法…234
補助用具…165
骨の変化…161

ま
摩擦…297
麻酔…247
マズローの欲求階層…22
マッサージ…200

マニュアル…319
慢性期…74
慢性疾患…74, 76, 227
慢性腎臓病…79

み
味覚障害…294
密封線源療法…292
耳式体温計…327

む
無意識…180, 305
無線式…323

め
名称独占…2
メタボリックシンドローム…77
免疫関連有害作用…285
免疫チェックポイント阻害薬…285
面会の制限…193
メンタルヘルス…312

も
妄想…186, 309
モニタリング…253
森田療法…308

や
薬機法…316
薬品管理…264
薬物依存…238
薬物の相互作用…237
薬物の副作用…237
薬物療法…182, 233, 275
薬効…238
病の意味…34
病の経験…80, 121
病を抱えて生きること…68
病みの軌跡…78, 86

ゆ
有線式…323
輸液…264
輸液ポンプ…336
輸血…264
ゆとり…87
揺らぎ…81

よ
抑制…193
欲求…22
欲求階層説…23
予防的照射…290
予防療法…234
与薬…240
与薬時の事故事例…239

ら
来談者中心療法…306
ライフコース…24
ライフサイクル…24
ラップ…311

り
リエゾン精神看護…312
理学療法…200
理学療法士…111
リスクマネジメント…264
リスボン宣言…210
リハビリテーション…104
リハビリテーションチーム…110
臨床看護…5
臨床研究中核病院…10
リンパ系…133
倫理原則…209
倫理的ジレンマ…271

れ
冷罨法…200, 297

ろ
労働環境調整…319

新体系看護学全書

基礎看護学❹
臨床看護総論

2009年12月28日	第1版第1刷発行
2012年11月30日	第2版第1刷発行
2019年12月10日	第3版第1刷発行
2025年 1月31日	第3版第6刷発行

定価（本体3,200円＋税）

編　集｜宮脇　美保子Ⓒ　　　　　　　　　　　〈検印省略〉

発行者｜亀井　淳

発行所｜株式会社 メヂカルフレンド社

https://www.medical-friend.jp
〒102-0073　東京都千代田区九段北3丁目2番4号　麹町郵便局私書箱48号
電話｜（03）3264-6611　振替｜00100-0-114708

Printed in Japan　落丁・乱丁本はお取り替えいたします
ブックデザイン｜松田行正（株式会社マツダオフィス）
印刷｜大盛印刷（株）　製本｜（有）井上製本所
ISBN 978-4-8392-3358-7　C3347

000613-014

● 本書に掲載する著作物の著作権の一切〔複製権・上映権・翻訳権・譲渡権・公衆送信権（送信可能化権を含む）など〕は，すべて株式会社メヂカルフレンド社に帰属します。
● 本書および掲載する著作物の一部あるいは全部を無断で転載したり，インターネットなどへ掲載したりすることは，株式会社メヂカルフレンド社の上記著作権を侵害することになりますので，行わないようお願いいたします。
● また，本書を無断で複製する行為（コピー，スキャン，デジタルデータ化など）および公衆送信する行為（ホームページの掲載やSNSへの投稿など）も，著作権を侵害する行為となります。
● 学校教育上においても，著作権者である弊社の許可なく著作権法第35条（学校その他の教育機関における複製等）で必要と認められる範囲を超えた複製や公衆送信は，著作権法に違反することになりますので，行わないようお願いいたします。
● 複写される場合はそのつど事前に弊社（編集部直通TEL03-3264-6615）の許諾を得てください。

新体系看護学全書

専門基礎分野

人体の構造と機能❶ 解剖生理学
人体の構造と機能❷ 栄養生化学
人体の構造と機能❸ 形態機能学
疾病の成り立ちと回復の促進❶ 病理学
疾病の成り立ちと回復の促進❷ 感染制御学／微生物学
疾病の成り立ちと回復の促進❸ 薬理学
疾病の成り立ちと回復の促進❹ 疾病と治療1 呼吸器
疾病の成り立ちと回復の促進❺ 疾病と治療2 循環器
疾病の成り立ちと回復の促進❻ 疾病と治療3 消化器
疾病の成り立ちと回復の促進❼ 疾病と治療4 脳・神経
疾病の成り立ちと回復の促進❽ 疾病と治療5 血液・造血器
疾病の成り立ちと回復の促進❾ 疾病と治療6
内分泌／栄養・代謝
疾病の成り立ちと回復の促進❿ 疾病と治療7
感染症／アレルギー・免疫／膠原病
疾病の成り立ちと回復の促進⓫ 疾病と治療8 運動器
疾病の成り立ちと回復の促進⓬ 疾病と治療9
腎・泌尿器／女性生殖器
疾病の成り立ちと回復の促進⓭ 疾病と治療10
皮膚／眼／耳鼻咽喉／歯・口腔
健康支援と社会保障制度❶ 医療学総論
健康支援と社会保障制度❷ 公衆衛生学
健康支援と社会保障制度❸ 社会福祉
健康支援と社会保障制度❹ 関係法規

専門分野

基礎看護学❶ 看護学概論
基礎看護学❷ 基礎看護技術Ⅰ
基礎看護学❸ 基礎看護技術Ⅱ
基礎看護学❹ 臨床看護総論
地域・在宅看護論 地域・在宅看護論
成人看護学❶ 成人看護学概論／成人保健
成人看護学❷ 呼吸器
成人看護学❸ 循環器
成人看護学❹ 血液・造血器
成人看護学❺ 消化器
成人看護学❻ 脳・神経
成人看護学❼ 腎・泌尿器
成人看護学❽ 内分泌／栄養・代謝
成人看護学❾ 感染症／アレルギー・免疫／膠原病
成人看護学❿ 女性生殖器
成人看護学⓫ 運動器
成人看護学⓬ 皮膚／眼
成人看護学⓭ 耳鼻咽喉／歯・口腔

経過別成人看護学❶ 急性期看護：クリティカルケア
経過別成人看護学❷ 周術期看護
経過別成人看護学❸ 慢性期看護
経過別成人看護学❹ 終末期看護：エンド・オブ・ライフ・ケア
老年看護学❶ 老年看護学概論／老年保健
老年看護学❷ 健康障害をもつ高齢者の看護
小児看護学❶ 小児看護学概論／小児保健
小児看護学❷ 健康障害をもつ小児の看護
母性看護学❶
母性看護学概論／ウィメンズヘルスと看護
母性看護学❷
マタニティサイクルにおける母子の健康と看護
精神看護学❶ 精神看護学概論／精神保健
精神看護学❷ 精神障害をもつ人の看護
看護の統合と実践❶ 看護実践マネジメント／医療安全
看護の統合と実践❷ 災害看護学
看護の統合と実践❸ 国際看護学

別巻

臨床外科看護学Ⅰ
臨床外科看護学Ⅱ
放射線診療と看護
臨床検査
生と死の看護論
リハビリテーション看護
病態と診療の基礎
治療法概説
看護管理／看護研究／看護制度
看護技術の患者への適用
ヘルスプロモーション
現代医療論
機能障害からみた成人看護学❶
呼吸機能障害／循環機能障害
機能障害からみた成人看護学❷
消化・吸収機能障害／栄養代謝機能障害
機能障害からみた成人看護学❸
内部環境調節機能障害／身体防御機能障害
機能障害からみた成人看護学❹
脳・神経機能障害／感覚機能障害
機能障害からみた成人看護学❺
運動機能障害／性・生殖機能障害

基礎分野

基礎科目 物理学
基礎科目 生物学
基礎科目 社会学
基礎科目 心理学
基礎科目 教育学